Jela Reitz

Erworbene Schriftsprachstörungen

Jela Reitz

Erworbene Schriftsprachstörungen

Eine neurolinguistische Aufgabensammlung zur Erfassung schriftsprachlicher Leistungen

Westdeutscher Verlag

Die Deutsche Bibliothek – CIP-Einheitsaufnahme

Reitz, Jela:
Erworbene Schriftsprachstörungen: eine neurolinguistische
Aufgabensammlung zur Erfassung schriftsprachlicher Leistungen /
Jela Reitz. – Opladen: Westdt. Verl., 1994
  ISBN 978-3-531-12591-6   ISBN 978-3-322-93526-7 (eBook)
  DOI 10.1007/978-3-322-93526-7

Alle Rechte vorbehalten
© 1994 Westdeutscher Verlag GmbH, Opladen

Der Westdeutsche Verlag ist ein Unternehmen der Verlagsgruppe Bertelsmann International.

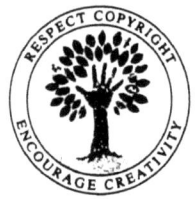

Das Werk einschließlich aller seiner Teile ist urheberrechtlich geschützt.
Jede Verwertung außerhalb der engen Grenzen des Urheberrechtsgesetzes
ist ohne Zustimmung des Verlags unzulässig und strafbar. Das gilt
insbesondere für Vervielfältigungen, Übersetzungen, Mikroverfilmungen
und die Einspeicherung und Verarbeitung in elektronischen Systemen.

Umschlaggestaltung: Christine Huth, Wiesbaden

Gedruckt auf säurefreiem Papier

ISBN 978-3-531-12591-6

Für meinen Großvater Franz Delle Karth

Inhalt

Einleitung 13
Ziele 13
Weitere Vorgehensweise 14

I Grundlagen der Schriftsprache

1	Einführung 17	
1.1	Kulturelle Aspekte der Schriftsprache 17	
1.2	Phylogenetische Aspekte der Schriftsprache 18	
2	Schriftsprache als linguistisches System 21	
2.1	Fragen nach der Priorität 21	
2.2	Funktionen schriftlicher Sprache 23	
2.3	Schriftliche Kommunikation 25	
2.4	Ein alphabetisches Schriftsystem am Beispiel des Deutschen 26	
2.4.1	Zum Begriff "Graphem" 27	
2.4.2	Grundsätzliche Strukturmerkmale des deutschen Schriftsystems 28	
2.4.3	Graphem-Phonem Korrespondenz 29	
3	Schriftspracherwerb 29	
3.1	Kognitive Anforderungen der Schriftsprache 30	
3.1.1	Die Bedeutung der Abstraktion für den schriftsprachlichen Lernprozeß 31	
3.2	Kognitive Entwicklungsschritte im Schriftspracherwerb 33	
3.2.1	Die Entwicklung der Handschrift 33	
3.2.2	Die Entwicklung der Rechtschreibung 34	
3.2.3	Die Entwicklung der Lesefähigkeit 35	
3.3	Eine Untersuchung zur Ontogenese schriftsprachlicher Fähigkeiten 36	
4	Zusammenfassung 37	

II Lese- und Schreibstörungen

1	Lesestörungen	38
1.1	Aspekte des Lesevorgangs	38
1.1.1	Hypothesen	38
1.1.2	Modelle	40
1.2	Alexiesyndrome	44
1.2.1	Historische Übersicht	46
1.2.2	Oberflächenalexie	48
1.2.3	Tiefenalexie	49
1.2.3.1	Tiefenalexie und die rechte Hemisphäre	51
1.2.4	Wortformalexie	53
1.3	Zerebrale Sehstörungen	56
1.3.1	Lesestörungen infolge homonymer Hemianopsien	57
1.3.2	Lesestörungen infolge zerebraler Amblyopien	57
1.3.3	Lesestörungen infolge einer Beeinträchtigung der visuellen Exploration	58
1.3.4	Lesestörungen infolge einer visuell-räumlichen Orientierungsstörung	59
1.3.5	Lesestörungen infolge einer Beeinträchtigung der Sehschärfe	59
1.3.6	Lesestörungen infolge einer Beeinträchtigung der Hell-Dunkeladaptation	59
1.3.7	Lesestörungen infolge von visuellen Reizerscheinungen und visuellen Illusionen	60
2	Schreibstörungen	60
2.1	Strategien beim kognitiven Schreibprozeß	61
2.2	Agraphiesyndrome	61
2.2.1	Oberflächenagraphie	61
2.2.2	Tiefenagraphie	63
2.2.3	Reine Agraphie	65
3	Entwicklungsspezifische Schriftsprachstörungen	66
3.1	Legasthenie	66
3.1.1	Symptome der Legasthenie	66
3.1.2	Ursachen der Legasthenie	68
3.1.2.1	Hirnanatomische Forschung	68
3.1.2.2	Untersuchungen zu genetischen Dispositionen	69

3.2	Spätlegasthenie	69
3.3	Funktionaler Analphabetismus	72
4	Zusammenfassung	74

III Schriftsprachstörungen - ein Untersuchungsgegenstand der kognitiven Neuropsychologie

1	Aspekte der kognitiven Neuropsychologie	76
1.1	Die historische Entwicklung der kognitiven Neuropsychologie	76
1.2	Der kognitiv-neuropsychologische Ansatz	81
1.2.1	Die Modulhypothese	81
1.2.2	Konvergierende Operationen	82
1.2.3	Die Einzelfallstudie	83
1.2.4	Die Wichtigkeit von Dissoziationen	83
1.2.5	Das Problem der Syndromklassifikation	84
2	Ein funktionales Modell des Erkennens und der Produktion gesprochener und geschriebener Sprache	85
2.1	Theoretische Anmerkungen	86
2.2	Darstellung der Komponenten und Verbindungen und ihrer Funktionen im Modell von Ellis und Young (1991)	87
2.2.1	Auditiver Input (Sprachverständnis)	87
2.2.2	Artikulatorischer Output (Sprachproduktion)	89
2.2.3	Visueller Input (Lesen)	91
2.2.4	Graphematischer Output (Schreiben)	92
2.3	Betrachtung von ungestörten schriftsprachlichen Aktivitäten am Modell von Ellis und Young (1991)	93
2.3.1	Lesen	93
2.3.2	Schreiben	94
2.3.2.1	Freies Schreiben	94
2.3.2.2	Schreiben nach Diktat	94
3	Interpretation verschiedener erworbener Schriftsprachstörungen anhand des Modells von Ellis und Young (1991)	95
3.1	Erworbene Lesestörungen	95
3.1.1	Periphere Alexien	96
3.1.1.1	Buchstabierendes Lesen	96

3.1.1.2	Phonologisches Lesen	97
3.1.2	Zentrale Alexien	99
3.1.2.1	Phonologisch-lexikalisches Verarbeiten	99
3.1.2.2	Störung in der sublexikalischen Verarbeitung	99
3.1.2.3	Aktivierungsstörungen	101
3.1.2.4	Semantische Paralexien	101
3.2	Erworbene Schreibstörungen	102
3.2.1	Zentrale Agraphien	102
3.2.1.1	Korrespondenzfehler	102
3.2.1.2	Störung der Phonem-Graphem Konvertierung	103
3.2.1.3	Semantische Paragraphien	104
3.2.1.4	Schreiben ohne Semantik	105
3.2.2	Periphere Agraphien	106
3.2.2.1	Störung auf Graphemniveau	106
3.2.2.2	Störung auf allographischem Niveau	106
3.2.2.3	Störung der graphisch-motorischen Übertragungsmuster	106
4	Zusammenfassung	107

IV Eine neurolinguistische Aufgabensammlung zur Erfassung schriftsprachlicher Leistungen

1	Konzeption und Gestaltung der Aufgabensammlung	109
1.1	Theoretische Überlegungen	109
1.2	Aufbau der Aufgabensammlung	110
1.3	Materialbeschreibung	111
1.4	Auswertung der Ergebnisse	112
1.4.1	Basisaufgaben	112
1.4.2	Vertiefungsaufgaben	118
1.5	Informationen für therapeutische Interventionen	122
2	Aufgabenaufbau, Durchführung und Auswertung	122
2.1	Basisaufgaben	122
2.1.1	Lesen von Einzelwörtern	123
2.1.2	Lesen von Sätzen	126
2.1.3	Lesen eines Textes	127
2.1.4	Lesesinnverständnis auf Satzebene	128
2.1.5	Lesesinnverständnis auf Textebene	130

2.1.6	Schreiben von Einzelwörtern nach Diktat	132
2.1.7	Schreiben von Sätzen nach Diktat	134
2.1.8	Schreiben eines Textes nach Diktat	135
2.1.9	Schriftliches Benennen nach Bildvorlage (Objekte)	135
2.1.10	Schriftliches Benennen nach Bildvorlage (Situationen und Handlungen)	138
2.2	Vertiefungsaufgaben	139
2.2.1	Lesen	139
2.2.1.1	Graphem-Phonem Konvertierung	139
2.2.1.1.1	Zuordnen von gleichen Buchstaben	140
2.2.1.1.2	Buchstaben benennen	140
2.2.1.2	Graphematische und phonologische Analyse und Synthese	143
2.2.1.2.1	Visuell dargebotene Wörter buchstabieren	143
2.2.1.2.2	Bestimmen der Buchstabenposition bei visueller Wortvorgabe	145
2.2.1.2.3	Lesen einer handschriftlichen Vorlage	147
2.2.1.2.4	Wörter aus vorgesprochenen Buchstabenfolgen bilden	149
2.2.1.3	Lexikalisch-phonologisches Verarbeiten	151
2.2.1.3.1	Lexikalisches Entscheiden	151
2.2.1.3.2	Erkennen gleicher Wörter	153
2.2.1.3.3	Über phonematische Ähnlichkeiten entscheiden	157
2.2.1.4	Lexikalisch-semantisches Verarbeiten	159
2.2.1.4.1	Wort-Bild Zuordnung	159
2.2.1.4.2	Wort-Wort Zuordnung	162
2.2.1.4.3	Bewerten von richtigen und falsche Aussagesätzen	164
2.2.2	Schreiben	166
2.2.2.1	Phonem-Graphem Konvertierung	166
2.2.2.1.1	Buchstaben identifizieren	166
2.2.2.1.2	Buchstabendiktat	170
2.2.2.2	Phonologische und graphematische Analyse und Synthese	170
2.2.2.2.1	Auditiv dargebotene Wörter buchstabieren	172
2.2.2.2.2	Zusammensetzen diktierter Wörter aus Einzelbuchstaben	174
2.2.2.2.3	Graphemlücken ergänzen	176
2.2.2.2.4	Bestimmen der Graphemposition nach auditiver Wortvorgabe	179
2.2.2.3	Lexikalisch-phonologisches Verarbeiten	181

2.2.2.3.1 Zusammensetzen von diktierten Wörtern und Sätzen aus
         Einzelwörtern 181
2.2.2.3.2 Identifizieren von auditiv dargebotenen Wörtern in Sätzen 183
2.2.2.4   Lexikalisch-semantisches Verarbeiten 186
2.2.2.4.1 Fehler korrigieren (Wortebene) 187
2.2.2.4.2 Fehler korrigieren (Textebene) 189
2.3   Befundungsanleitung 190
3   Differentialdiagnostische Aspekte 191
3.1   Zentrale Sprachstörungen 191
3.2   Entwicklungsspezifische Schriftsprachstörungen 192
3.3   Zerebrale Sehstörungen 192
3.4   Störung räumlich-konstruktiver Leistungen 193
3.5   Aufmerksamkeitsstörungen 194
3.6   Gedächtnisstörungen 195
4   Untersuchungsprotokoll von zwei Patienten mit erworbenen
          bzw. entwicklungsspezifischen Schriftsprachstörungen 196
4.1   Patientin E.R. 196
4.2   Patientin S.M. 204
5   Zusammenfassung und Ausblick 213

Literatur 217

Einleitung

Die Schriftsprache spielt in vielen Bereichen des modernen Lebens eine zentrale Rolle. Man wird sich dessen kaum bewußt, da es zur entwickelten Fähigkeit der Schriftsprache gehört, daß die Lese- und Schreibtechnik selbstverständlich ist. Erst die Konfrontation mit Menschen, die an einer erworbenen oder entwicklungsspezifischen Störung der Schriftsprache leiden, kann den heutigen Stellenwert dieser Kulturtechnik verdeutlichen.

In der Entwicklungspsychologie und in der Sprachtherapie sind Schriftsprachstörungen im Rahmen einer Sprachentwicklungsstörung oder Legasthenie schon lange ein zentrales Betätigungsfeld. Dies verdeutlichen die zahlreichen Behandlungsprogramme und psychometrisch abgesicherten Diagnoseverfahren (vgl. Angermaier, 1974: "Psycholinguistischer Entwicklungstest" - PET; Müller, 1970: "Diagnostischer Rechtschreibtest" - DRT2/3; Linder & Grissemann, 1980: "Züricher Lesetest" - ZLT).

Anders verhält es sich dagegen bei erworbenen Schriftsprachstörungen. Abgesehen vom Aachener Aphasie-Test (Huber et al., 1983), der in einem kurzen Untertest global über das Vorliegen einer aphasischen oder nicht-aphasischen Schriftsprachstörung Auskunft gibt, finden sich im deutschsprachigen Raum nur wenige Untersuchungsverfahren, die umfassend und differenziert erworbene Schriftsprachstörungen zu erfassen vermögen.

Dieses offenkundige Manko bildete das Motiv, eine neurolinguistische Aufgabensammlung zur Erfassung schriftsprachlicher Leistungen zu entwickeln. Es muß jedoch ausdrücklich betont werden, daß es sich hierbei nur um einen Entwurf handelt, der ohne gezielte empirische Voruntersuchungen, lediglich auf Ergebnissen der Alexie- und Agraphieforschung und den klinischen Erfahrungen der Verfasserin beruht.

Ziele

Die vorliegende Arbeit möchte einen Einblick in die Variationsbreite möglicher schriftsprachlicher Störungen geben und die Notwendigkeit für ein detailliertes und differenziertes Untersuchungsprogramm vermitteln. Störungen im Umgang mit Zahlen werden im Rahmen dieser Arbeit vernachlässigt.

Mittels des funktionalen Modells zur Erfassung schriftsprachlicher Leistungen von Ellis und Young (1991) soll die Komplexität schriftsprachlicher Verarbeitungsprozesse aufgezeigt werden. Diese schematische Darstellung der Verarbeitungsprozesse bestimmt den Aufbau der neurolinguistischen Aufgabensammlung.

Durch ein quantitatives und qualitatives Auswertungsverfahren soll das Untersuchungsprogramm, neben einer präzisen Symptombeschreibung, Aufschluß über intakte und gestörte schriftsprachliche Verarbeitungsprozesse geben und Kompensationsstrategien erfassen. Außerdem soll die Abgrenzung zu verwandten Störungsbildern erleichtert und detaillierte Informationen für therapeutische Interventionen bereitgestellt werden.

Weitere Vorgehensweise

Die vorliegende Arbeit setzt sich aus vier Kapiteln zusammen, die vom allgemeinen Themenumfeld zum speziellen Gegenstand der Arbeit führen:

Das erste Kapitel beschäftigt sich mit den allgemeinen Grundlagen der Schriftsprache. In der Einführung werden kulturelle und phylogenetische Aspekte der Schriftsprache erörtert. Als nächstes wird auf den linguistischen Bereich Bezug genommen: Nach der Darstellung verschiedener Positionen der klassischen linguistischen Literatur zur Priorität von Mündlichkeit oder Schriftlichkeit und zur Funktion der Schriftsprache, werden grundsätzliche Strukturmerkmale und Gesetzmäßigkeiten des deutschen Schriftsystems dargestellt. Abschließend wird in diesem Kapitel auf den Schriftspracherwerb und insbesondere auf seine kognitiven Anforderungen eingegangen.

Das zweite Kapitel vermittelt einen Überblick über mögliche Syndrome, die zu einer Störung der Schriftsprache führen können: Nach einer kurzen Darstellung verschiedener klassischer Hypothesen und Modelle zum Lesevorgang, werden die, in der Literatur üblicherweise beschrieben Alexiesyndrome vorgestellt. Hierauf erfolgt die Darstellung verschiedener zerebraler Sehstörungen, die ebenfalls Lesestörungen bedingen können. Der zweite Bereich dieses Kapitels beschäftigt sich mit Schreibstörungen. Neben der Darstellung der einzelheitlichen und ganzheitlichen Strategie beim Schreibprozeß wird auf die klassischen Agraphiesyndrome eingegangen. Den Abschluß in diesem Kapitel bilden die entwicklungsspezifischen Schriftsprachstörungen. Als Schwerpunkt wird hierbei die Legasthenie vorgestellt. Nach der Definition und der Darstellung verschiedener Untersuchungen zur Symptombeschreibung und Ätiologiebestimmung, wird auch auf die Folgen einer nicht erkannten und behandelten Legasthenie in Form der Spätlegasthenie eingegangen. Ein Beispiel aus der Praxis der Verfasserin dient zur Verdeutlichung. Einige Aspekte zum funktionalen Analphabetismus beenden dieses Kapitel.

Das dritte Kapitel beschäftigt sich mit der kognitiven Neuropsychologie, da erworbene Schriftsprachstörungen ein Untersuchungsgegenstand dieser psychologischen Fachrichtung sind. Nach einem kurzen historischen Überblick werden die Methoden und Hypothesen der kognitiven Neuropsychologie vorgestellt. Entsprechend einem Ziel der kognitiven Neuropsychologie, durch Modelle über normale kognitive Funktionsweisen die Struktur beeinträchtigter und intakter Funktionsweisen hirngeschädigter Patienten zu erklären, wird im Anschluß das funktionale Modell zur sprachlichen Verarbeitung von Ellis und Young (1991) vorgestellt. Hierauf erfolgt die Interpretation verschiedener, teilweise schon in Kapitel II vorgestellter, erworbener Schriftsprachstörungen anhand dieses Modells.

Das vierte und letzte Kapitel stellt die Anleitung für eine neurolinguistische Aufgabensammlung zur Erfassung schriftsprachlicher Leistungen vor. Im ersten Bereich werden die theoretischen Überlegungen, die zu dieser Aufgabensammlung führten, der allgemeine Aufbau, das verwendete Material, das Auswertungskonzept und die Relevanz der Untersuchungsergebnisse für therapeutische Interventionen dargestellt. Hierauf folgt eine ausführliche Beschreibung der Aufgabensammlung. Neben dem Material, der Durchführung und dem Auswertungskatalog, wird für jede Aufgabe der spezifisch geforderte Verarbeitungsschritt am Modell von Ellis und Young erklärt. Anschließend erfolgen noch allgemeine Hinweise zur Befundung. Im dritten Bereich werden unter differentialdiagnostischem Aspekt verschiedene neuropsychologische Syndrome beschrieben, die auf Grund ähnlicher Symptome eine eindeutige Abgrenzung zur Alexie und/oder Agraphie erschweren oder Symptome aufweisen, die eine erworbene Schriftsprachstörung noch verstärken können. Den Abschluß bildet das Untersuchungsprotokoll von zwei Patienten mit Schriftsprachstörungen.

Die Arbeit wird noch durch das selbständig angefertigte Untersuchungsmaterial ergänzt, das am Lehrstuhl für Sprachheilpädagogik der Ludwig-Maximilians-Universität in München bei Frau Prof. Dr. Kotten-Sederqvist zu besichtigen ist.

Kapitel 1
Grundlagen der Schriftsprache

1 Einführung

1.1 Kulturelle Aspekte der Schriftsprache

"Wer seine Kunst in Schriften hinterläßt, und auch wer sie aufnimmt, in der Meinung, daß etwas Deutliches und Sicheres durch die Buchstaben kommen könne, der ist einfältig genug (....) wenn er glaubt, geschriebene Rede wäre noch sonst etwas als nur demjenigen zur Erinnerung, der schon weiß, worüber sie geschrieben sind" (Sokrates in: Platon "Sämtliche Werke" 1958, S.57).

Sokrates war kein "homme de lettre". Trotzdem markiert sein Denken den Beginn der abendländischen literalen Kultur, für deren Entwicklung keine Erfindung so bedeutsam war, wie die der Schriftsprache. Seit Platon und in verstärktem Maße seit Gutenberg ist das Buch einer der wichtigsten Träger der Kultur und unverzichtbar für die kulturelle Überlieferung.

Alltagsbezogen ermöglicht die materielle Stabilität der Schriftsprache auch eine Erweiterung der menschlichen Handlungsfähigkeit. Indem der Mensch liest und schreibt, erwirbt er sich selbständig Kenntnisse, macht Erfahrungen, gewinnt Einsichten und kann diese schriftlich oder mündlich weitergeben. Nahezu jeder Berufszweig bedient sich heute der Schriftsprache: Verträge, Gutachten, Aufträge etc. werden schriftlich fixiert und überdauern so den Moment lautsprachlicher Äußerung.

Die Schriftsprache dient als Kulturtechnik jedoch nicht nur der Informationsaufnahme und Wissenserweiterung, sondern hat auch Unterhaltungscharakter. Lyrik, Prosa, Belletristik oder Klassiker - je nach Geschmack, steht der zivilisierten Gesellschaft ein breites Literaturspektrum zur Verfügung. Literaturkritiken, Buchmessen oder Preisverleihungen wie der Literaturnobelpreis sind heute Bestandteil des soziokulturellen Lebens.

1.2 Phylogenetische Aspekte der Schriftsprache

Schrift stellt ein System konventionell bestimmter graphischer Zeichen dar, die der menschlichen Kommunikation dienen können. Gedachtes oder Gesprochenes kann durch ihre Hilfe sichtbar zum Ausdruck gebracht werden. Feldbusch (1985 zitiert nach Schwander, 1989) sieht darin den Ursprung der schriftlichen Sprache: "Die geschriebene Sprache bildet sich aus der kognitiven und kommunikativen Auseinandersetzung des Menschen mit seiner Umwelt heraus. Ihre Ursprünge fallen in die Anfänge dieser zum Überleben notwendigen Auseinandersetzung und damit in die Anfänge des Menschseins. Die Vorformen weisen in ihrer Herkunft auf die realen Gegenstände, Lebewesen und Sachverhalte, die sie repräsentieren. Dies legt den Schluß nahe, daß die Gegenstände und Sachverhalte der realen Welt selbst den Ursprung der geschriebenen Sprache ausmachen" (S. 80).

In den Anfängen der Schriftsprache überwiegen Bildsymbole und piktographische Zeichen ohne jeglichen lautsprachlichen Bezug. Aber schon die bildhaften Darstellungen der jüngeren Steinzeit oder die Zeichnungen auf Bisonfellen der Crow-Indianer (Abb. 1) haben, wie auch hochentwickelte Formen der Schrift, Mitteilungsfunktion, obwohl der Betrachter durch den allgemeinen Inhalt der Abbildungen in seiner sprachlichen Gestaltung völlig frei ist (Schwander, 1989). Die Funktion, über sich hinaus auf einen Inhalt zu verweisen, haben Zeichen eines jeden Schriftsystems gemeinsam. Das Erfassen dieser Aufgabe ist noch heute der erste Schritt zum Schriftverständnis.

Die frühesten Inschriften wurden bei archäologischen Ausgrabungen an den Ufern von Euphrat, Tigris und Nil entdeckt. Gegen Ende des 4. Jahrtausends v. Chr. entstand in Mesopotamien eine Bilderschrift, die neben den Hieroglyphen des alten Ägyptens als das älteste Schriftsystem der Welt angesehen wird (Schwander, 1989). Die Bilderschrift wurde zunächst von der Keilschrift abgelöst, die Silben oder ganze Wörter durch ein Zeichen darstellte (Abb. 2). Viele alte Völker wie z.B. die Akkader, die Babylonier, die Assyrer oder die Elamiter übernahmen die Keilschrift. Die Hethiter verwendeten zum einen die Keilschrift, zum anderen entwickelten sie eine eigene Bilderschrift. Aus der Bilderschrift der Kreter entstand die lineare B-Schrift von Mykene. Da alle Schriften durch sehr viele Zeichen repräsentiert wurden, konnte nur eine sehr kleine Population lesen und schreiben. Erst um die Mitte des 2. Jahrtausends v. Chr. entwickelten die Kanaanäer ein Schriftsystem, das aus 27 Zeichen bestand und die Grundlage für die alphabetische Schrift darstellte (Schwander, 1989). Von Griechenland breitete sich die alphabetische Methode über die gesamte westliche Welt aus.

Abb. 1: Indianische Felszeichnungen, Gelb (1963)

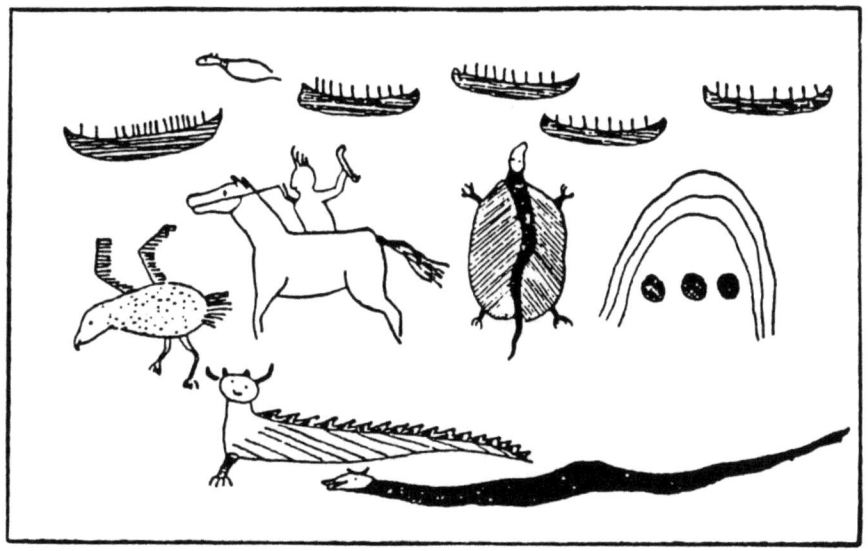

Abb. 2: Entwicklung der Keilschrift, Gelb (1963)

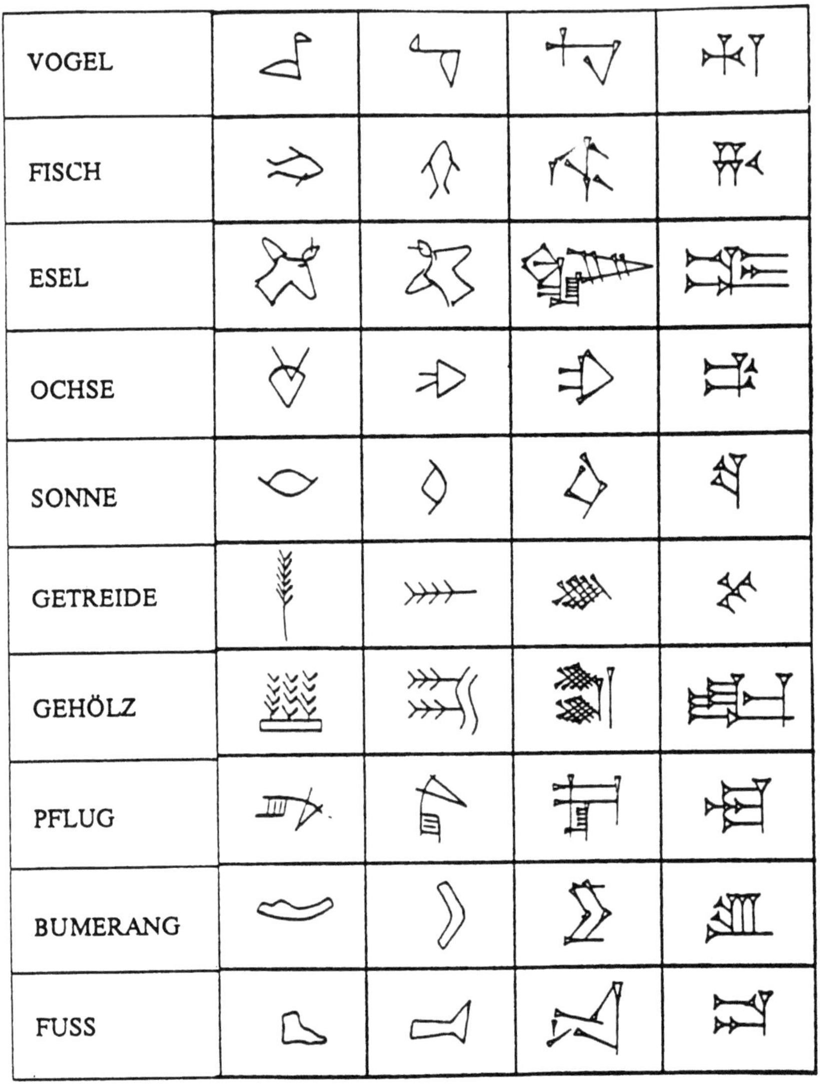

VOGEL				
FISCH				
ESEL				
OCHSE				
SONNE				
GETREIDE				
GEHÖLZ				
PFLUG				
BUMERANG				
FUSS				

Ein Vergleich zwischen dem alphabetischen Schriftsystem und der chinesischen oder japanischen Schrift, die auch heute noch tausende von Zeichen benötigen, bestätigt die Worte Coulmas' (1981): "Das Alphabet ist der Gipfel, auf dem sich die Entwicklung der Schrift überall zubewegt: Je abstrakter die Elemente eines Schriftsystem sind, desto geringer ist die Anzahl. Das Alphabet ist also zugleich das abstrakteste, das einfachste und das leistungsfähigste Schriftsystem" (S. 34).

2 Schriftsprache als linguistisches System

Die sogenannte "moderne Linguistik" des 2O. Jahrhunderts kann als eine zusammenhangslose Folge von Theorien interpretiert werden, dennoch sichern einige fundamentale Annahmen und Regeln ihre Kontinuität (Günther & Günther, 1983).

2.1 Fragen nach der Priorität

Phylogenetisch betrachtet, sprechen der Mensch und seine Vorfahren lange bevor sie zu schreiben beginnen. Die frühesten Vorläufer der Schrift, die Zählsteine aus Mesopotamien (Schmandt-Besserat, 1978; 1981), sind ins 4. vorchristliche Jahrtausend datiert. Zu dieser Zeit existierten längst soziale Organisationsformen mit Werkzeuggebrauch, die ohne mündliche Sprache nicht denkbar wären.

Ebenso eindeutig ist der ontogenetische Befund der Schriftsprache. Von wenigen Ausnahmefällen abgesehen (z.B. Gehörlose), erwirbt der Mensch zuerst die mündliche Sprache. Das Kind spricht und versteht, bevor es schreibt und liest; außerdem gilt, von der erwähnten Ausnahme abgesehen, daß, wer schreiben und lesen, auch sprechen und verstehen kann.

Die strukturelle Priorität der mündlichen Sprache zeigt sich auch darin, daß die Kombinationsmuster der kleinsten Einheiten schriftlicher Sprache, also Buchstaben, nicht auf Eigenschaften der Schrifteinheiten selbst zurückzuführen sind, sondern auf Kombinationsregeln der korrespondierenden Lauteinheiten einer Sprache.

In seinem Buch "Introduction to theoretical linguistics" spiegelt Lyons (1968) die Stellung der Linguistik in bezug auf die Dichotomie "Sprechen und Schreiben" wieder. In diesem Zusammenhang spricht Lyons von einem klassischen Trugschluß in der Linguistik. Dieser reiche von den alexandrinischen Grammatikern des 3. und 2. vorchristlichen Jahrhunderts bis zu den Philologen des frühen 19. Jahrhunderts und bestehe darin, die gesprochene Sprache von der geschriebenen abgeleitet zu sehen. Entsprechend galten in der damaligen Zeit die wissenschaftlichen Analysen in erster Linie der geschriebenen Sprache (z.B. der Entwicklung der Buchstaben). Lyons fährt fort, daß es eine wichtige Errungenschaft der modernen Linguistik sei, im Sprechen das primäre Medium der Sprache zu sehen :"...it is one of the fundamental assumptions of modern linguistics that sound not writing is the primary medium of language..." (Lyons, 1968, S. 34).

Paul (1968) reduziert das Problem gesprochene Kommunikation und geschriebene Kommunikation im wesentlichen auf den Laut und den Buchstaben und formuliert: "Die Schrift ist nicht nur nicht die Sprache selbst, sondern sie ist derselben auch in keiner Weise adäquat..." (S. 374). Ferner vergleicht er die Schrift mit einer "groben Skizze" (S. 375), der er die "Sprache" als ein "mit größter Sorgfalt in Farben ausgeführtes Gemälde" (S. 375) gegenüberstellt. Er spricht auch in bezug auf die Rekonstruktion von schriftsprachlich Fixiertem von der "notwendigen Rückübersetzung" der Buchstaben in Laute, die immer nur in "unvollkommener Weise" möglich sei (S. 379). Ähnliche Beurteilungen finden sich bei Bloomfield (1970):"... writing is not language, but merely a way of recording language by means of visible marks." (S. 21).

Saussure (1967) stellt fest, daß "... Sprache und Schrift zwei verschiedene Systeme von Zeichen sind und das Letztere nur zu dem Zweck besteht, um das Erstere darzustellen." (S. 28). Sowohl Bloomfield als auch Saussure gebrauchen auch dasselbe Bild, um ihre Ansichten zu verdeutlichen: gesprochene Sprache ist das Original und die Schrift die Photographie.

Sprach Lyons von einem klassischen Trugschluß der traditionellen Philologie, so sollten ebenso die Standpunkte von Paul, Saussure und Bloomfield als moderne Trugschlüsse gelten. Bei allen drei Sprachwissenschaftlern wird die gesprochene und geschriebene Kommunikation auf die Realisierungsebene, also auf die phonemische und graphische Darstellung beschränkt. Das Problem wird somit auf Übermittlungsaspekte reduziert und die graphische Struktur der Sprache lediglich als die sekundäre Umsetzung der phonemischen Struktur dargestellt.

Entsprechend dem radikalen Empirismus von Paul, Bloomfield und Saussure gilt die Sprechertätigkeit von Individuen, also der Sprechakt, als beobachtbar und deshalb als primär. Übersehen wird dabei, daß gesprochene und geschriebene Kommunikation bzw. Sprache unter funktionellem Aspekt zwei gleichberechtigte, wechselseitig aufeinander bezogene und nicht völlig ineinander übersetzbare Teilsysteme darstellen. Diese genügen unterschiedlichen kommunikativen Voraussetzungen und ziehen deshalb auch unterschiedliche Konsequenzen nach sich (Günther & Günther, 1983). Die schriftliche Sprache hat somit Funktionen, die von der mündlichen Sprache nicht erfüllt werden können. Diese Überlegungen stellt auch Lewandowski (1985, zitiert nach Schwander, 1989) an, wenn er darlegt: "Schreiben ist kein bloßes Fixieren gesprochener Sprache und kein Aufschreiben des Sprechens, sondern eine Form des Sprachgebrauchs mit eigenen Gesetzmäßigkeiten und eigenen Funktionen. Gegenüber der lautsprachlichen Basis des Sprechens kann das Schreiben relative Autonomie erlangen; es kann auf das Sprechen hinsichtlich Aussprache, Sprech- und Denkstil zurückwirken. Vom Sprechen unterscheidet sich das Schreiben durch eine andersartige kognitive und kommunikative Einstellung zu Sprache und Text bzw. durch ein abstrakteres Sprachbewußtsein (Fehlen eines Situations- und Dialogpartners, Notwendigkeit grammatisch vollständiger bzw. ausgebauter Sätze; Möglichkeit zum sorgfältigeren Planen, Überprüfen und Vergleichen, längeres Präsenthalten des zu formulierenden Gedankens). Die Befreiung vom raschen und zum Teil reaktiven sprachlichen Handeln durch nahezu synchron ablaufende Sprech-Denkprozesse ermöglicht eine eingehende Berücksichtigung der kognitiven und stilistischen Aspekte des zu produzierenden Textes. Durch Schreiben kann man Wissen speichern; man kann die Formulierung mit seiner Absicht vergleichen und sie im Hinblick auf die Wirkung optimieren" (S. 78).

2.2 Funktionen schriftlicher Sprache

Mit dem Erwerb der Schriftsprache wiederholt sich noch einmal, wenn auch auf einem erweiterten Abstraktionsniveau und in einer anderen qualitativen Dimension, das "zur-Sprache-kommen" des Menschen. Schwander (1989) betont jedoch, daß die Schriftsprache nicht nur eine zusätzliche Form der Artikulation und der Mitteilung ist, sondern auch zur geistigen Entlastung beiträgt und Raum für neue Ideen, Vorstellungen und Verbindungen schafft. Die Schriftsprache hatte zu keiner Zeit die Funktion, Wirklichkeit abzubilden, wohl aber war sie der Versuch, Wirklichkeit zu vermitteln, zu vergegenwärtigen und sie intellektuell zu erfassen.

Auch der Prager Linguist Vachek (1976) hat sich mit der Frage nach der Funktion von Schrift und Schriftlichkeit beschäftigt. Sein strukturell-funktionalistischer Ansatz sieht schriftliche und mündliche Sprache in komplementärer Verteilung: Mündliche Sprache bildet das merkmalslose, Schriftlichkeit das markierte Glied. Wesentlich ist die Folgerung, die Vachek (1976) aus seinen Beobachtungen zieht: "In einer literalen Gesellschaft heißt eine Sprache beherrschen immer soviel wie die mündliche und die schriftliche Sprache beherrschen" (S. 240).

Sprache im Sinne von "langue" (Saussure, 1967), also im Sinne von Sprachsystem, ist somit immer die Summe aus schriftlicher und mündlicher Sprache. Kritisch muß zu Vachek freilich vermerkt werden (Bierwisch, 1970), daß er dem strukturalistischen Ansatz verhaftet bleibt, da er keine funktionelle Analyse unternimmt. Es werden bei ihm nur zwei abstrakte Komponenten verglichen, nämlich die mündliche und schriftliche Sprache, und nicht konkrete Tätigkeiten wie Sprechen und Schreiben oder Lesen und (Zu-) Hören, die allein den Ausdruck "funktionelle" Analyse rechtfertigen würden (Meßing, 1981).

Ludwig (1980) unterscheidet folgende acht Schreibfunktionen:
- Aus sich heraus schreiben: Man schreibt, um etwas, das einen innerlich bewegt, nach außen zu bringen.
- Bewußtmachendes Schreiben: Das Schreiben kann unter dem Aspekt der Bewußtmachung, also als Mittel zur gedanklichen Verarbeitung erfolgen.
- Operatives Schreiben: Durch das Geschriebene werden Lösungsmöglichkeiten dargestellt, die zur Auswahl und Entscheidung für eine Möglichkeit und zu ihrer Umsetzung führen.
- Schreiben als Formulierungshilfe: Schreiben ermöglicht die zeitunabhängige Konzentration auf die sprachliche Formulierung, die präzise, konsistent, komplex oder ästhetisch ansprechend sein kann.
- Konzipierendes Schreiben: Schreiben kann auch den Zweck haben, den möglichen Ablauf einer Rede oder eines Textes stichwortartig oder skizzenhaft in Form eines Plans festzuhalten.
- Konservierendes Schreiben: Durch das schriftliche Fixieren kann ein Gedanke oder Sachverhalt für den späteren Gebrauch festgehalten werden.
- Transferierendes Schreiben: Schreiben kann der Weitergabe von Wissen an andere Personen dienen, die über dieses Wissen noch nicht verfügen und es sich lesend aneignen müssen.
- Kommunikatives Schreiben: Das Handeln, Denken, Bewußtsein oder Verhalten der Leser kann in der einen oder anderen Weise beeinflußt, bestimmt oder gelenkt werden.

Diese Aufstellung soll die Variabilität der möglichen Schreibfunktionen aufzeigen. Der Hauptzweck des Schreibens, nämlich mündliche Sprache festzuhalten, wurde nicht erwähnt. Ludwig ist der Ansicht, daß diese Funktion zu vernachlässigen sei, da selbst Notizen, die bei einem Vortrag, in einer Diskussion etc. gemacht werden, in wenigen Ausnahmen die wörtliche Überlieferung darstellen (Ludwig, 1980).

Als automatisierter Vorgang dient das Lesen ebenfalls unterschiedlichen Zwecken. Es entsteht aus einer Vielfalt von Antrieben, Bedürfnissen und Absichten, und man darf erwarten, daß die jeweilige Lesefunktion von der Art und Weise, wie gelesen wird, abhängig ist. So kann Lesen als Kommunikationsform dienen, da in gewisser Weise Autor und Leser miteinander "sprechen" und in einem Kommunikationsspiel agieren. Lesen unterscheidet sich dabei jedoch vom lautsprachlichen Dialog, da nur schriftsprachliche, aber keine interaktiven Komponenten integriert sind. Des weiteren kann Lesen zur Wissenserweiterung beitragen und als erlernter Vorgang zugleich der "Ausweis" für das Erreichen eines bestimmten Bildungsniveaus sein.

Gibson und Levin (1980) charakterisierten den Leseprozeß wie folgt: "... reading is a varied and adaptive activity as perceiving, remembering or thinking, since in fact it includes all these activities ..." (S. 454).

Der Lesevorgang läßt sich also nicht aus dem umfassenden Zusammenhang von Denken, Wahrnehmen und Erinnern herauslösen und benötigt die begriffsbildende und begriffsgebrauchende Dimension der mündlichen Sprache, um Erkenntnisgewinn zu ermöglichen.

2.3 Schriftliche Kommunikation

Der Ausdruck "schriftliche Kommunikation" bezeichnet eine spezifische Form menschlicher Kommunikation. Ihre Verwendungsweise dient der Verständigung zwischen Menschen. Menschliche Kommunikation orientiert sich an der Tatsache, daß Menschen ihr Wissen (Erfahrungen, Erlebnisse, Beobachtungen, Einsichten, Kenntnisse etc.) mit anderen teilen und somit diese an ihrem Wissen teilhaben lassen (vgl. lat. communicare = jmd. teilnehmen lassen). Kommunikation wäre demnach nicht nur eine Angelegenheit der reinen Informationsweitergabe, sondern auch eine soziale Handlung.

Häufig wird davon ausgegangen, daß der schriftliche Kommunikationsprozeß analog zu dem Schema des mündlichen Kommunikationsprozesses dargestellt werden kann (Günther, 1988 S. 11):

Sprecher A --- Sprachsignal --- Hörer B
Sprecher B --- Sprachsignal --- Hörer A
Schreiber A --- Text --- Leser B
Schreiber B --- Text --- Leser A

Man könnte sich dieses Schema beispielsweise als Briefwechsel vorstellen: A schreibt an B und B antwortet schriftlich. Lediglich das "Material", die physische Qualität des

Sprachsignals, wäre gegenüber der mündlichen Kommunikation verändert. "Lautsprachliche Äußerungen sind kontinuierlich, erstrecken sich in der Zeit und sind flüchtig. Schriftsprachliche Äußerungen dagegen bestehen aus diskreten Elementen, haben eine räumliche Ausdehnung und sind beständig" (Günther, 1988, S. 11).

Eine notwendige Bedingung für das Zustandekommen mündlicher Kommunikation ist das raumzeitliche Zusammentreffen von Sprecher, Hörer und Signal. Anders verhält es sich bei der schriftlichen Kommunikation; hier ist die raumzeitliche Koinzidenz ein Sonderfall. Die Übernahme dieses Schemas in den schriftlichen Bereich spiegelt daher Gemeinsamkeiten vor, die nicht vorhanden sind.

Aufgrund ihrer materiellen Stabilität erwecken Schriftstücke und geschriebene Texte den Anschein, als existieren sie aus eigener Kraft. Der Leser eines Textes setzt sich mit dem Text unmittelbar, mit dem Schreiber jedoch nur mittelbar auseinander. Im Gegensatz zur lautsprachlichen Kommunikation, in der die Sprechorgane zur Produktion von Sprachsignalen benutzt werden, fertigt man schriftliche Texte grundsätzlich mit Hilfe von Werkzeugen an. Diese schieben sich zwischen den Schreiber und die produzierte Äußerung, so daß diese, anders als die mündliche Äußerung für den Leser nicht mehr "körperlich" erfahrbar ist. Der Umgang mit dem "Werkzeug" ist eine Kulturtechnik, die gelehrt und gelernt werden muß. Hier zeigt sich, daß schriftliche Äußerungen selbst Werkzeugcharakter haben - ihre Handhabung ergibt sich nicht "natürlicherweise".

Die Einheiten der schriftlichen Kommunikation haben, im Gegensatz zur mündlichen Kommunikation, einen segmentalen Charakter; die Segmente müssen als solche identifizierbar sein. Diese Eigenschaft der verwendeten Zeichen ist ein Charakteristikum aller Schriften, seien es logographische, silbische, alphabetische oder Mischsysteme.

2.4 Ein alphabetisches Schriftsystem am Beispiel des Deutschen

Es gehört zu den weitgehend unumstrittenen Grundpositionen der Sprachwissenschaft in diesen Jahrhundert (Günther, 1988), daß die Form einer Sprache, analog zu den Verfahren der Mathematik oder der formalen Logik, durch die Angabe eines Inventars der minimalen Elemente und deren mögliche Kombinationen beschrieben werden kann.

2.4.1 Zum Begriff "Graphem"

Die bedeutungstragenden Elemente (Sätze, Wörter, Morpheme) sind wiederum aus kleineren Elementen zusammengesetzt, die selbst keine Bedeutung tragen, aber Bedeutungen unterscheiden können. Die minimalen bedeutungsunterscheidenden Elemente der gesprochenen Sprache werden "Phoneme" genannt. Die Form einer Sprache ist danach vollständig beschrieben, wenn zum einen das Inventar der Phoneme und deren zugelassene Kombinationen bestimmt und zum anderen das Inventar der kleinsten bedeutungstragenden Einheiten, der "Morpheme", erstellt ist und ihre Anordnungsmöglichkeiten beschrieben sind.

Der lautliche Unterschied beispielsweise zwischen den Wörtern [t a n t e] und [k a n t e] im Deutschen besteht darin, daß zu Beginn des Wortes "Tante" die Zungenspitze kurz gegen den Zahndamm gedrückt und dann wieder gelöst wird. Bei "Kante" drückt der Zungenrücken kurz gegen den hinteren Gaumen und wird wieder gelöst. Nach Verschlußlösung aber hören sich die Wörter gleich an. Wortpaare wie "Tante" und "Kante" werden Minimalpaare genannt. Sie unterscheiden sich nur durch die Phoneme /t/ und /k/.

Das Phoneminventar des Deutschen umfaßt ca. 40 Phoneme. Die Kombinationsvariationen der Phoneme unterliegen bestimmten Regeln (Günther, 1988): Im Deutschen ist z.B. die Phonemfolge /ln/ am Wortanfang unzulässig, jedoch am Wortende möglich; dagegen darf /br/ am Wortanfang vorkommen, aber nicht am Wortende stehen.

Für die Bestimmung der minimalen Einheiten in alphabetischen Schriftsystemen muß das Inventar der kleinsten bedeutungsunterscheidenden Einheiten ermittelt werden - das Inventar der Grapheme.

Man unterscheidet zwei Ansätze (Günther, 1988): Zum einen wird versucht, die grundlegenden Einheiten schriftlicher Sprache durch Bezug auf das Phonem zu definieren. Demnach ist ein Graphem ein "schriftliches Phonem". Dieser Sachverhalt wird als "Repräsentanzkonzeption" bezeichnet und ist in der Literatur heftig umstritten: August (1985) hat beispielsweise darauf hingewiesen, daß man in einer Graphematik, welche die Schreibung aus der Lautung, d.h. die Grapheme aus den Phonemen ableitet, keinen Graphembegriff benötigt: "Was da als Graphem bezeichnet wird, ist doch nichts als die schriftliche Bezeichnungsweise eines Phonems" (S. 10). Für Eisenberg (1983) ist der Begriff Graphem in der Repräsentanzkonzeption kein Analogon zum Begriff Phonem. "Es ist eine Relation, die Beschreibung eines Umsetzungsprozesses, eine Regel, jedoch keine Einheit, kein Segment (...). Grapheme in diesem

Sinn spiegeln nicht Distinktheiten in der Schrift wieder, sondern sie bilden nur das ab, was im Lautlichen distinktiv ist" (S. 44).

Der andere Ansatz zur Graphembeschreibung benützt die methodologische Analogie: Demnach ist das Graphem die kleinste bedeutungsunterscheidende Einheit der schriftlichen Sprache. Dies wird als "Distinktivitätskonzeption" bezeichnet (vgl. Henderson, 1986; Kohrt, 1985; 1986).

Beide Konzepte haben ihre Verfechter; man geht jedoch heute dazu über, die distinktive Graphemdefinition zu verwenden.

2.4.2 Grundsätzliche Strukturmerkmale des deutschen Schriftsystems

Es existieren zwei Prinzipien im deutschen Schriftsystem, die seine funktionelle Architektur ausmachen. Es handelt sich hierbei um die "Morphemkonstanz" und die "Phonemkonstanz" (Günther, 1988). Beide regeln gemeinsam, welche Grapheme in der deutschen Schriftsprache Verwendung finden.

Die Morphemkonstanz besagt, daß distinktive, bedeutungstragende Elemente in schriftlichen Äußerungen grundsätzlich nur eine Form haben. Dies stellt einen wichtigen systematischen Unterschied zwischen Schriftsystem und mündlichem Sprachsystem im Deutschen dar. Das deutsche Morphem "KÖNIG" etwa hat drei Aussprachen:
- [kø:niç] (wenn es allein steht)
- [kø:nik] (z.B. in königlich)
- [kø:nig] (z.B. in Könige)

geschrieben aber wird immer <könig>.

Der zweite Grundsatz ist die Phonemkonstanz. Diese ist hierarchisch dem Prinzip der Morphemkonstanz nachgeordnet, aber sie interagiert mit ihr. Das Prinzip besagt, daß in der deutschen Alphabetschrift lautlich Gleiches schriftlich nicht beliebig dargestellt werden kann, sondern nur durch eine Menge gleichbleibender schriftlicher Formen, soweit das Prinzip der Morphemkonstanz nicht dagegen steht. Tritt im Deutschen in einem Wort phonologisch ein /a/ oder ein /a:/ auf, so enthält auch seine graphemische Form ein <a>; ebenso enthalten Wörter, in denen die Grapheme <w>, <v> und <f> auftreten, in ihrer phonologischen Repräsentation ein /v/ oder /f/.

Die Interaktion der beiden Prinzipien läßt sich an einigen Fällen verdeutlichen, in denen die schriftliche Sprache Unterschiede markiert, die in der mündlichen Sprache nicht vorhanden sind. Die "Homonymendifferenzierung" ist hierfür eine wichtige Erscheinung. Zwei gleichlautende Wörter werden unterschiedlich geschrieben, um den

Bedeutungsunterschied zu signalisieren: "Der Künstler ma(h)lt erst sein Bild und dann seinen Kaffee" (Günther, 1988, S. 94). An diesem Beispiel zeigt sich das hierarchische Verhältnis zwischen Morphemkonstanz und Phonemkonstanz: Die unterschiedliche Schreibweise für verschiedene Morpheme steht vor der Frage der adäquaten phonemischen Wiedergabe.

2.4.3 Graphem-Phonem Korrespondenz

Die beiden, im Abschnitt 2.4.2 besprochenen Prinzipien, sind hierarchisch angeordnet und interagieren miteinander: Die Morphemkonstanz kann nur funktionieren, wenn die Zuordnung von Graphemen und Phonemen nicht regellos ist; die Phonemkonstanz kann nur in Kraft treten, wenn die Variabilität der mündlichen Sprache regelhaft mit der konstanten Schreibung in Beziehung steht. Als Beispiel sollen im folgenden die deutschen Phoneme /f/ und /v/ und die korrespondierenden Grapheme <f>, <w> und <v> dienen:

Das Graphem <w> korrespondiert immer mit dem Phonem /v/, wobei Fälle wie <möwchen> und <löwchen> keine Ausnahmen, sondern nach dem Morphemkonstanzprinzip durchaus regulär sind.

Das Graphem <v> entspricht dem Phonem /f/; z.B.: Vater, Veilchen, Vogel etc. Gemäß der Zählung von Gräbnitz (1982) entspricht in jedem fünfzigsten Wort (mehr als 90%) in deutschen Texten das Graphem <v> dem Phonem /f/. Eine zweite Regelhaftigkeit ist, daß außerhalb dieser Fälle das Graphem <v> nur dann mit dem Phonem /v/ korrespondiert, wenn es um Fremdwörter geht, wie z.B. <vanille>, <veranda> und <vogesen>. Am Unproblematischsten erscheint das Graphem <f>, das immer dem Phonem /f/ (z.B. Fisch, Fliege etc.) entspricht.

Abschließend ist noch zu bemerken, daß sich Sprachen und ihre Schriftsysteme bezüglich der Realisierung von Graphem-Phonem Korrespondenzen und der Tiefe dieser Beziehung unterscheiden.

3 Schriftspracherwerb

Schrift ist in erster Linie ein "geistiges System". Es ermöglicht, sich Fremdes anzueignen (Perspektive des Lesens) und sich anderen Menschen unabhängig von Raum und Zeit mitzuteilen (Perspektive des Schreibens). Das erfolgreiche Beherrschen bzw. Erlernen der Schriftsprache setzt daher komplexe kognitive Prozesse voraus.

3.1 Kognitive Anforderungen der Schriftsprache

Das System "Schriftsprache" fordert von seinem Benutzer kognitive Verhaltensweisen, die Wygotsky (1969) mit den Merkmalen: Abstraktion, Motivation, Willkürlichkeit, Bewußtheit und Absichtlichkeit umschreibt. Wygotsky erklärt, inwieweit diese Verhaltensweisen bei der Benutzung der Schriftsprache zwingend erforderlich sind: "Schriftsprache ist eine Sprache ohne Intonation, ohne das Musische, Expressive, überhaupt ohne ihre lautliche Seite. Sie ist eine Sprache im Denken, in der Vorstellung, aber eine Sprache, der das wesentlichste Merkmal der mündlichen Sprache fehlt, nämlich der "materielle" Laut" (S. 224).

Obwohl das Kind durch den Erwerb der gesprochenen Sprache bereits eine große Abstraktionsfähigkeit erlangt hat, bietet die Auseinandersetzung mit der Schriftsprache eine deutlich veränderte Anforderung: Als abstrakte Sprache verwendet die Schriftsprache nicht "Wörter" (im lautsprachlichen Sinn), "sondern die Vorstellung von Wörtern" (Wygotsky, 1969, S. 224).

Ein weiterer Aspekt der Abstraktion ist das Fehlen des Gesprächspartners: "Die Situation der schriftlichen Sprache fordert von dem Kind eine doppelte Abstraktion, die von der lautlichen Seite der Sprache und die vom Gesprächspartner. (...) Es ist natürlich, daß die Sprache ohne realen Klang, die nur vorgestellt und gedacht wird und eine Symbolisierung der Lautsymbole, d.h. eine Symbolisierung zweiter Ordnung fordert, in dem gleichen Maße schwierig sein muß als die mündliche, wie die Algebra für das Kind schwieriger ist als die Arithmetik. Die Schriftsprache ist gleichsam die Algebra der Sprache" (Wygotsky, 1969, S. 225).

Ein weiteres Kriterium für den Erwerb der Schriftsprache ist die "Motivation". In der gesprochenen Sprache ergibt sich der Ablauf aus der dynamischen Kommunikationssituation, und es bedarf im Normalfall keiner zusätzlichen Motivation. Im Gegensatz dazu wird man bei der Schriftsprache dazu gezwungen, selber eine Situation zu schaffen bzw. diese sich in Gedanken vorzustellen und einen Kommunikationsrahmen aufzubauen.

Die "Willkürlichkeit" ist ein weiteres Merkmal der Schriftsprache. In der mündlichen Sprache erfolgt die Lautform eines Wortes automatisch, ohne Segmentierung in einzelne Laute. In der Schriftsprache hingegen muß das Kind sich die lautliche Struktur des Wortes bewußt machen, sie zergliedern und willkürlich in Schriftzeichen umsetzen.

Zu den Begriffen »Bewußtheit« und »Absichtlichkeit« schreibt Wygotsky (1969): "Bewußtsein und Absicht lenken von Anfang an die geschriebene Sprache des Kindes. Die Zeichen der geschriebenen Sprache und ihren Gebrauch erlernt das Kind bewußt und willkürlich zum Unterschied von der nicht bewußten Anwendung und Aneignung der lautlichen Seite der Sprache. Die geschriebene Sprache zwingt das Kind, intellektueller zu handeln. Sie zwingt es, sich den Prozeß des Sprechens selbst stärker bewußt zu machen. Die Motive der geschriebenen Sprache sind selbst abstrakter, intellektualistischer und beruhen in weniger starkem Maße auf einem Bedürfnis" (S. 228).

Die Lernprozesse zum Schriftspracherwerb können folglich nur dann erfolgreich sein, wenn konkretes Handeln, das an die vertraute "äußere" Realität gebunden ist, zugunsten abstrakter und flexiblerer Verhaltensweisen zurücktritt.

3.1.1 Die Bedeutung der Abstraktion für den schriftsprachlichen Lernprozeß

Im vorangegangenen wurde allgemein auf die Notwendigkeit abstrakter Handlungsweisen für den Schriftspracherwerb hingewiesen. Über den Aufbau und die funktionale Integration abstrakten Verhaltens im schriftsprachlichen Lernprozeß ist jedoch noch keine direkte Aussage getroffen worden.

Nach Goldstein und Scheerer (1969) stellen abstrakte und konkrete Verhaltensweisen keine individuellen Gewohnheiten oder isolierten Leistungen dar. Es handelt sich vielmehr um ein grundlegendes "Fähigkeitsniveau der Gesamtpersönlichkeit", das Voraussetzung für folgende bewußte und willentliche Verhaltensweisen ist:
- Loslösen von konkreten Inhalten
- bewußtes aufgabenbezogenes Handeln
- Reflexion eigenen Handelns
- Flexibilität im Einsatz von Strategien
- gleichzeitiges Beachten verschiedener Aspekte
- analytische und synthetische Prozesse

Die Bedeutung dieser metakognitiven Verhaltensweisen für den Prozeß des Schriftspracherwerbs wird nun anhand von Beispielen aus der Lese- und Schreibforschung dargestellt (Schwander, 1989):

1) Loslösen von konkreten Inhalten

Von einem Kind wird der Satz gelesen: " Otto sagte: Kommst du morgen zu mir? Ich bin sonntags immer zu Hause." "Wieso?" denkt das Kind, "morgen ist doch Mittwoch!" Dieses Beispiel demonstriert die Schwierigkeit, von der konkreten Situation zu abstrahieren. Diese Verhaltensleistung ist jedoch Voraussetzung für den Erwerb der Schriftsprache.

2) Bewußtes aufgabenbezogenes Handeln

In einer Untersuchung hierzu wurde überprüft, inwieweit Kinder gesprochene Sprache in operative Einheiten zergliedern und allmählich in Schrift überführen können. Zwei Schüler bekamen eine Anzahl roter Pappstreifen und sollten für jedes Wort eines vorgesprochenen Satzes einen Streifen auf den Tisch legen. Es wurde darauf geachtet, daß das Ablegen der Streifen in Leserichtung erfolgte. Der erste Schüler sprach: "Ich heiße Andreas Mann." Dabei legte er die richtige Anzahl der Streifen ab. Der zweite Schüler folgte: "Ich heiße Thomas Schäfer." Dabei legte er für seinen Namen nur einen Streifen (Fischer, 1977; S. 286). Bei diesem Beispiel wird die Bedeutung einer willentlichen und bewußten Ausrichtung auf die Fragestellung deutlich. Ein solches Unterfangen kann nur gelingen, wenn sich der Lernende bewußt auf die Aufgabe einläßt und bereits verstanden hat, worum es geht.

3) Reflexion eigenen Handelns

Obwohl einem Schüler die Zuordnung von Graphemen zu Phonemen keine Schwierigkeiten bereitete, gelang ihm nur gelegentlich die Phonemsynthese. Der zunächst naheliegende Verdacht, nur bei gespeicherten Wortbildern sei ihm eine Aussprache möglich, bestätigte sich nicht. Zuweilen konnte er zur Überraschung des Lehrers und zu seiner eigenen Verwunderung völlig unbekannte, schwierige Wörter lesen. Nach seiner Vorgehensweise befragt, konnte er keinerlei Auskunft über die Strategie geben. An diesem Beispiel zeigt sich die Schwierigkeit im "Selbstverständnis", d.h. eigenes Handeln zum Objekt der Beobachtung zu machen. Brown (1984) weist darauf hin, daß oft Lernende ihr Wissen wirksam einsetzen, ohne jedoch ihre Strategien erläutern zu können. Allerdings äußern sich oft ernsthafte Lernprobleme darin, daß Personen weder ihr Wissen, noch ihre erworbenen Regeln bewußt anwenden oder erklären können. Nach Piaget (1979) liegen den oben beschriebenen Verhaltensweisen mangelhaft ausgebildete Prozesse der Selbststeuerung zugrunde.

4) Flexibilität im Einsatz von Strategien

Bei Schülern mit erheblichen Lese- und Rechtschreibschwierigkeiten fiel ein Schüler durch folgendes Verhalten auf: Geriet er beim Vorlesen an einer Stelle ins Stocken, so ging er regelmäßig zum Beginn der Zeile zurück und versuchte es erneut, so als könne er die "Hürde" mit mehr "Anlauf" schaffen. Die "Hürde" selbst jedoch untersuchte er nicht. Nach mehreren ergebnislosen Versuchen begann er zu weinen. Dieses Beispiel demonstriert, welche Schwierigkeiten ein Fixiertsein auf bestimmte Handlungsstrategien bewirken kann. Die potentielle Fähigkeit, erfolglose Strategien zu erkennen und diese gegen alternative Vorgehensweisen auszutauschen, war diesem Schüler nicht möglich.

5) Gleichzeitiges Beachten verschiedener Aspekte
Ein Kind, das etwas schriftlich mitteilen möchte, muß im Stadium des Erwerbs dieses Prozesses, neben dem Inhalt der Mitteilung, auf die Verständlichkeit, die Konventionen der Schriftzeichen, die Orthographie und auf schreibmotorische Bewegungsabläufe achten. Ohne gleichzeitiges Beachten dieser unterschiedlichen Aspekte und ohne flexiblen Umgang mit ihnen, kann es zu keiner adäquaten Aneignung der Schriftsprache kommen.

6) Analytische und synthetische Prozesse
Bereits bei sehr einfachen Aufgaben zur Identifikation und Diskrimination visueller Muster spielen analytische und synthetische Prozesse eine bedeutsame Rolle. Ein Schulanfänger muß sehr schnell ein "A" auch bei veränderter typographischer Form als "A" erkennen. Im "Behaviorismus" wird dieser Prozeß als Stimulusgeneralisierung oder Stimulusäquivalenz bezeichnet. Die Gestaltpsychologie spricht in diesem Kontext von einem Kontakt zwischen dem Wahrnehmungsprozeß und der Gedächtnisspur. Während die Philosophie Ausdrücke wie "Allgemeinbegriff" oder "Abstraktion von Einzelheiten" verwendet (Gümbel, 1980).

3.2 Kognitive Entwicklungsschritte im Schriftspracherwerb

In einer Reihe von Untersuchungen zur Logik kindlicher Lese- und Schreibversuche, beschreibt Brügelmann (1984) wichtige Schritte in der Entwicklung des kindlichen Denkens. Obwohl diese nicht von allen Kindern in linearer Abfolge vollzogen werden, stellen sie jedoch kritische Punkte in der Entwicklung des Denkens über Schriftsprache dar.

3.2.1 Die Entwicklung der Handschrift

Das Schreiben mit der Hand wird meist als primär motorische Fähigkeit angesehen. Dies trifft jedoch nur für die Phase der Automatisierung zu. Während des Erwerbs der Schriftzeichen ist man noch auf die gedankliche Auseinandersetzung mit ihren Merkmalen angewiesen.

In den ersten "Kritzelversuchen" wird schon zwischen Schrift und Nicht-Schrift differenziert. Brügelmann (1984) stellte fest, daß bereits Kinder im Alter zwischen drei und vier Jahren zwischen "malen" einerseits und "schreiben" andererseits unterscheiden können. Schreiben findet linear in der Waagrechten durch "kritzeln" und durch das Wiederholen bestimmter graphischer Formen, wie buchstabenähnliche Einzelzeichen im Auf - und Ab der Schreibbewegungen, statt. Untersuchungen zufolge (Brügelmann, 1984) erwerben Kinder einzelne Buchstaben nicht nacheinander als fertige Kopie, sondern sie abstrahieren nach Mustern, d.h. vorgegebene Schriftbeispiele werden nach prägnanten Merkmalen geordnet, die für sie subjektiv "Schrift" charakterisieren. So experimentieren sie mit den Grundformen, die in verschiedenen Buchstaben wiederkehren, probieren neue Kombinationen aus und akzentuieren Unterschiede, die ihnen besonders wichtig erscheinen. Beim Verknüpfen dieser Einzelzeichen zu einer linearen Folge ist auffällig, daß selten dasselbe Zeichen mehrmals hintereinander geschrieben wird. Dieses typische Merkmal der Schrift kann schon im Anfangsstadium des Schrifterwerbs beobachtet werden (Brügelmann, 1984).

Fehlende Einsicht in die Bedeutung der Raumlage und in die Verbindlichkeit der Schreibrichtung kann zu seitenverkehrten Einzelbuchstaben, systematischer Spiegelschrift oder einem Wechsel der Schreibrichtung führen. Häufig werden auch keine Leerstellen zwischen "Wörtern" gelassen, da Kindern das "Wort" als wichtige Einheit der Schrift noch nicht bekannt ist (Brügelmann 1984).

3.2.2 Die Entwicklung der Rechtschreibung

Nach Brügelmann (1984) gilt das Interesse der Kinder bei den ersten "Kritzelversuchen" nur dem eigentlichen Schreibakt. Wenn jedoch erkannt wird, daß mit dem Medium "Schrift" Bedeutungen festgehalten werden können, beginnt eine gegenständlich-analoge Darstellungsform. Häufig werden z.B. große oder kleine Buchstaben mit dem bezeichneten Gegenstand assoziiert, oder die Buchstabenanzahl in einem Namen nach der Wichtigkeit der betreffenden Person bemessen (Brügelmann, 1984).

In einem nächsten Schritt beginnen Kinder durch Anfangsbuchstaben, Vokale oder Konsonanten einzelne Sprechsilben und Wörter darzustellen. In dieser Phase wird bewußt, daß nicht die Menge, sondern die Art der Buchstaben wichtig ist. Der Wechsel vom Sinn-Bild zum Klang-Bild wird in die Wege geleitet.

Läßt man Kinder ihre Schriftvorstellungen weiterentwickeln, so werden die "Klang-Skelette" (Brügelmann, 1984, S. 215) allmählich zu einer phonetischen Umschrift verfeinert. Detaillierte Lautanalysen, die sich noch an keiner Rechtschreibnorm orientieren, führen zu zahlreichen Korrespondenzfehlern (Brügelmann, 1983). Durch die ständige Konfrontation mit der Normschrift, beispielsweise in Lesebüchern, werden die Kinder mit den Besonderheiten der Rechtschreibung, die sich aus einer einfachen Lautanalyse nicht ergeben, konfrontiert. Der Aufbau eines eigenen orthographischen Lexikons ist jedoch ein langwieriger Prozeß. Vorerst ergeben sich neue Fehlerquellen, indem Rechtschreibregeln einfach übergeneralisiert oder vereinfacht werden. Kinder verwenden häufig Rechtschreibregeln, die ihrem Sprachmaterial entsprechen, besonders auffallende Merkmale aufweisen und ihre begrenzte Kapazität, verschiedene Gesichtspunkte gleichzeitig zu berücksichtigen, nicht überschreiten.

Brügelmann (1984) weist mit Recht darauf hin, daß Kinder nicht "Lehrstoff-Speicher", sondern "aktive Lerner" sind, die durch ihre neuen Erfahrungen ihre Denkmuster neu ordnen müssen.

3.2.3 Die Entwicklung der Lesefähigkeit

Auch das Lesen beginnt mit einer groben Vorform, in der das Kind mit veränderter Tonlage und unter Verwendung der gehörten Erzählmuster und Sprachformen so tut, als ob es lesen würde. Aus diesem "Scheinlesen" entwickelt sich ein situations- und gestaltgebundenes Benennen vertrauter Wörter. Da Wörter und Buchstaben nicht entschlüsselt werden, ist das "Erkennen" meist an eine besondere Typographie gebunden. Trotz einer begrenzten Menge solcher "Wort-Etiketten" (Brügelmann, 1984; S. 217) können in dieser Phase einfache Texte gelesen werden. Die auftretenden Fehlproduktionen haben meistens große semantische Ähnlichkeit mit dem Zielwort.

Brügelmann (1984) stellte fest, daß in der Phase des Schrift-Entzifferns häufig der Kontextbezug völlig verlorengeht, da der technische Aspekt der Schrift die volle Aufmerksamkeit benötigt. Die Kinder erkennen, daß gleiche Zeichen ähnlichen Klangbildern entsprechen. Schwierigkeiten entstehen häufig durch Übergeneralisierung, d.h. ein Buchstabe wird starr einem Lautwert ohne Rücksicht auf den natürlichen Wortklang zugesprochen. Das Addieren von Standardlauten führt oft zur Produktion von Nonsenswörtern; visuelle Fehler entstehen durch Verwechslungen mit graphematisch ähnlichen Wörtern, die aus dem vertrauten Grundwortschatz der Kinder stammen (Brügelmann, 1984).

Schließlich geht das bewußte Lautieren in flüssiges Lesen über, und die graphische Information verschmilzt mit dem Sinnzusammenhang. Die Kinder begnügen sich nun nicht mehr mit Anfangsbuchstaben oder ihnen gut bekannten Buchstaben. Sie werten die Schriftzeichenfolge komplett aus, erkennen, daß die Nachbarschaft der einzelnen Zeichen Einfluß auf den Lautwert hat und können Wörter lesen, deren Schriftform ihnen noch unbekannt ist. Der Lesevorgang wird schneller und automatisiert sich, da bewußtes Lautieren von Buchstabenfolgen nicht mehr notwendig ist (Brügelmann, 1984).

3.3 Eine Untersuchung zur Ontogenese schriftsprachlicher Fähigkeiten

Augst und Faigel (1986) untersuchten die schriftsprachlichen Fähigkeiten bei Schulkindern und Studenten. Dazu wurden vier Untersuchungsgruppen von je 30 Schülern der 7., 10. und 12. Klasse eines Gymnasiums und von je 30 Studenten einer Universität gebildet. Alle Probanden wurden gebeten, einen Text in Briefform zu verfassen. In diesem Brief sollte zu dem Diskussionsthema "Hausaufgaben - ja oder nein" Stellung genommen werden. Durch Analysen in den Bereichen Wortschatz, Syntax und Textstruktur sollte der jeweilige schriftsprachliche Entwicklungsstand erfaßt werden. Die Untersuchungen führten zu folgenden Ergebnissen:

In der Gruppe der 13jährigen zeigte sich ein gravierendes Ungleichgewicht zwischen schriftsprachlicher und mündlicher Kompetenz. Rechtschreibung und Zeichensetzung wurden noch bewußt ausgeführt, das Schreibtempo war sehr langsam, und die Handschrift spiegelte die feinmotorischen Schwierigkeiten wieder. Ihre Briefe konnten sowohl in Syntax und Ausdruck meist auf das einfaches Niederschreiben von mündlicher Sprache zurückgeführt werden. Da vielfach eine Untergliederung in Einleitung und Schluß fehlte, stellten die Texte eine bloße Aufzählung persönlicher Erfahrungen dar. Auch in der 10. und 12. Klasse konnten komplexe und abstrakte Gedankengänge noch nicht routiniert in Schriftsprache umgesetzt werden. Auffällig war das Beharren auf linear-entwickelte Strukturen früherer Erzählstufen wie z.B. das "und-dann Schema".

Die Gruppe der Studenten zeichnete sich hingegen durch eine angemessene Briefform aus; formale Regeln und metakommunikative Textstrukturen konnten integriert werden. Es zeigte sich jedoch darüber hinaus, daß auch in dieser Gruppe die Entwicklung der schriftsprachlichen Kompetenz noch nicht abgeschlossen war, da Fehler in der Rechtschreibung, der Zeichensetzung, der Grammatik und im Ausdruck zu finden waren.

4 Zusammenfassung

Das erste Kapitel beschäftigte sich mit den allgemeinen Grundlagen der Schriftsprache und sollte ihre Komplexität sowohl aus linguistischer als auch aus entwicklungspsychologischer Sicht veranschaulichen. Unter kulturellen und phylogenetischen Aspekten, welche die Existenz der Schriftsprache unter verschiedenen Gesichtspunkten beleuchteten, wurde auf den linguistischen Bereich Bezug genommen. Es wurde der Frage nach der Priorität von Mündlichkeit oder Schriftlichkeit nachgegangen und versucht, die Funktionen der Schriftsprache und den Unterschied zwischen schriftlicher und mündlicher Kommunikation darzustellen. Am Beispiel des deutschen Schriftsystem wurde der Begriff Graphem als kleinste bedeutungsunterscheidende Einheit der Schriftsprache definiert. Außerdem wurden grundsätzliche Strukturmerkmale wie die Morphem- und Phonemkonstanz erklärt, und es wird auf Gesetzmäßigkeiten wie die Graphem-Phonem Konvertierung eingegangen.

Nach diesen theoretischen Abhandlungen folgte eine Betrachtung des Schriftspracherwerbs. Dabei standen die kognitiven Anforderungen, vor allem die Fähigkeit zum abstrakten Denken, im Vordergrund. Eine Darstellung der verschiedenen Entwicklungsschritte für den Erwerb der Handschrift, Rechtschrift und der Lesefähigkeit und eine Untersuchung zur Ontogenese schriftsprachlicher Fähigkeiten bildeten den Abschluß dieses Kapitels.

Kapitel 2
Lese- und Schreibstörungen

1 Lesestörungen

1.1 Aspekte des Lesevorgangs

Zahlreiche schriftsprachliche Verarbeitungsmodelle sind bisher in der Leseforschung entwickelt und diskutiert worden. Im folgenden werden einige Hypothesen vorgestellt, die den meisten Modelle zugrunde liegen.

1.1.1 Hypothesen

Die Beschäftigung der Linguistik und der Patholinguistik mit dem Zusammenhang zwischen Lautsprache und Schriftsprache (vgl. Kap.1, 2.4) hat zwei entgegengesetzte Hypothesen hervorgebracht: Die "Dependenz-Hypothese" verneint das gleichwertige Interagieren von gesprochener und geschriebener Sprache und betrachtet die Schriftsprache als abhängig von der Lautsprache. Die Befürworter der "Autonomie-Hypothese" hingegen meinen, daß durch den frequenten Gebrauch der Schriftsprache sich diese beim Erwachsenen von der Lautsprache unabhängig machen kann.

Weigl (1974) vertritt die Ansicht, daß sich der schriftliche Bereich vom lautlichen Bereich nach anfänglicher Abhängigkeit in einem Automatisierungsprozeß löst: "Die höheren psychischen Prozesse laufen, sobald sie sich in automatisierter Form vollziehen, in funktionell anderer Weise, wie in den einzelnen Etappen ihrer Aneignung ab. Während sich der Beginn der Lernphase neuropsychologisch dadurch auszeichnet, daß am Aufbau des betreffenden funktionellen Hirnsystems eine mehr oder minder große Anzahl unterschiedlicher Funktionen beteiligt ist, erfolgt mit steigender Entwicklung eine etappenweise Reduktion dieser Funktionskomplexe. Mit anderen Worten, es werden bestimmte intrazerebrale Verbindungen beim Zustandekommen der betreffenden Leistungen nicht mehr beansprucht, wobei diese Verbindungen jedoch potentiell weiterhin verfügbar bleiben und in Bedarfsfällen reaktualisiert werden können" (S. 94).

Ein weitgehend von der Wahrnehmungspsychologie beeinflußtes Hypothesenpaar ist die "Analyse" und "Synthese". Die "Analyse-Hypothese" besagt, daß ein Wort oder ein Satz sukzessive als Kette von Graphemen oder Lexemen wahrgenommen wird. Diese These wurde von Grashey (1985) aufgrund von Untersuchungsergebnissen von Lesestörungen bei Aphasikern aufgestellt. Die von Wundt beeinflußte Wahrnehmungspsychologie vertritt hingegen die "Synthese-Hypothese", nach der das Wort oder der Satz simultan als gestalthafte Ganzheit wahrgenommen wird. Diese Hypothese wurde durch tachistoskopische Worterkennungsexperimente von Cattell (1985) bestätigt. Ein Zusammenwirken dieser beiden Verarbeitungshypothesen beim Lesen nahm schon Messmer (1904) an. Bei der Erkennung eines Wortbildes wirkt der optische Gesamtcharakter einerseits (Synthese) und einzelne, dominierende Buchstaben andererseits (Analyse); das bedeutet, der "Gesamtcharakter" wird simultan wahrgenommen, während dominierende Buchstaben sukzessive Bewußtseinsakte auslösen. Simultanität und Sukzession gehen somit als zwei Faktoren stets gemeinsam in den Erkennungsakt ein.

Die Analyse und die Synthese werden in den meisten Modellen des Lesevorgangs berücksichtigt. Ein Zusammenwirken dieser beiden Strategien wird für die gesamte Leseleistung als unverzichtbar angesehen. Für den Prozeß des lauten Lesens bedeutet dies, daß die Transkodierung von Buchstaben zu Lauten nach gewissen Regeln erfolgt; dies bezeichnete Bierwisch (1976) als "graphemisch-phonologisch Korrespondenzregeln" (vgl. Kap.1 2.4.3). Dieser Transkodierungsprozeß entspricht der Analyse. List (1981) wies darauf hin, daß wegen der oft fehlenden Isomorphie zwischen Laut- und Schriftsprache die analytische durch die synthetische Strategie ergänzt werden muß. Dadurch kann der Leser zwischen mehreren graphemischen Entsprechungen für ein und dasselbe phonetische Element oder zwischen mehreren phonetischen Realisationen einer einzigen graphemischen Struktur entscheiden. Henderson (1982) betonte das notwendige Vorhandensein dieser beiden Lesestrategien, um ein Wort zu erkennen bzw. zwischen einem Wort und einem Nicht-Wort unterscheiden zu können. Bei der Erkennung von Pseudowörtern oder Neologismen ist verstärkt die Graphem-Phonem Konvertierung vor der synthetischen Strategie notwendig. Bei existierenden Wörtern hingegen beginnt der synthetische Suchprozeß in Abhängigkeit von der jeweiligen Wortfrequenz, unterschiedlich schnell, nach einer vorangegangenen Graphem-Phonem Konvertierung. Henderson spricht in diesem Zusammenhang von einer "dual process theory". In der Literatur werden diese beiden Strategien mit einer unterschiedlichen Terminologie belegt, die jedoch inhaltlich meist übereinstimmt. Ellis

(1982) bezeichnet diese beiden Lesestrategien als "lexical route" und "nonlexical route". Marshall und Newcombe (1973) differenzieren zwischen "phonological address" und semantic address". Marcel und Patterson (1978) nehmen einen "phonemic access" an, der von der Graphem-Phonem Konvertierung zu den "lexical addresses" führt sowie einen "graphemic access", der direkt zu den "lexical addresses" führt. Coltheart (1980) spricht von einem "phonological code" und einem "visual code" und Morton und Patterson (1980) unterscheiden eine "grapheme-phoneme conversion" und ein "visual input logogen". Auch Huber (1989) unterscheidet zwischen einer ganzheitlichen und einer einzelheitlichen Verarbeitungsroute. Erstere ermöglichen das Erfassen von visuellen Wortformen und deren direkte Zuordnung zum semantischen Lexikon. Die einzelheitliche Verarbeitungsroute zergliedert hingegen die Wortformen in ihre graphematischen Bestandteile und transformiert sie, unter Berücksichtigung der Graphem-Phonem Korrespondenz, in phonetische Elemente.

1.1.2 Modelle

In einem funktionell-anatomischen Modell versucht Geschwind (1979) den Ablauf des Lesevorganges im Gehirn darzustellen. Im primären visuellen Areal wird der optische Sinneseindruck registriert, analysiert und zum Gyrus angularis weitergeleitet. Dort findet eine, von Geschwind nicht weiter definierte Transformation als Vorbereitung für die Weitergabe an das Wernicke-Zentrum statt. Nach der Verarbeitung im Wernicke-Zentrum wird die Information dem Broca-Zentrum zugeführt. In diesem Zentrum wird die Repräsentation des Wortes zur Aktivierung der für die Artikulation notwendigen Innervationen in den motorischen Kortex geleitet.

Obwohl dieses Modell die neuronalen Vorgänge vereinfacht darstellt und sie von den kognitiven Vorgängen abstrahiert, konnten Penfield und Roberts (1959) durch Reizung kortikaler Areale die Realität der postulierten neuronalen Prozesse bestätigen. Neuroanatomische Untersuchungen über den Zusammenhang von Hirnfunktionen und Hirndurchblutung von Lassen, Ingvar und Skinhoj (1978) durch Messung und Darstellung des "regional cerebral blood flow" bestätigten ebenfalls das Funktionsmodell von Geschwind. Die Darstellung der Durchblutungszunahme im Gehirn bei bestimmten sprachlichen Leistungen ermöglichte es, den Umfang der neuronalen Aktivität in bestimmten Cortexbereichen festzustellen. Das Durchblutungsmuster beim lauten Lesen eines geschriebenen Wortes zeigte beispielsweise eine Zunahme der neuronalen Aktivität in denjenigen Arealen der Großhirnrinde, die Geschwind in seinem funktionell-anatomischen Modell dem Leseprozeß zugeordnet hat. Geschwinds Modell wird grundsätzlich in seiner Darstellungsweise durch neuropsychologische und neuroradiologische Befunde bestätigt. Trotzdem ist es fraglich, ob eine Beschränkung auf kortikale Ereignisse der Komplexität der Vorgänge gerecht werden kann.

Das Modell von Marshall und Newcombe (1973) geht beim Prozeß des Lautlesens zwischen der visuellen Registrierung und der Artikulationsschwelle von zwei komplementären Strategien aus: die bereits erwähnte einzelheitliche und ganzheitliche Strategie. Die schematische Darstellung (Abb. 3) sieht folgenden stufenweisen Ablauf vor:

1) Ein visuell registrierter und analysierter Stimulus muß mit den Eintragungen in einer "visuellen Adresse" assoziiert werden.

2) Das Ergebnis dieses Eingangs wird sowohl mit einer phonologischen als auch mit einer semantischen "Adresse" verknüpft.

3) Bevor nun eine Worterkennung (Zugang zum Lexikon) erfolgen kann, muß der "Wert" des Ergebnisses beider "Adressen" eine bestimmte Aktivationsschwelle überschreiten.

4) Ist ein geeigneter "Wert" gegeben, so aktiver der lexikalische Eintrag eine artikulatorische "Adresse".

5) Das Ergebnis dieser Aktivation mündet in einen verbalen Output.

Obwohl dieses Modell beide Strategien integriert, wird nichts darüber gesagt, in welchem Maß die phonologische und semantische Adresse komplementär, sukzessiv oder simultan arbeiten.

Morton und Patterson (1980) entwickelten ein Modell zur Erklärung des Lesevorganges (und des Nachsprechens) aus kognitionspsychologischer Sicht. Der grundlegende Gedanke dieses sogenannten "Logogenmodells" (Abb. 4) ist, daß die verbale Produktion eines Wortes, unabhängig von der Art der ursprünglichen Information, die zu der Äußerung führte, durch ein und dasselbe "Element" hervorgebracht wird. Die Ergebnisse der visuellen und der auditiven Analyse von verbalem Material werden also in dasselbe System geleitet. Dort interagieren sie mit der semantischen Information. Betrachtet man die relevanten Prozesse der Informationsverarbeitung beim Lesen im Logogen-Modell, so sieht man, daß nach der visuellen Analyse eines Wortes ein Weg direkt über die Graphem-Phonem Konvertierung zum Sprach-Output führt. Diese einzelheitliche Strategie ermöglicht das laute Lesen von Neologismen oder unbekannten Wörtern. Der ganzheitliche Verarbeitungsweg führt den Stimulus über das visuelle Input-Logogen-System zum "kognitiven System" (Semantik) und wandelt ihn erst dann in eine Äußerung um. Eine dritte Route kategorisiert das Wort im visuellen Input-Logogen System und leitet es sofort zum Output-Logogen System weiter. Diese ebenfalls ganzheitliche Strategie ermöglicht es, Wörter ohne

Abb. 3: Schriftsprachliches Verarbeitungsmodell von Marshall und Newcombe (1973)

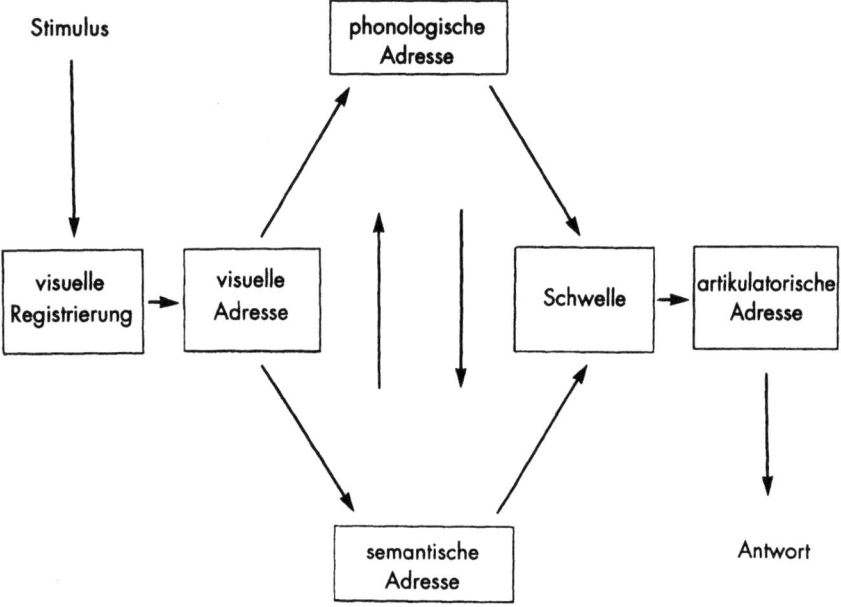

Abb. 4: Logogenmodell von Morton und Patterson (1980)

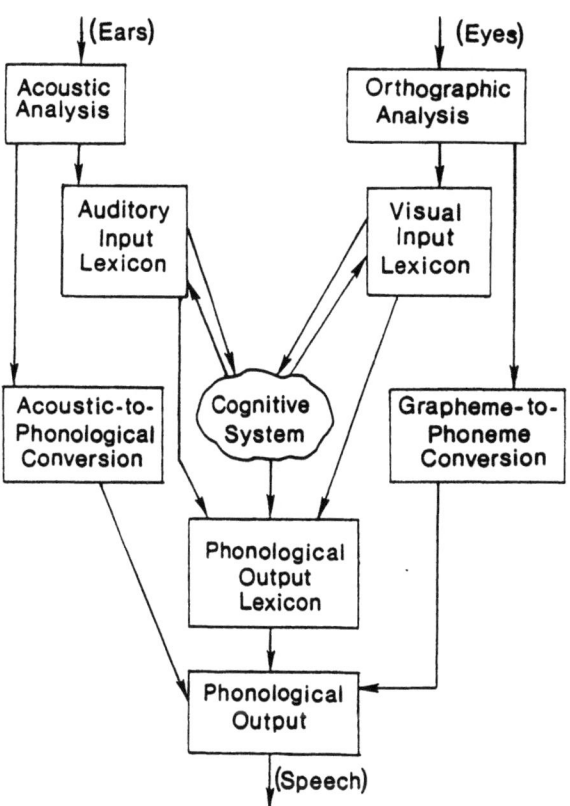

Aktivierung der Semantik zu produzieren. Dieser Weg wird selten beim lauten Lesen, jedoch häufig beim Nachsprechen von unbekannten Wörtern, ohne Eintrag im semantischen Lexikon oder für Nichtwörter verwendet.

Auch Huber (1989) unterscheidet im "Modell des schriftsprachlichen Verarbeitens", wie bereits erwähnt, zwischen ganzheitlichem und einzelheitlichem Verarbeiten (Abb. 5). Die ganzheitliche Strategie führt über die visuelle Wortform (VWF) zum Lexikon. Die visuelle Buchstabenform (VBF) und die darauffolgende Graphem-Phonem Konvertierung (GPK) hingegen stellen die einzelheitliche Strategie dar. Huber betont, daß für das erfolgreiche Beherrschen von Schriftsprache sowohl eine einzelheitliche als auch ganzheitliche Route bzw. deren effektive Interaktionen erworben werden müssen.

Da die Schriftsprache nicht von allgemeinen sprachlichen Aktivitäten (Sprachperzeption und -produktion) zu lösen ist, sollte dies in einem funktionellen Modell zur Erfassung schriftsprachlicher Leistungen beachtet werden. Die Modelle von Marshall und Newcombe (1973) sowie Huber (1989) vernachlässigen jedoch diesen Gesichtspunkt. Aus diesem Grund wird im dritten Kapitel das Modell von Ellis und Young (1991) vorgestellt, das die sprachlichen Modalitäten Sprechen, Verstehen, Lesen und Schreiben integriert.

1.2 Alexiesyndrome

Die Klassiker der Aphasieforschung differenzierten zwischen sogenannten primären und sekundären Verarbeitungswegen. Die primären Perzeptions- und Produktionssysteme sind für die Lautsprache relevant. Sie machen sich die Hörbahn und den auditiven Kortex wie auch den motorischen Kortex und die zur Sprechmuskulatur führenden Bahnen zunutze. Die sekundären Perzeptions- und Produktionssysteme gelten für die Schriftsprache und haben ihre peripheren Zugangs- und Ausführungswege in der Sehbahn, im visuellen Kortex, im motorischen Kortex und in den motorischen Bahnen, die zur Arm- und Handmuskulatur führen. Beide Systeme überschneiden sich durch die Integration linguistischen Wissens. Dieses sog. "zentrale Sprachsystem" enthält eine semantische (Lexikon), syntaktische und phonologische Komponente (Whitacker, 1971). Eine umschriebene anatomische Lokalisation dieses Systems ist nicht möglich. Man geht vielmehr von einem komplexen neuronalen Netzwerk aus, das im perisylvischen Assoziationskortex sowie in den darunterliegenden Stammganglien und im zentralen Marklager der sprachdominanten Hemisphäre repräsentiert ist. Bei Aphasien ist dieses zentrale Sprachsystem betroffen.

Abb. 5: Modell des schriftsprachlichen Verarbeitens (Huber, 1989)

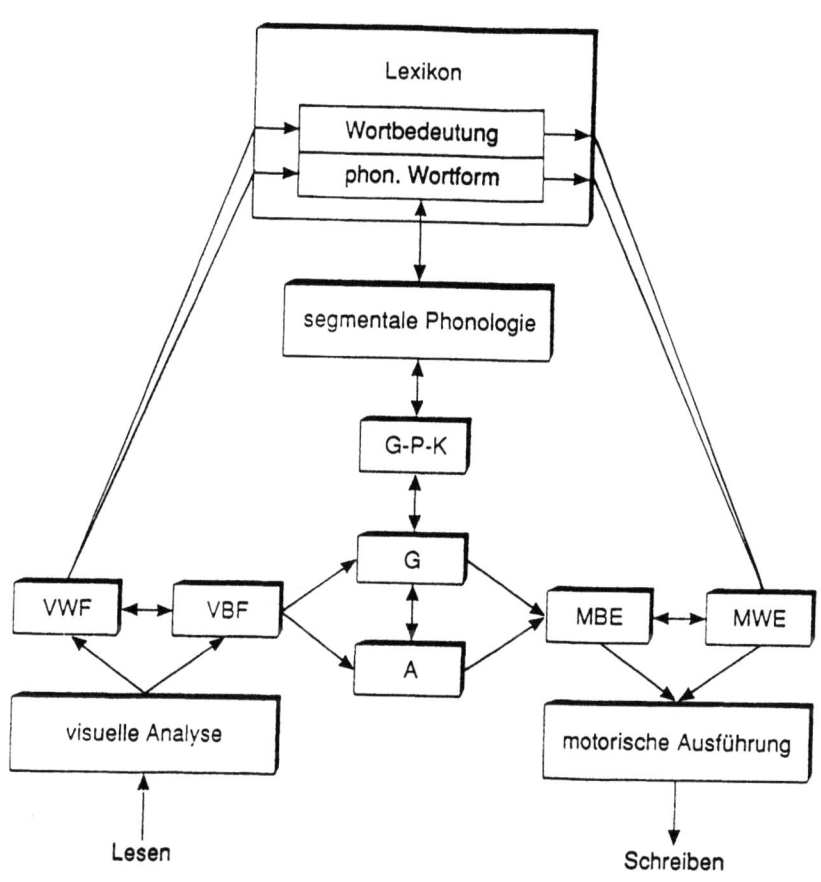

G-P-K = Graphem-Phonem-Korrespondenz
G   = Graphemsystem
A   = Alphabet
VWF   = visuelle Wortform
VBF   = visuelle Buchstabenform
MWE   = motorisches Wortengramm
MBE   = motorisches Buchstabenengramm

Dies bietet eine Erklärung dafür, weshalb beim Sprechen, Schreiben und Lesen dieselben aphasischen Fehlertypen beobachtet werden können. Der Schweregrad der aphasischen Störung kann jedoch beim einzelnen Patienten von einer sprachlichen Modalität zur anderen variieren. An dieser Stelle soll vermerkt werden, daß es nur bei einer modalitätsspezifischen Lese- bzw. Schreibstörung sinnvoll ist, von einer erworbenen Alexie bzw. Agraphie im Sinne einer eigenen klinischen Unterform der aphasischen Schriftsprachstörung zu sprechen.

Die im folgenden vorgestellten Alexiesyndrome können im Rahmen einer Aphasie auftreten und sind häufig mit parallelen Störungsmustern beim Schreiben gekoppelt (s. Kap.2, 2.2). Die modalitätsspezifischen und funktionalen Prozesse machen jedoch eine unabhängige Beschreibung notwendig (Ellis, 1982; Morton, 1980; Michel, 1979).

1.2.1 Historische Übersicht

Die erste Darstellung einer Alexie stammt von Valerius Maximus im Jahre 30 v. Chr. (Benton, 1964). Es wurde ein Mann beschrieben, der nach einem Beilhieb das Gedächtnis für Buchstaben verloren haben soll, ohne jedoch andere Störungen zu haben. Im 19. Jahrhundert wurden Alexien oft auch in Selbstbeschreibungen dargestellt (Lordat, 1843). 1881 prägte Kussmaul den Ausdruck "Wortblindheit". Die erste konkrete Einteilung von Lesestörungen stammt von Déjérine (1892). Er unterschied zwischen Wortblindheit ohne Agraphie und Wortblindheit mit Agraphie. Pick (1931) differenzierte als erster zwischen Störungen der Wortformerfassung und der Wortsinnerfassung. Außerdem beschrieb er die über die Wortebene hinausgehende Satzalexie. Kleist (1934) unternahm eine anatomisch geprägte Einteilung in subkortikale, kortikokommissurale und kortikale Alexie. Goldstein (1948) differenzierte zwischen einer primären und einer sekundären Alexie (im Rahmen einer Aphasie). Hécaen (1965) unterschied folgende Alexietypen nach neurolinguistischen und neuropsychologischen Kriterien:
- alexie pure
- alexie de l'aphasie sensorielle
- alexie-agraphie

Hécaen bezeichnete nur diejenigen Alexien als "reine" Alexien, die nicht mit einer Aphasie einhergehen. Für Alexien, die mit einer Wernicke-Aphasie auftreten, beschrieb er als Leitsymptom die weitgehende Unfähigkeit, Wörter ohne phonematische Paralexien zu produzieren, während Einzelbuchstaben gut gelesen werden. Beim Ale-

xie-Agraphie Syndrom tritt nach Hécaen die gleiche Symptomatik auf, jedoch ist das Auftreten von phonematischen Neologismen möglich. In der Schreibleistung finden sich ähnliche Fehlertypen. Die Alexie »pure« unterteilte Hécaen in drei verschiedene Typen:
- alexie verbale
- alexie litérale
- alexie globale.

Diese drei Alexietypen beobachtete Hécaen bei einer Schädigung des Spleniums des Corpus Callosum. Als Symptomatik der verbalen Alexie beschrieb er die Unfähigkeit, Wörter zu identifizieren. Die Patienten können jedoch die meisten Buchstaben lesen und buchstabieren das zu lesende Wort, bis sie es ganz verstanden haben. Häufig vertauschen sie auch ähnliche Wörter und produzieren phonematische Paralexien und Neologismen. Bei einer literalen Alexie treten hauptsächlich Schwierigkeiten beim Lesen einzelner Buchstaben auf, während bei ganzen Wörtern weniger Fehler vorkommen. Später erweiterte Hécaen (Hécaen & Kremin, 1976) den Syndromkomplex noch durch eine Satzalexie. Die Symptome sollen darin bestehen, daß Buchstaben und Wörter gut gelesen werden, jedoch bei einfachen Sätzen Fehler auftreten. Außerdem können das grammatische Verständnis und das Lesesinnverständnis schwer beeinträchtigt sein.

Diese Klassifikation zeigt, daß zwei sehr unterschiedliche Symptome zu einer Zweiteilung der Alexiesyndrome führen: In der einen Gruppe ist das hervorstechende Merkmal die Unfähigkeit, Buchstaben zu lesen (literale Alexie), in der anderen, Wörter zu lesen (verbale Alexie). Da bei der literalen Alexie die Verarbeitung der Grapheme stark gestört ist, sind semantisch-klassifikatorische Paralexien die charakteristischen Fehler. Bei der verbalen Alexie kommt es auf Grund der gestörten Verarbeitung von ganzen Wörtern zu phonematischen Paralexien.

Hécaen rechnet bei seiner Klassifikation die literale und verbale Alexie nicht zu den aphasischen Alexien. Diese Darstellung steht im Gegensatz zu anderen Arbeiten. Coltheart, Patterson und Marshall (1980), Friedman und Perlman (1982), Patterson, Marshall und Coltheart (1985), de Langen und v. Cramon (1986) und Huber (1989) beschreiben hingegen gleiche oder ähnliche Symptome wie Hécaen, stellten diese aber auch bei Patienten mit kompletten aphasischen Syndromen fest. Die heute in der Literatur verwendeten Alexiesyndrome (und Agraphiesyndrome) sind überwiegend durch anglo-amerikanische Studien dokumentiert und voneinander abgegrenzt worden (Coltheart et al., 1980; Warrington & Shallice, 1980; Patterson et al., 1985). An dieser Stelle soll jedoch vermerkt werden, daß eine eindeutige Syndromklassifizierung in der Praxis sehr schwierig und für die eigentliche Behandlung nicht unbedingt erfor derlich ist (s. Kap.3, 1.2.5). Dringend notwendig ist hingegen eine exakte Beschreibung der auftretenden Symptome, die Rückschlüsse auf die gestörten sprachlichen bzw. schriftsprachlichen Prozesse zulassen. In diesem Zusammenhang erwähnen Marshall und Newcombe (1973): "To have more syndroms of acquired dyslexia than there are patients studied is probably not wise. The alternative, then, is to stop thinking in terms of syndroms " (S. 11). Die im folgenden dargestellten Syndromklassifizierungen sollen daher nur einen Eindruck über die Komplexität der Störungen vermitteln und die Notwendigkeit einer klaren Fehleranalyse als Voraussetzung für eine gezielte therapeutische Intervention betonen.

1.2.2 Oberflächenalexie

Das herausragende Symptom der Oberflächenalexie ist ein lautierendes Lesen, das möglicherweise auf eine Beeinträchtigung der "Ganz-Wort" Verbindung zwischen gedrucktem Wort und Aussprache zurückzuführen ist. Patienten mit dieser Störung behandeln die Mehrzahl der Wörter, die ihnen vorgegeben werden, so, als ob sie völlig neu und unbekannt klingen. Über die Graphem-Phonem Konvertierung wird versucht, eine mögliche Aussprache für das zu lesende Wort zu finden. Diese Strategie wird auch bei aussprechbaren (legalen) Neologismen eingesetzt und gelingt bei regulärer einfacher Lautstruktur meist fehlerfrei. Irregulär ausgesprochene Wörter und Wörter mit zunehmender Länge widerstehen hingegen dieser einzelheitlichen Lesestrategie. Häufig kommt es zu phonematischen Paralexien wie z.B. "sprumpf" statt "Strumpf" oder "butze" statt "Buße", Selbstkorrekturleistungen wie z.B. "pa..ein" statt "Pein" oder zu fragmentarischen und neologistischen Entstellungen wie z.B. "ho..ö" statt "Höhe" oder "firsen" statt "Freude" (Huber, 1989; S. 174). Da jedoch einzelne Buchstaben meistens phonematisch oder alphabetisch benannt werden können, vermutet Huber (1989), daß die Störung in der Auswahl und/oder der Zusammenziehung der einzelnen Phoneme zu einer phonematischen Wortstruktur liegt. Patienten mit diesen Störungen haben meist eine Aphasie. Man sollte jedoch nur dann von einer Oberflächenalexie sprechen, wenn die Störungsmuster modalitätsspezifisch und nicht auf eine generelle Störung der phonologischen Verarbeitung zurückzuführen sind.

In der englischsprachigen Literatur wird vor allem auf die Regularisierungstendenz oberflächenalektischer Patienten hingewiesen. Hierbei werden irreguläre Wörter so ausgesprochen, als ob sie einer konventionellen Aussprache folgen: z.B. "sweet" statt "sweat", "kitty" statt "city", "liston" statt "listen", "beggin" statt "begin" (Ellis & Young, 1991; S. 233). Diese Fehler, die im Deutschen auf Grund wenig irregulär ausgesprochener Wörter seltener vorkommen, sind ein Zeichen für die Bevorzugung der einzelheitlichen Verarbeitung.

Kremin (1982) gibt eine Fehlerübersicht, die aus der Analyse mehrerer Fallbeschreibungen von Patienten mit einer Oberflächenalexie entstand:
- keine semantischen Paralexien
- mehr Schwierigkeiten bei Wörtern als bei sinnlosen Silben - mehr Schwierigkeiten bei Nomina als bei Funktionswörtern
- Einfluß der graphematischen Komplexität und der Wortlänge auf die Leistung
- legale Neologismen können gelesen werden.

Coltheart (1980) vermutet, daß bei einer Oberflächenalexie der Zugang zum semantischen Lexikon erschwert ist. Außerdem ist der Analysevorgang von Buchstabenketten zu Graphemfolgen fehlerhaft, und die Anwendung bestimmter Graphem-Phonem Konvertierungsregeln wird nicht beachtet. Warrington und Shallice (1980) nehmen an, daß entweder der Zugang zum semantischen Lexikon gestört ist oder eine Schädigung des semantischen Systems selbst vorliegt. Möglicherweise existiert auch eine kombinierte Störung von Zugang und System mit einer gleichzeitig leichten Beeinträchtigung der phonologischen Strategie. Die verbleibende Lesefähigkeit nennen die Autoren "phonologisches Lesen" (s. Kap.3, 3.1.1.2).

Heilmann und Rothi (1982) vermuten eine Zerstörung des kortikalen Areals, das für die "visuelle Wortvorstellung" zuständig ist. Die Graphem-Phonem Konvertierung stellt ihrer Meinung nach den Versuch dar, über die phonemische Struktur zum semantischen Feld zu gelangen.

1.2.3 Tiefenalexie

Eine weitere Lesestörung wird von Marshall und Newcombe (1966; 1973) als "deep dyslexia" bezeichnet. Herausragendes Symptom dieser Störung ist das bevorzugte ganzheitliche Verarbeiten und die daraus entstehenden semantischen und/oder visuell-phonologischen Paralexien. Bei Verwendung der ganzheitlichen Lesestrategie wird die Buchstabenfolge eines Wortes als visuelle oder graphematische Einheit erkannt. Ohne segmentale Verarbeitung kann über die Existenz eines Wortes (lexikalisches Entscheiden) geurteilt und die Bedeutung und der Wortklang intern aktiviert werden. Huber (1989) unterscheidet für das ganzheitliche Verarbeiten von Wörtern zwei mögliche Strategien:

Bei der ersten Route wird lexikalisch-phonologisch verarbeitet: Die falsch gelesenen Wörter weisen meist eine visuelle und/oder phonologische Ähnlichkeit zum Zielwort auf, z.B. "Wurst" statt "Wurm" (Huber, 1989; S. 180), "signal" statt "single", "decree" statt "degree" (Ellis & Young, 1988; S. 242). Es wird vermutet, daß die kritischen Merkmale des zu lesenden Wortes viele ähnliche Wörter im visuell-phonologischen Wortspeicher aktivieren, zwischen denen es zu Verwechslungen kommt. Nur selten erfolgt durch Substitutionen von Einzellauten oder Buchstaben eine Produktion von Neologismen. Entscheidend für das korrekte schriftsprachliche Verarbeiten ist der Vertrautheitsgrad der visuellen bzw. graphematischen Wortfolge für den Patienten. Unabhängig von der Wortlänge können niederfrequente Wörter schlechter verarbeitet werden, da hier die ganzheitliche Strategie versagt (Huber, 1989). Die Patienten versuchen meist erfolglos diese Wörter einzelheitlich zu lesen. Pseudowörter werden häufig als real existierende Wörter gelesen, z. B. "comb" statt "cobe", "spoon" statt "ploon", wohingegen bei neologistischen Wörtern oft kein Leseversuch unternommen wird (Ellis & Young, 1991; S. 239). Beauvois und Derouesné (1979) berichteten über einen französischen Patienten, der tatsächlich vorkommende bekannte Wörter weit besser lesen konnte als erfundene Nicht-Wörter. So produzierte er in einem Test 40 Wörter zwischen vier und neun Buchstaben fehlerfrei. Hingegen konnte er Nicht-Wörter mit vier oder fünf Buchstaben nicht lesen. Auffällig war, daß durch die lexikalisch-phonologische Verarbeitung die Bedeutung der Wörter häufig nicht verstanden wurde, deshalb war eine generelle Überprüfung des semantischen Systems notwendig. Schwartz, Marin und Saffran (1979) stellten bei einer Untersuchung an englischsprachigen Patienten fest, daß sie orthographisch reguläre und irreguläre Wörter schnell und fehlerfrei lesen konnten, ohne jedoch die Bedeutung zu verstehen, gewissermaßen wie leere "Worthülsen". Heilmann und Rothi (1982) berichteten über eine Sonderform des pathologisch bevorzugten, aber weitgehend intakten lexikalisch-phonologischen Verarbeitens bei transkortikal-sensorischen und transkortikal-gemischten Aphasien. Diese Patienten lesen und schreiben Pseudowörter. Unterschiede in der orthographischen Regularität haben nur geringen Einfluß auf ihre Leistung. Demgegenüber sind das schrifliche Benennen und das Lesesinnverständnis stark gestört. Auch in der Lautsprache ist das lexikalisch-semantische Verarbeiten (auditives Sprachverständnis) schwer beeinträchtigt.

Bei der zweiten von Huber (1989) beschriebenen Route wird primär lexikalisch-semantisch verarbeitet: Die entstehenden Lesefehler sind semantische Paralexien z.B. "Flasche" statt "Krug" oder Annäherungen wie z.B. "Post.. ne.. Bahn" statt "Zug" (Huber, 1989; S. 181). Patienten mit dieser Störung haben auffallend große Schwierigkeiten bei abstrakten, nicht-bildhaften Wörtern. Dies wird in der Literatur als "Konkretheitseffekt" bezeichnet (Shallice, 1988; S. 101). Ebenso kann ein "Wortklasseneffekt" auftreten (Huber, 1989; S. 182): Nomina werden besser gelesen als Verben und Funktionswörter. Nach Paivio (1971) rufen Adjektive weniger starke visuelle Vorstellungen hervor als Nomina, insbesondere abbildbare Nomina. Ein von Morton und Patterson (1980) untersuchter Patient reagierte auf eine Vorlage mit Funktionswörtern mit der Antwort: "Big words - yes! Little words - no!" Selbstkorrekturen oder semantische Annäherungen und Umschreibungen sprechen für eine Aktivierungsstörung der Wortsemantik. Nur wenn die Lesefehler wiederholt unbemerkt bleiben, semantische Paraphasien in der Spontansprache und beim Benennen nicht verbessert werden und Sprachverständnisstörungen auftreten, kann ein Defizit im semantischen System selbst angenommen werden. Marshall und Newcombe (1980) führen das Auftreten von semantischen Paraphasien und die Unfähigkeit Nicht-Wörter und Fremdwörter zu lesen auf eine Störung der Graphem-Phonem Konvertierung zurück. Sie behaupten, daß der Lesevorgang via semantisches System ein Vorgang sein könnte, dem semantische Fehler von Natur aus innewohnen. Diese können aber bei Normalpersonen dadurch verhindert werden, daß die Graphem-Phonem Konvertierung in Funktion eines Fehlerprüfverfahrens eingesetzt wird. DeBleser, Bayer und Luzzatti (1987) untersuchten eine 32jährige Patientin mit Tiefenalexie und Resten einer Broca-Aphasie. Auffällig waren häufig auftretende morphologische Fehler: Flektierte Verbformen wurden als Infinitivform gelesen, Pluralformen von Nomina als Singularformen und Adjektive wurden zu Singularnomina oder Infinitivverben verändert. Offensichtlich wurde die phonologische Wortform primär über die Wortbedeutung aktiviert. Somit konnten Nomina, Verben und Adjektive weitaus besser in ihrer Grundform als in ihrer flektierten Form gelesen werden. Die Autoren vermuten, daß für die Verarbeitung von Flexionsformen und Funktionswörtern eine einzelheitliche Strategie notwendig ist, die jedoch bei einer Tiefenalexie nicht mehr zur Verfügung steht. Eine andere Erklärungsgrundlage bietet die Broca-Aphasie. Obwohl die Spontansprache der Patientin nicht mehr aphasisch entstellt war, könnten die morphologischen Fehler beim Lesen Restsymptome des früher stark vorhandenen Agrammatismus darstellen.

1.2.3.1 Tiefenalexie und die rechte Hemisphäre

In der Literatur existieren zwei wesentliche Denkansätze in bezug auf die Tiefenalexie: Vertreter der einen Richtung versuchen die Tiefenalexie als Leseleistung eines gestörten, zuvor normal funktionierenden Systems zu erklären (Morton & Patterson, 1980; Marshall & Newcombe, 1980; Warrington & Shallice, 1980).

Die alternative Denkschule, exemplarisch vertreten durch Coltheart (1980; 1983), Saffran, Bogyo, Schwartz und Marin (1980) sowie Zaidel und Peters (1981), richtet ihren Interpretationsansatz auf die rechte Hemisphäre und deren begrenzte Lesefähigkeit. Bei Aphasien nach Schlaganfall ist die pathologische Bevorzugung des ganzheitlich schriftsprachlichen Verarbeiten immer begrenzt und fehlerhaft. Es können ausgedehnte perisylvische Läsionen vorliegen, die alle sprachrelevanten Gebiete der linken Hemisphäre betreffen. Neben den Störungen im Lesen und Schreiben zeigen sich meist parallele Störungen in der Lautsprache. Dies führte zu der Annahme, daß die residualen ganzheitlichen Leistungen in der Schriftsprache durch Funktionen der rechten Hemisphäre zustande kommen könnten. Coltheart (1980; 1983) versucht diese Annahme folgendermaßen zu belegen: Er vergleicht zum einen die Lesefähigkeit von Patienten mit Tiefenalexie mit den Kapazitäten, die man der rechten Hemisphäre von "split-brain" Patienten zuschreibt. Zum anderen stellt er die Lesefähigkeit von Patienten mit Tiefenalexie den residualen Fähigkeiten von linksseitig hemisphärektomierten Patienten gegenüber. Außerdem zieht er die Leistungen der normal funktionierenden rechten Hemisphäre zum Vergleich heran. Die Ergebnisse unterstützen die "Hypothese der rechten Hemisphäre": Patienten mit Tiefenalexie sind meist unfähig, Nicht-Wörter zu lesen, ebenso verhält es sich, nach Stimulierung der rechten Hemisphäre, sowohl bei "split-brain" Patienten als auch bei gesunden Versuchspersonen (Zaidel & Peters, 1981; Young, Ellis & Bion, 1984). Ebenfalls waren bei allen Versuchsgruppen konkrete Wörter gegenüber abstrakten Wörtern im Vorteil, wenn sie nur der rechten Hemisphäre dargeboten wurden (Bradshaw & Gates, 1978; Day, 1977; Ellis & Shepherd, 1974; Hines, 1976, 1977; Young & Ellis, 1985). Zwei "split-brain" Patienten, die Zaidel (1982) untersuchte, machten semantische Fehler, als sie Bilder auswählten und zu gedruckten Wörtern in Beziehung setzen sollten. Landis, Regard, Graves und Goodglass (1983) vermuten in diesem Zusammenhang, daß ein inhibitorischer Einfluß der linken Hemisphäre das Sprachsystem der rechten Hemisphäre normalerweise hemmt. Dies würde eine Erklärung für den möglichen Einsatz des "sekundären" Systems nach einer linksseitigen Läsion bieten.

Marshall und Patterson (1983) und Patterson und Besner (1984) erkennen trotzdem schwerwiegende Probleme für die "Hypothese der rechten Hemisphäre": Zwei Patienten mit Tiefenalexie, untersucht von Patterson und Besner, waren in ihren Leseleistungen allen Fähigkeiten der rechten Hemisphäre von "split-brain" Patienten substantiell überlegen. Außerdem wurde darüber diskutiert, ob die wenigen, intensiv untersuchten "split-brain" Patienten, was das Ausmaß der Sprachfähigkeit ihrer rechten Hemisphäre angeht, Ausnahmen darstellen könnten. Gazzaniga (1983) beispielsweise behaupte, daß nur 5 von 44 "split-brain" Patienten, die bislang untersucht wurden, überhaupt genuine Sprachfähigkeiten in der rechten Hemisphäre aufwiesen. Darüber hinaus ist in mehreren Studien, in denen Unterschiede zwischen den beiden Hemisphären bei gesunden Versuchspersonen bei der Identifikation von konkreten und abstrakten Wörtern untersucht wurden, nur gelungen, die Überlegenheit der linken Hemisphäre für abstrakte Wörter nachzuweisen (Lambert, 1982; Patterson & Besner, 1984; Young, 1987).

Die Vielzahl der Argumente für und gegen die "Hypothese der rechten Hemisphäre" macht deutlich, daß die Debatte darüber, wie die Tiefenalexie interpretiert werden soll, noch lange nicht abgeschlossen ist.

1.2.4 Wortformalexie

Die Wortformalexie wird auch als "reine Alexie" (Poeck, 1989, S. 269; Huber, 1989, S. 168) oder im englischsprachigen Raum als "pure alexia", "agnosic alexia", "spelling dyslexia" oder "word-form dyslexia" (Shallice, 1988, S. 73) bezeichnet. Leitsymptom ist das "buchstabierende Lesen" (Benson & Geschwind, 1969; Hécaen & Kremin, 1976; Warrington & Shallice, 1980; Kremin, 1982). Alle in der Literatur beschriebenen Fälle erscheinen entweder ohne Aphasie oder weisen nur leichte bzw. restaphasische Störungen auf. Es besteht außerdem eine häufige Assoziation mit zerebralen Sehstörungen (vgl. Kap.2, 1.3).

Patienten, die zu einem buchstabierenden Lesen neigen, beherrschen die Strategien der Segmentierung und der Phonemsynthese gut. Das Leseinnverständnis ist auf Textebene schwer beeinträchtigt, und die Wortlänge korreliert mit der Fehlerhäufigkeit. Störungen der Graphem-Phonem Konvertierung können bei "formähnlichen" (t - f), "enantiomorphen" (w - m) und "schwach markierten Buchstaben" (i, l...) auftreten (de Langen, 1988; S. 290).

Patterson und Kay (1982) lieferten eine detaillierte Analyse über das Leseverhalten von vier Patienten mit einer Wortformalexie. Wenn diesen Patienten ein Wort dargeboten wurde, schienen sie es nur lesen zu können, nachdem sie jeden Buchstaben entweder laut oder subvokal benannt hatten. Stand den Patienten genügend Zeit zur Verfügung, so konnten sie jedes Wort lesen (max. 7,6 sec. für Wörter mit drei Buchstaben, max. 19,5 sec. für Wörter mit neun oder zehn Buchstaben). Unter Zeitdruck wurden jedoch vor allem bei längeren Wörtern zahlreiche Paralexien produziert. Die Autoren nehmen an, daß buchstabierenden Lesern das "Wortformsystem" nicht mehr in seiner normalen Funktion zur Verfügung steht. Ein geübter Leser erhält aus dem "Wortformsystem" über mehrere Buchstabenpositionen hinweg parallel Informationen. Bei einem buchstabierenden Leser erfolgt die Informationsvermittlung nur noch in serieller Weise. Dies macht den Lesevorgang sehr zeitintensiv.

Warrington und Shallice (1980) vermuten, daß Patienten mit einer Wortformalexie deshalb eine buchstabierende Lesestrategie verwenden, da eine Verarbeitung über das visuelle "Wortformsystem" nicht mehr möglich ist. Das buchstabierende Lesen stellt somit eine Kompensationsstrategie dar, die sich eines "Buchstabiersystems" (spelling system) bedient, das sonst nur für das Schreiben notwendig ist. Normalerweise ist es Aufgabe des "Buchstabiersystems", Buchstabensequenzen als Output (Schreiben) zu produzieren. Die Autoren nehmen jedoch an, daß das "Buchstabiersystem" auch in umgekehrter Richtung (spelling system »in reverse«) arbeiten und somit Buchstabensequenzen als Input (Lesen) akzeptieren kann. Ist nun eine Buchstabenfolge lokalisiert, so kann ein Eingang in das phonologische Output-Lexikon, also eine Wortproduktion erfolgen. Dieser Hypothese entsprechend, müßten "buchstabierende Leser" beim Lesen und beim Schreiben denselben Fehlertyp aufweisen. Dies konnten Shallice und McCarthy (1985) in Untersuchungen nachweisen.

Rapcsak, Rubens und Laguna (1990) beschrieben einen Patienten mit Wortformalexie, der Korrespondenzfehler ("memba" statt "member", "cwen" statt "queen") beim Schreiben machte. Jedoch fanden sich beim Lesen hauptsächlich visuelle Fehler (z.B. "canal" statt "candle", "aisle" statt "assail"). Um der Hypothese von Warrington und Shallice gerecht zu werden, müßte der Patient jedoch auch Korrespondenzfehler beim Lesen machen. Rapcsak et al. (1990) sehen daher in der Theorie von Patterson und Kay (1982) eine bessere Erklärung.

Hanley und Kay (1991) konnten in ihren Untersuchungen ebenfalls die Theorie der seriellen Verarbeitung im Wortformsystem bestätigen. In einer Fallstudie berichteten sie über einen 32jährigen Patienten, der nach einer linksseitigen Thalamusblutung eine rechtseitige homonyme Hemianopsie, eine Hemiparese rechts und eine nicht näher klassifizierte Aphasie aufwies. Nach fünf Jahren lagen keine handmotorischen und visuellen Probleme mehr vor, und die Spontansprache war bis auf sehr leichte Wortfindungsstörungen unauffällig. Untersuchungen bestätigten, daß weder eine Amnesie, ein Defizit im Kurzzeit-Gedächtnis, noch eine Sprachstörung vorlag. Auffällig war jedoch sein buchstabierendes Lesen. Der Patient berichtete selbst, daß das Lesen seit seiner Krankheit sehr schwierig und anstrengend für ihn geworden sei und daß es ihm kein Vergnügen mehr bereite. Eine Untersuchung bestätigte, daß für das Lesen von Wörter mit drei bis vier Buchstaben 6.3 sec. und für Wörter mit sieben bis acht Buchstaben 25.9 sec. benötigt wurden. Außerdem traten häufig visuelle Paralexien auf ("water" statt "watch", "visitor" statt "victor"). Diese Fehler traten selbst dann auf, wenn die Buchstaben korrekt identifiziert wurden. In einer weiteren Untersuchung wurde das Schreiben nach Diktat überprüft. Hier zeigte der Patient, wie in der Untersuchung von Rapcsak et al. (1990), Korrespondenzfehler ("serkel" statt "circle", "piupel" statt "pupil"). In zwei weiteren Aufgaben mußte der Patient zum einen verbal präsentierte Buchstaben zu Wörtern, die er zuvor schon laut gelesen hatte, zusammenfassen ("recognition of orally-spelled words"). Zum anderen wurde von ihm verlangt, auditiv repräsentierte Wörter, die er zuvor schon im Diktat geschrieben hatte, laut zu buchstabieren. Die Ergebnisse zeigten, daß beim Schreiben und Buchstabieren Korrespondenzfehler auftraten, hingegen beim Lesen und Zusammenfassen von Buchstaben zu Wörtern visuelle Fehler produziert wurden. Hanley und Kay (1991) argumentierten folglich, daß buchstabierendes Lesen und Zusammensetzen von Buchstaben nach Diktat den seriellen Kanal des Wortformsystems involvieren und nicht das für das Schreiben und Buchstabieren auditiv dargebotener Wörter notwendige Buchstabiersystem.

Geschwind und Kaplan (1962) beschrieben Patienten mit "reiner Alexie", die unfähig waren, Buchstaben, Wörter und Sätze zu lesen, jedoch manchmal in der Lage waren, das semantische Feld zu erfassen. Sie gaben Antworten wie z.B.: "Zar" statt "Rußland" oder "armer Kerl, wurde ermordet" statt "Kennedy" (Poeck, 1989; S. 269). Das Schreiben war nicht gestört, obwohl sie nicht lesen konnten, was sie geschrieben hatten. Hingegen war das Abschreiben beeinträchtigt, es sei denn, die Patienten übertrugen "sklavisch" Buchstabe für Buchstabe. Das Buchstabieren von vorgesprochenen Wörtern und das Zusammensetzen von auditiv dargebotenen Buchstaben zu Wörtern war möglich. Ebenso waren diese Patienten in der Lage, "somästhetisch zu lesen", d.h. Buchstaben, deren Bezeichnung sie bei visueller Darbietung nicht angeben konnten, konnten sie richtig "benennen", wenn sie ihnen auf die Haut geschrieben wurden. Die Leseleistung konnte auch verbessert werden, indem die Patienten den zu identifizierenden Buchstaben mit dem Finger bei geschlossenen Augen nachfuhren (finger spelling). Offensichtlich halfen andere Zugriffsmöglichkeiten auf das graphematische Wissen, da der visuelle Zugriff herausragend gestört war. Das graphematische Wissen selbst war jedoch ungestört, wie die gut erhaltenen Schreibleistungen zeigten. Ebenso können Patienten mit dieser Störung gleiche Buchstaben bei unterschiedlicher Stärke und Größe, wie auch bei Rotation nahezu fehlerfrei, wenn auch verlangsamt, zuordnen. Das Zuordnen von gleichen Buchstaben bei unterschiedlichem Buchstaben- oder Schrifttyp bereitet jedoch große Schwierigkeiten. Möglicherweise können diese Patienten Buchstaben nicht als Grapheme und Wörter nicht graphematisch analysieren (Huber, 1989). Zahlen werden häufig korrekt gelesen. Untersuchungen zum Notenlesen erbrachten jedoch keine übereinstimmenden Ergebnisse, da diese Fertigkeit stark bildungsabhängig ist. In vielen Fällen liegt neben einer rechtsseitigen homonymen Hemianopsie auch eine Benennungsstörung für Farben vor, die jedoch nicht als "Farbagnosie" bezeichnet werden kann, da Farben richtig sortiert und zugeordnet werden können. Eine Benennstörung für visuell, nicht aber für taktil dargebotene Objekte kann in verschiedenen Fällen bestehen. Poeck (1984, zitiert nach Poeck, 1989) spricht in diesem Zusammenhang von einer "modalitätsspezifischen Benennungsstörung" (S. 270). Bei dieser sogenannten "reinen Alexie" wird als Ursache eine Leitungsstörung angegeben (Poeck, 1989), da Läsionen nachgewiesen werden konnten, die Informationsleitungen aus dem rechten visuellen Assoziationskortex zu den korrespondierenden Arealen in der linken Hemisphäre unterbrochen hatten. Ist die Intaktheit des Gyrus angularis nicht mehr gegeben, so wird die sprachliche Analyse graphischer Stimuli unmöglich. Buchstaben, Funktionswörter und Farben sind nach Stachowiak und Poeck (1976) deshalb weit stärker als Nomina und Objekte von der Benennungsstörung betroffen, da besonders abbildbare Nomina und natürliche Objekte visuelle Vorstellungen erzeugen (Paivio, 1971). Farbadjektive sind jedoch nur Eigenschaften von Objekten und haben, wie die graphematische Repräsentation von Buchstaben, keine lexikalische Alternative. Geht man nun davon aus, daß die Bahnen vom rechten visuellen Assoziationskortex zur Sprachregion der linken Hemisphäre nicht vollständig, sondern nur schwer geschädigt sind, so ist es wahrscheinlich, daß ein Verarbeiten von "visuellen Signalen", wie abbildbare Nomina und Objekte, besser erhalten sein müßte.

1.3 Zerebrale Sehstörungen

Unter dem Begriff "zerebrale Sehstörungen" versteht man Einbußen und Veränderungen von Sehleistungen nach erworbener Hirnschädigung. Man unterscheidet zwischen Einbußen "einfacher" Sehleistungen wie z.B. Gesichtsfeld, Sehschärfe, Kontrastsehen und Farbsehen und zwischen Einbußen "komplexer" Sehleistungen wie etwa die Gesichter- und Objektwahrnehmung (s. Zihl, 1988).

Eine zerebral bedingte Gesichtsfeldstörung, eine zerebrale Amblyopie, Störungen der visuellen Exploration, eine visuell-räumliche Orietierungsstörung, verminderte Sehschärfe, Störungen der Hell-Dunkeladaptation und visuelle Reizerscheinungen oder visuelle Illusionen können Lesestörungen verursachen. Die auftretenden Lesefehler bei Gesichtsfeldausfällen und zerebralen Amblyopien können eine Abgrenzung zu sprachspezifischen Lesestörungen oft schwierig gestalten, da neben dem Auslassen von Wörtern und Buchstaben auch neue Wörter durch Hinzufügen von Anfangs- und Endsilben gebildet werden.

1.3.1 Lesestörungen infolge homonymer Hemianopsien

Bei einer Schädigung der hinteren Sehnervenkreuzung (postchiasmatische Schädigung) kommt es in den einander entsprechenden Gesichtsfeldbereichen sowohl des linken als auch rechten Auges zu homonymen Gesichtsfeldausfällen. "Homonym" bedeutet, daß sich die Seiten der Ausfälle beider Gesichtsfelder entsprechen. Somit führt eine linksseitige postchiasmatische Läsion zu einem Ausfall im Bereich beider rechter Gesichtsfeldhälften, eine rechtsseitige Läsion zu einem Ausfall im Bereich beider linker Gesichtsfeldhälften (Zihl, 1988). Ist der Gesichtsfeldausfall "total", so ist im betroffenen Gesichtsfeldbereich keine Sehleistung mehr möglich. In diesen Fällen spricht man von einer "homonymen Hemianopsie" bzw. einer "homonymen oberen" oder "unteren Quadrantenanopsie". Die Größe des verbliebenen Restgesichtsfeldes gibt Aufschluß über den Schweregrad der Behinderung. Kleinere Gesichtsfeldverluste innerhalb eines Halbfeldes werden als Skotome bezeichnet. Bei parazentralen oder parafovealen Skotomen ist meist der makuläre Bereich des Gesichtsfeldes betroffen, die Fovea hingegen ist frei (Zihl, 1986).

Eine hemianopische Lesestörung tritt auf, wenn das verbliebene perifoveale Restgesichtsfeld nicht mehr als 4 Sehwinkelgrad beträgt. Die Folge davon ist, daß Wortteile bzw. Zeilen nicht mehr im Überblick erfaßt werden können. Patienten mit einer linksseitigen Hemianopsie lesen weitgehend flüssig. Sie lassen jedoch Anfangssilben und Wörter am Zeilenanfang aus, da sie Schwierigkeiten haben, beim Übergang von einer Zeile zur nächsten den Zeilenanfang zu finden. Bei einer rechtsseitigen Hemianopsie hingegen ist ein kontinuierliches Lesen aufgrund des Überblickverlusts auf der rechten Seite unmöglich (Zihl, 1986).

1.3.2 Lesestörungen infolge zerebraler Amblyopien

Neben der homonymen Hemianopsie wird in der Literatur eine weitere Gesichtsfeldstörung beschrieben (Mauthner, 1881; Poppelreuter, 1917; Bender & Battersby, 1978; Zihl, 1986; Zihl, 1988), die durch eine Beeinträchtigung der Form- und Farbwahrnehmung bei jedoch erhaltener, wenn auch verminderter Lichtempfindlichkeit in den homonymen Gesichtsfeldbereichen gekennzeichnet ist (Zihl, 1986). Ein Verlust der Formwahrnehmung, bei dem das verbliebene perifoveale Restgesichtsfeld nicht mehr als 2 bis 3 Sehwinkelgrad aufweist, kann zu derselben gravierenden Lesestörung führen, wie sie bei hemianopischen Patienten beobachtet wird (Zihl, 1988). Häufig fühlen sich Patienten mit einer zerebralen Amblyopie subjektiv sogar stärker beeinträchtigt, da sie auf der betroffenen Seite noch schemenhaft Reize wahrnehmen (Zihl, 1986; Zihl, 1988).

1.3.3 Lesestörungen infolge einer Beeinträchtigung der visuellen Exploration

Unter visueller Exploration versteht man das Suchen und Erkennen von visuellen Reizen. Die Ansteuerung solcher Ziele erfogt durch systematische Augenbewegungen, die in der Horizontale max. 40° betragen können; soll das Suchfeld noch vergrößert werden, müssen Kopfbewegungen eingesetzt werden (Prosiegel, 1991).

Störungen der visuellen Exploration treten bei Gesichtsfeldeinbußen (vgl. 1.3.1 und 1.3.2) und bei einem visuellen Neglect auf (Zihl, 1986). Unter einem visuellen Neglect versteht man eine halbseitige visuelle Vernachlässigung von optischen Reizen vermutlich aufgrund eines Verlusts der internen Repräsentation einer Raumhälfte (Zihl, 1986). Die Folge davon ist ein Verlust des Überblicks und eine gestörte visuelle Exploration. Im Gegensatz zu Patienten mit Gesichtsfeldeinbußen besteht bei Neglectpatienten die visuelle Außenwelt nur noch aus einem Halbfeld. Die "Welt" des anderen Gesichtsfeldes scheint im Bewußtsein des Patienten nicht mehr zu existieren (s. Zihl, 1986). Auswirkungen eines visuellen Neglects auf das Lesen zeigen sich darin, daß der Patient entweder nur bis zur Textmitte liest (linkshirnige Läsion) oder in der Mitte des Textes beginnt (rechtshirnige Läsion). Der linksseitige Neglect ist am häufigsten. Die Art der auftretenden Lesefehler sind mit hemianopen Lesefehlern zu vergleichen. Außerdem wird beim Kopieren von Texten oder Objekten, die jeweils durch die Vernachlässigung betroffene Hälfte der Vorlage nicht berücksichtigt. Die Kombination mit einer homonymen Hemianopsie kann die Symptome noch verstärken (Zihl, 1986).

Patienten mit einer homonymen Hemianopsie oder Amblyopie setzen spontan nur unzureichende Augen- und Kopfbewegungen im betroffenen Halbfeld ein (Zihl, 1988). Durch das verkleinerte visuelle Suchfeld (Augenbewegungen von max. 8 bis 15°) kann die Gesichtsfeldeinbuße nicht ausreichend kompensiert werden. Dies wirkt sich vor allem nachteilig auf das Lesen auf Textebene aus. Im Gegensatz zu Patienten mit visuellem Neglect können Hemianopiker nach Aufforderung bzw. mit Unterstützung von Hinweisreizen das betroffene Halbfeld jedoch ausreichend explorieren (Zihl, 1986; Zihl, 1988).

1.3.4 Lesestörungen infolge visuell-räumlicher Orientierungsstörungen

Visuell-räumliche Orientierungsstörungen treten meist zusammen mit Gesichtsfeldstörungen auf. Es dürfte sich jedoch um eine eigenständige Störung handeln, da kein systematischer Zusammenhang zwischen dem Schweregrad der Gesichtsfeldstörung und der Existenz bzw. dem Ausmaß der visuell-räumlichen Orientierungsstörung besteht (Zihl, 1990).

Patienten mit einer visuell-räumlichen Orientierungsstörung haben Schwierigkeiten, beim Lesen die Zeile zu halten, finden Absätze in längeren Texten nicht und sind sich oft nicht sicher, ob sie eine Zeile bereits gelesen haben. Häufig stellen sie fest, daß der Text "keinen Sinn mehr ergibt" (Zihl, 1990). Vermutlich lassen sich die Leseprobleme auf zwei wesentliche Defizite zurückführen: Zum einen macht der Verlust des zeitlichen und räumlichen "Kontinuums" (Zihl, 1990) die Steuerung der Lesebewegungen unmöglich und beeinträchtigt so das Lesesinnverständnis erheblich. Zum anderen ist die Fähigkeit zur Anpassung der Lesestrategie an die räumlichen Gegebenheiten eines Textes gestört.

1.3.5 Lesestörungen infolge einer Beeinträchtigung der Sehschärfe

Bei einer postchiasmatischen Schädigung kann es zu einer Verminderung der Sehschärfe kommen (Zihl, 1988). Häufig klagen diese Patienten über Schwierigkeiten beim Lesen, da die Buchstaben "unscharf erscheinen" oder "verschwimmen". Der Grund kann eine Störung der räumlichen Kontrastauflösung sein. Eine Erklärung für das Verschwommensehen kann auch in der "zeitlichen Instabilität des Sehens" (Zihl, 1988) bzw. in einer gesteigerten optischen Ermüdbarkeit gefunden werden. Hierbei erscheinen die Konturen von Zeichen oder Gegenständen nur für kurze Zeit (sec./min.) scharf und klar bevor sie verschwimmen. Die Sehschärfe kann auch auf Grund einer instabilen Fixation gestört sein. Bei diesen Patienten kann der Ort des zentralen Sehens, die Fovea, nicht ausreichend genau auf den Reiz gerichtet werden, und dieser erscheint daher verschwommen (Zihl, 1988).

1.3.6 Lesestörungen infolge einer Beeinträchtigung der Hell - Dunkeladaptation

Bei einer Störung der Helladaptation klagen Patienten schon bei normaler Umgebungsbeleuchtung über ein gesteigertes Blendungsgefühl. Demgegenüber wird bei einer Dunkeladaptationsstörung mehr Licht benötigt, um vor allem Schrift ausreichend deutlich zu sehen (Zihl, 1988). Besonders beeinträchtigt sind Patienten mit einer kombinierten Störung, da die auf Grund der Helladaptationsstörung gewählte Beleuchtungsstärke für das Lesen immer zu schwach ist und das ganzheitliche Erfassen von Wörtern somit erschwert wird.

1.3.7 Lesestörungen infolge von visuellen Reizerscheinungen und visuellen Illusionen

Unter einfachen visuellen Reizerscheinungen versteht man das Auftreten von Lichtblitzen, Linien oder einfachen Figuren. Bei komplexen visuellen Reizerscheinungen werden Muster, Gegenstände, Tiere, Menschen und auch ganze Szenen gesehen. Diese Seheindrücke entstehen spontan, ohne auslösenden äußeren Reiz und treten meist im Bereich eines ausgefallenen Gesichtsfeldes auf. Im Gegensatz zu Patienten mit optischen Halluzinationen, infolge einer psychiatrischen Erkrankung, haben Patienten mit visuellen Reizerscheinungen Einsicht in deren irreale Natur (Zihl, 1986). Lesestörungen können durch Überlagerung eines Textes durch diese optischen Eindrücke hervorgerufen werden (Zihl, 1986). Als visuelle Illusionen werden Veränderungen der zeitlichen und räumlichen Merkmale eines Objektes bezeichnet. Auch hier besitzt der Patient volle Einsicht (Zihl, 1986).

Auch einen störenden Einfluß auf das Lesen hat z.B. die Palinopsie oder visuelle Perseveration, bei der ein gesehenes Objekt nach dem Blickwechsel oder nach Wegnahme, im Sinne eines "visuellen Nachbildes" (Zihl, 1986) weiter wahrgenommen wird, oder die Polyopie, bei der Objekte mehrfach gesehen werden (Zihl, 1986).

2 Schreibstörungen

Im folgenden werden Störungen der erworbenen Schreibleistung dargestellt, die häufig in Kombination mit einer Aphasie auftreten und von parallelen Störungsmustern beim Lesen begleitet werden können (vgl. Kap. 2, 1.2). Störungen des Schriftbildes aufgrund graphomotorischer Beeinträchtigungen werden im Rahmen dieser Arbeit nur peripher berücksichtigt.

2.1 Strategien beim kognitiven Schreibprozeß

Untersuchungen zu agraphischen Störungen nach erworbener Hirnschädigung (Ellis, 1982; Margolin, 1984; Roeltgen, 1985; Huber, 1989; Ellis & Young 1991) und Untersuchungen zum Schreiberwerbsprozeß (Scheerer-Neumann, 1983; 1985) führen zu der Annahme, daß man auch beim Schreibprozeß zwischen einer einzelheitlichen und einer ganzheitlich Verarbeitungsstrategie unterscheiden kann (vgl. Kap. 2, 1.1.1; 1.1.2). Das erfolgreiche Beherrschen des Schreibprozesses verlangt jedoch eine effektive Interaktion beider Routen.

Die einzelheitliche Verarbeitungsroute fordert eine auditive bzw. phonologische Analyse der Lautform, Kenntnisse der Phonem-Graphem Korresponzregeln und die Fähigkeit zur Aktivierung motorischer Buchstaben- bzw. Wortengramme (Ellis & Young, 1989; de Langen & v. Cramon, 1986; Huber, 1989).

Bei der ganzheitlichen Strategie aktiviert die lexikalische Repräsentation eines Wortes, unter Verwendung von orthographischem Wissen, ein automatisiertes Bewegungsmuster für die Handmotorik. Der Gebrauch von wortspezifischer, orthographischer Information setzt voraus, daß dieses Wissen in ausreichender Form abgespeichert und selektiv abrufbar ist. Außerdem muß es während des Schreibvorganges differenziert und stabil zur Verfügung stehen (de Langen & v. Cramon, 1986).

2.2 Agraphiesyndrome

Die Syndrombezeichnungen für erworbene Schreibstörungen orientieren sich an der Terminologie der Alexiesyndrome. In den anglo-amerikanischen Studien finden sich Bezeichnungen wie "deep agraphia" (Bub & Kertez, 1982; Hatfield, 1983; Roeltgen, 1985) und "surface agraphia" (Kremin, 1980; Beauvois & Dérouesné, 1981; Hatfield & Patterson, 1983). Die Bezeichnung "deep" und "surface" sind von der linguistischen Differenzierung zwischen einer Tiefen- und einer Oberflächenstruktur der Sprache abgeleitet (vgl. Kap. 2, 1.2.2; 1.2.3).

2.2.1 Oberflächenagraphie

Bei einer Oberflächenagraphie können lexikalische Wortinformationen nicht mehr mit den entsprechenden graphemischen Einheiten gekoppelt werden. Die Folge davon ist, daß Wörter beim Schreiben nicht mehr ganzheitlich, sondern ausschließlich einzelheitlich- graphematisch, gewissermaßen an der "Oberfläche", verarbeitet werden müssen (Huber, 1989). Hierbei können spezifische orthographische Regelfehler und Vereinfachungen deutlich werden, die auf die fehlende lexikalische Kontrolle verweisen. De Langen und v. Cramon (1986) bezeichnen dies als "orthographische Agraphie".

DeBleser, Bayer und Luzzati (1987) berichteten von einem Alzheimer-Patienten mit Oberflächenalexie, der ausschließlich nach Phonem-Graphem Korrespondenzregeln ohne orthographische Kontrolle schrieb. Typische Schreibfehler waren z.b. "Sempf" statt "Senf", "Fih" statt "Vieh" oder "Kohr" statt "Chor".

Huber (1989) konnte in einer Untersuchung nachweisen, daß sich eine Oberflächenagraphie in eben beschriebener Ausprägung nach vaskulärer Ursache nicht findet. Bei aphasischen Patienten waren graphematische Paragraphien, wie Graphemauslassungen, -ersetzungen, -hinzufügungen, -vorwegnahme und -vertauschungen häufiger als Regelfehler. Jedoch zeigen Schulanfänger und Legastheniker (s. Kap. 2, 3.1.1) oft Korrespondenzfehler.

Bei Sprachen, die im Verhältnis zum Deutschen eine stärkere irreguläre Orthographie aufweisen, scheint eine Oberflächenagraphie mit Regelfehlern ausgeprägter aufzutreten. Beauvois und Dérouesné (1981) beschrieben einen französischen Patienten, der für jedes Wort eine phonologisch plausible Buchstabenfolge entwickelte. Da jedoch das Französische nur wenig Wörter beinhaltet, deren Buchstabenfolgen direkt von ihrer Aussprache abgeleitet werden können, traten viele Korrespondenzfehler auf. So schrieb der Patient z.B. "abile" statt "habile", "ramo" statt "rameau" oder "copot" statt "copeau".

Hatfield und Patterson (1983) berichteten von einem Patienten, der nach einem Schlaganfall nur noch einzelheitlich graphematisch schreiben konnte. Reguläre Wörter oder auch Nicht-Wörter gelangen meist fehlerfrei, bei irregulären Wörtern zeigten sich jedoch viele Korrespondenzfehler, wie z.B. "flud" statt "flood", "laf" statt "laugh", "anser" statt "answer" oder "neffue" statt "nephew". Handelte es sich bei dem zu schreibenden Wort um ein Homophon, so produzierte der Patient häufig das falsche Wort des homophonen Paares, wenngleich aus dem Kontext die Bedeutung klar abzuleiten war. So schrieb er z.B. "sail" statt "sale", "hail" statt "hale" oder "pain" statt "pane". Hatfield und Patterson weisen jedoch darauf hin, daß einige irreguläre Wörter (z.B. "cough", "sign", "aunt") richtig bzw. mit teilweisen orthographischen Kenntnissen geschrieben wurden (z.B.: "sward" statt "sword", "yhaght" statt "yacht"). Dies zeigt, daß der Abruf aus dem orthographischen Lexikon nicht vollkommen gelöscht war. Goodman und Caramazza (1986), Goodman-Schulman und Caramazza (1987) und Coltheart und Funnell (1987) konnten nachweisen, daß der

Zugriff auf das orthographische Lexikon für gebräuchliche, aber irreguläre Wörter oft erhalten bleibt.

Sasanuma (1985) berichtete von japanischen Patienten mit Oberflächenagraphie, die bei der phonologischen "Kana-Schrift" keine Probleme hatten, jedoch die irreguläre, ideographische "Kanji-Schrift" nur fehlerhaft und mit Wortverwechslungen schreiben konnten.

Kawahata, Nagata und Shishido (1988) konnten nachweisen, daß Läsionen in den hinteren Anteilen der zweiten und dritten Temporalwindung zu möglicherweise pathologisch bevorzugtem einzelheitlichen Verarbeiten führen.

2.2.2 Tiefenagraphie

Dieser Symptomenkomplex umfaßt alle Formen von fehlerhaftem, ganzheitlichem Verarbeiten, bei herausragend gestörter einzelheitlicher graphematischer Strategie. Die Vertrautheit und Konkretheit der Graphemabfolge eines Wortes sind hier meist entscheidend für die schriftsprachliche Verarbeitung. Kurze wie lange niederfrequente Wörter oder Nicht-Wörter können nicht über die ganzheitliche Route produziert werden; ein Versuch sie einzelheitlich zu schreiben, bleibt meistens erfolglos. Bei Pseudowörtern wird häufig ein visuell ähnliches, existierendes Wort wie z.B. "Vase" statt "vabe", "Segel" satt "seger" oder "Erbsen" statt "ersen" geschrieben (Huber, 1989; S. 180).

Für das ganzheitliche Verarbeiten wird, wie beim Lesen (s. Kap. 2, 1.2.3), zwischen einer bevorzugt lexikalisch-semantischen und einer bevorzugt lexikalisch-phonologischen Strategie unterschieden: Bei der ersten Strategie wird immer über die Semantik verarbeitet, d.h. ein Patient, der nach Diktat schreiben soll, versucht die diktierten Wörter zu verstehen. Häufig treten semantische Paragraphien auf, die in bedeutungsmäßiger Ähnlichkeit zum Zielwort stehen.

Newcombe und Marshall (1980) berichten von einem Patienten, der im Diktatschreiben entweder semantische Fehler wie z.B. "moon" statt "star" oder falsch buchstabierte semantische Fehler wie z.B. "nephil" (entspricht "nephew") statt "cousin" oder "canisty" (entspricht "canary") statt "parrot" machte.

Bub und Kertesz (1982) beschreiben sehr ausführlich eine Patientin mit Tiefenagraphie: Die 21jährige Frau hatte eine linkshemisphärischen Apoplex erlitten. Neben einer Broca-Aphasie zeigte sie große Defizite im Schreiben. Wurde die Patientin gebeten nach Diktat zwanzig konkrete und zwanzig abstrakte Nomina etwa der gleichen Länge und Auftretenshäufigkeit zu schreiben, so produzierte sie siebzehn von zwanzig konkreten Nomina korrekt; bei den abstrakten Nomina waren nur neun von zwanzig korrekt. Die Regularität bzw. Irregularität der Wörter schien keinen Einfluß auf ihre Leistung zu haben. Das schlechteste Ergebnis erfolgte beim Schreiben von Funktionswörtern (sechs von zwanzig korrekt). Die meisten Fehler bei den Nomina waren semantische Paraphasien wie z.b. "time" statt "watch", "haven" statt "sun", "desk" statt "chair" oder "chair" statt "table". Funktionswörter wurden entweder ausgelassen ("...I don't know.") oder durch andere Funktionswörter ersetzt wie z.b. "my" statt "our" oder "yours" statt "their". Das Schreiben von Nicht-Wörtern nach Diktat war ebenfalls sehr schlecht. Die Patientin konnte nur fünf von zwanzig Nicht-Wörtern mit vier Buchstaben und keines von siebzehn Nicht-Wörtern mit acht Buchstaben korrekt schreiben.

Bei Patienten, die mit einer lexikalisch-phonologischen Strategie schreiben, steht die Unfähigkeit zur einzelheitlichen graphematischen Verarbeitung im Vordergrund. Im Unterschied zur Tiefenagraphie (und auch -alexie) werden semantische Paragraphien nicht unbedingt mit einbezogen. Leitsymptom sind vielmehr die auftretenden Probleme beim Diktatschreiben von aussprechbaren Neologismen (Huber, 1989).

Shallice (1981) schildert einen Patienten, der in der Lage war über 90% einer Reihe von gebräuchlichen Wörtern, die ihm diktiert wurden, richtig zu schreiben. Abstrakte und weniger häufige Wörter empfand er als schwieriger, schrieb aber trotzdem 80% von ihnen fehlerfrei. Auftretene Fehler waren hauptsächlich morphologischer Art, wie z.b. "navigator" statt "navigation" oder "defection" statt "defect". Die relativ guten Leistungen im Schreiben von tatsächlich existierenden Wörtern standen jedoch im Gegensatz zur extrem schlechten Schreibfähigkeit von Nicht-Wörtern. Ausserdem war der Patient nicht in der Lage, einzelne Laute nach Diktat zu schreiben; das Schreiben von einzelnen Buchstaben nach Diktat war hingegen möglich. Shallice nimmt an, daß eine operationsunfähige Phonem-Graphem Konvertierung als Ursache angesehen werden kann. Bei der lexikalisch-phonologischen Strategie ist semantisches Verarbeiten nicht unbedingt notwendig. Schreiben nach Diktat kann auch ohne den Versuch erfolgen, das Stimuluswort zu verstehen, und ist somit bei einer schweren Wortverständnisstörung möglich.

Ellis und Young (1991) berichten von Patienten mit "Wortbedeutungstaubheit", die vorgesprochene Wörter hören und nachsprechen können, jedoch unfähig sind, diese Wörter zu verstehen. Von Bedeutung ist, daß zumindest einige dieser Patienten in der Lage sind, die Wörter, die sie nicht verstanden haben, korrekt zu schreiben. Ist ihr Lesesinnverständnis intakt, so können sie auch lesen, was sie geschrieben haben, und somit verstehen, was ihnen gesagt wurde. Da diese Patienten keine Korrespondenzfehler zeigten und auch irreguläre Wörter korrekt produzierten, kann eine Verarbeitung über das orthographische Lexikon angenommen werden.

2.2.3 Reine Agraphie

Die "reine" Agraphie ist eine modalitätsspezifische Störung, d.h. das Schreiben ist isoliert betroffen (Vignolo, 1983). Im Akutstadium ist diesen Patienten das spontane Schreiben und das Diktatschreiben unmöglich. Das Kopieren gelingt besser, wobei jeder Buchstabe einzeln abgeschrieben werden muß. Das Zusammensetzen von diktierten Wörtern aus Einzelbuchstaben und Wortteilen ist hingegen möglich, da das intakte Lesen die Auswahl erleichtert (Huber, 1989). Bei Schreibversuchen entstehen einzelne Buchstabenfragmente oder konstruktiv entstellte Buchstaben; häufig ist eine Perseverationstendenz zu sehen.

Bei einer "reinen" Agraphie ist sowohl die Aktivierung der motorischen Buchstabenengramme als auch das Wissen über die konstruktiven Merkmale von Buchstaben betroffen. Die Fähigkeit zur lautlichen Analyse von Wörtern ist jedoch erhalten. Die Patienten können daher vorgesprochene Wörter verbal buchstabieren und auch phonologisch segmentieren. Auch das visuelle Verarbeiten von Buchstaben und Wörtern und das Zuordnen von Buchstaben bei variierten graphematischen Merkmalen ist im Gegensatz zur "reinen" Alexie (Kap. 2, 1.2.4) intakt.

Levine, Mani, Calvanio (1988) und Crary und Heilman (1988) konnten in Einzelfalluntersuchungen zeigen, daß der taktile, der "gedankliche" und auch der kinästhetische Zugriff zur Buchstabenform betroffen sein kann. Das Zusammensetzen von vorgesprochenen Buchstaben aus Streichhölzern und das Beschreiben von visuellen Merkmalen einzelner Buchstaben (senkrechte, waagerechte Striche, Bögen etc.) ist häufig nicht möglich.

Crary und Heilman (1988) bezeichnen die zugrundeliegende Störung bei einer "reinen" Agraphie als modalitätsspezifische Apraxie bei einer generellen Störung räumlich-konstruktiver Leistungen (vgl. Kap. 4, 3.4). Isolierte Schreibstörungen können auch durch eine modalitätsspezifische Antriebsstörung hervorgerufen werden, die neben dem selbständigen Schreiben auch das Kopieren betrifft. Eine weitere Sonderform ist die sogenannte "Agraphie der linken Hand" nach einem vorderen Diskonnektionssyndrom. Solche Patienten können mit der gelähmten rechten Hand korrekt schreiben, mit der linken Hand werden jedoch Paragraphien produziert (Poeck, 1989).

3 Entwicklungsspezifische Schriftsprachstörungen

Im Gegensatz zu den erworbenen Schriftsprachstörungen (Kap.2, 1.2; 2.2), die eine Einbuße der bereits vollständig angeeigneten Lese- und Schreibleistung darstellen, liegt bei entwicklungsspezifischen Schriftsprachstörungen die Problematik im Erlernen des Lesens und Schreibens.

3.1 Legasthenie

Lindner (1951) versteht unter Legasthenie eine spezielle, aus dem Rahmen der übrigen kognitiven Leistungen fallende Schwäche im Erlernen des Lesens und des selbständigen, fehlerfreien Schreibens bei sonst intakter oder im Verhältnis zur Lesefertigkeit relativ guter Intelligenz.

Angermaier (1974 zitiert nach Grissemann, 1986) definiert die Legasthenie als "akzentuiertes Lernversagen im Lesen und Rechtschreiben bei relativ gutem oder erheblich besserem Intelligenz- und übrigem Schulleistungsniveau trotz normaler schulischer Verhältnisse" (S. 96). Diese übliche Diskrepanz-Definition führt dazu, daß das Erscheinungsbild verschiedenartiger Schwierigkeiten beim Schriftspracherwerb unter dem gemeinsamen Begriff "Legasthenie" zusammengefaßt wird: Es finden sich Kinder, die nicht richtig lesen können, und andere, die nur mit der Rechtschreibung Schwierigkeiten haben. Einige Kinder beherrschen die Beziehung zwischen Buchstaben und Lauten nicht. Andere Kinder haben Probleme bei der Synthese unbekannter, und wieder andere mit dem raschen Erkennen bekannter Wörter. Eine vierte Gruppe kann den Sinnzusammenhang der Wörter im Satz nicht nutzen bzw. nicht herstellen (Brügelmann, 1985).

3.1.1 Symptome der Legasthenie

Die Legasthenie ist kein homogenes Syndrom. Eindeutige Symptome bzw. Fehler, die legastheniespezifisch sind, lassen sich deshalb nicht feststellen. Das einzige Kriterium ist die "Quantität der Fehler" (Wirth, 1983). Im folgenden soll daher nur ein Überblick über mögliche Symptome beim Lesen und Schreiben gegeben werden:

1) Synthetische Störungen
Häufig können Schwierigkeiten im Zusammenlesen von Buchstaben (lautierendes Lesen) zu Wörtern auftreten, wobei Buchstaben optisch richtig erkannt werden. Entsprechend kann auch das Zusammenschreiben von Buchstaben problematisch sein.

2) Analytische Störungen
Die Segmentierung eines gehörten "Wort-Klangbildes" in seine phonematischen Bestandteile wie auch die Identifikation der einzelnen Lautpositionen sind oft nicht durchführbar. Ein Haftenbleiben an der holistischen Wortgestalt ist häufig festzustellen.

3) Assoziationsstörungen
Es kann eine Störung der Graphem-Phonem bzw. Phonem-Graphem Konvertierung vorliegen.

4) Raum - Lage - Labilität
Infolge einer Orientierungsunsicherheit in der Raumauffassung kann es zu Horizontalverwechslungen (Reversion) wie z.B. b - d, Vertikalverwechslungen (Inversion) wie z.B. b - q und seitenverkehrtem Schreiben kommen. Das konsequente Einhalten der Leserichtung und auch der Umgang mit semantischen Symbolen (Stenographie, Musiknoten etc.), die sich nur durch Lage oder Anordnung in einem räumlichen Bezugsystem unterscheiden, bereitet häufig Schwierigkeiten.

5) Wahrnehmungsstörungen
Umstellungen der Buchstabenfolge, Buchstabenauslassungen, vor allem bei Konsonantenclustern, schwachmarkierten Vokalen und Endungen und Reihungsschwierigkeiten weisen auf eine Lautdifferenzierungsschwäche hin. Eine Störung bei der Wahrnehmung der zeitlichen Abfolge, sowohl bei visuellen als auch akustischen Stimuli, kann ebenso zu den erwähnten Lese- und Schreibfehlern führen.

6) Speicherschwäche
Aufgrund einer verminderten Merkfähigkeit von Wort- und Silbenbildern kann eine adäquate Verarbeitung visueller und sprachakustischer Stimuli verhindert werden. Verstöße gegen die Orthographie (Regelfehler) können die Folge eines begrenzten "Sichtwortschatzes" sein.

7) Auffälligkeiten in anderen Modalitäten
Häufig zeigen sich Verhaltensauffälligkeiten, wie z.B. ein impulsiver Arbeitsstil, schlechte Konzentrationsfähigkeit oder flüchtige Problemlösestrategien, die mögliche Schwierigkeiten in der Schriftsprache noch verstärken können.

Als Folge einer (nicht behandelten, schweren) Legasthenie kann eine psychosomatische Symptomatik wegen chronischem Schulversagen, Schädigung des Selbstwertgefühls oder einer Stottersymptomatik auftreten (Wirth, 1983).

3.1.2 Ursachen der Legasthenie

Eindeutige Aussagen zur Ätiologie sind heute ebensowenig möglich wie eine exakte Symptombeschreibung. Zur Diskussion stehen bzw. standen u.a. allgemeine Sprachentwicklungsstörungen, Milieuschädigung, Erblichkeit, Lehrschwäche (mangelnde pädagogisch-didaktische Fähigkeiten des Lehrers), Lernstörungen, Dominanzstörungen, Breaking (erzwungene Umstellung der linken auf die rechte Hand) und Trainingsmangel. Vor allem die Milieutheorie, die Lehre von der angeblichen Machbarkeit der Intelligenz sowie neue Theorien der Soziologie lenkten viele Autoren auf umweltbedingte Ursachen: Leselernmethoden, Lehrerausbildungen, Schulverhältnisse, Familienkomponenten, Schichtangehörigkeit etc. wurden erforscht und verantwortlich gemacht. Dies führte Mitte der 70er Jahre sogar zu einer "Anti-Legastheniebewegung" (Grissemann, 1984). Viele Arbeiten zur Ursachenerforschung sind daher heute nicht nur in der Hypothesenbildung, sondern auch in den Schlußfolgerungen sehr vorsichtig angelegt.

Im folgenden werden beispielhaft zwei Untersuchungen der amerikanischen Legasthenieforschung zur Ätiologie dargestellt (Klasen, 1985).

3.1.2.1 Hirnanatomische Forschung

Galaburda (1979, nach Klasen, 1985) war bei seiner Arbeit mit Legasthenikern immer wieder aufgefallen, wie sehr ihre Fehlleistungen den Fehlern von Patienten mit Alexien und/oder Agraphien glichen. Die Teilleistungsschwächen der Legastheniker waren seiner Ansicht nur schwächer ausgeprägt als die der Hirnverletzten. Daher schien ihm eine organische Verursachung sehr wahrscheinlich.

Gemeinsam mit dem Neuropathologen Kemper sezierte Galaburda das Hirn eines 19jährigen (Klasen, 1985), bei dem schon früh eine Legasthenie diagnostiziert worden war. Trotz "normaler" Intelligenz waren seine schriftsprachlichen Leistungen nicht über das Niveau der fünften Klasse hinausgekommen.

Bei der Sezierung fanden sich folgende Abweichungen: Anormale Zellstrukturen in den Windungen des "Sprachzentrums" (z.B. Planum temporale), das Fehlen typischer Zellgliederungen in bestimmten Zellschichten, Zellen in der äußersten Schicht der Großhirnrinde und Inseln von Großhirngewebe in der weißen Hirnsubstanz. Außerdem war die Ausdehnung des "Sprachzentrums" in der dominanten Hemisphäre nicht größer als in der nicht dominanten Hemisphäre.

Galaburda und Kemper vermuteten, daß diese "Abweichungen" in der Embryonalentwicklung entstanden sein könnten. Da weitere Autopsien seinen ersten Befund bestätigten, kam Galaburda zu der Annahme, daß bei Legasthenikern das Wachstum der linken Hemisphäre - entgegen der normalen Entwicklung - früher endet als das der rechten Hemisphäre. Eine Störung in der Zeit der Zellwanderung, die zwischen der 16. und der 24. Embryonalwoche stattfindet, könnte eine mögliche Ursache für die Anomalien in der Zellstruktur darstellen. Da die Zellenanordnungen der rechten Hemisphäre jedoch voll ausgereift waren, könnte dies möglicherweise auch eine Erklärung für die oftmals auftretenden musikalischen, visuellen und technischen Fähigkeiten wie auch für die häufig auftretende Linkshändigkeit bei Legasthenikern bieten. Es ist hier aber zu berücksichtigen, daß Linkshändigkeit nicht automatisch mit einer rechtshemisphärischen Sprachdominanz einhergeht. In einer Untersuchung von Milner (unveröffentlichte Daten, v. Cramon, 1988) zeigte sich, daß bei 122 nicht-Rechtshändern 70% eine linkshirnige, 15% eine rechtshirnige und ebenfalls 15% eine beidhirnige Sprachrepräsentation hatten.

3.1.2.2 Untersuchungen zu genetischen Dispositionen

Geschwind (1978, nach Klasen, 1985) untersuchte 500 Linkshänder und 900 Rechtshänder. Dabei fand er unter den Linkshändern besonders viele mit Lernstörungen bzw. Legasthenie (1,1% der Rechtshänder, 10% der Linkshänder). Auch zeigten 8% der Linkshänder und nur 2,8% der Rechtshänder Störungen im Immunsystem. Unter den Verwandten der Linkshänder waren Immunstörungen und Legasthenie ebenfalls signifikant häufiger als bei Rechtshändern. Geschwind glaubt an eine generelle Verwandtschaft dieser Eigenschaften, die nicht einander hervorrufen, sondern vielmehr Teile derselben genetischen Disposition sind.

Als Ursache für die spätere Linkshändigkeit vermutet Geschwind eine übermäßige Testosteronproduktion, die möglicherweise einen verfrühten Wachstumsstop der linken Hemisphäre bewirken kann.

3.2 Spätlegasthenie

Unter "Spätlegasthenie" versteht man eine schriftsprachliche Teilleistungsstörung bei meist "hohem" Intelligenzniveau, die während der Schulzeit unbehandelt und häufig unentdeckt blieb (Grissemann, 1984). Trotz Schwierigkeiten mit der Orthographie

und mit dem Lesen bzw. Erlesen kann die Schulzeit oft problemlos durchlaufen werden. Ein Hochschulstudium oder eine Berufsausbildung, die korrektes schriftsprachliches Verarbeiten notwendig machen, bringt häufig erst die Leistungsschwäche zutage. Das folgende Beispiel (aus der Praxis der Verfasserin) beschreibt eine Spätlegasthenie bei einem 24jährigen Medizinstudenten:
1) Anamnese
Der Patient wurde als zweites von zwei Kindern geboren. Die Geburt dauerte 12 Stunden. Die Säuglingszeit verlief nach Aussagen der Mutter normal. Mit drei Jahren trat eine Poltersymptomatik auf, die jedoch, unbehandelt, nach ca. vier Jahren wieder verschwandt. Die Grundschule und das Gymnasium wurden ohne größere Probleme absolviert. Der Patient fügte jedoch hinzu, daß sinnerfassendes Lesen, vor allem in der Mittel- und Oberstufe, sehr zeitaufwendig war und heute noch ist. Auf die Frage, wie komplexe Klausurangaben in Fächern wie Wirtschaft/Recht, Geschichte, Englisch, Deutsch etc. unter Zeitdruck schnell erfaßt werden konnten, erklärte der Patient seine Kompensationstechnik: An vielen Schulen wird von den Lehrern verlangt, die Klausurangabe vor der Klasse laut vorzulesen, um mögliche Tippfehler zu berichtigen. Dieser Umstand ermöglichte es dem Patienten, den Inhalt der Texte zu hören, ihn in Stichpunkten festzuhalten und die Klausuren so mit meist mittelmäßigen Ergebnissen zu bestehen. Mit Hilfe dieser Technik war der Patient auch in der Lage, die Schulzeit mit dem Abitur abzuschließen und mit einem Medizinstudium zu beginnen. Erst das Physikum, das die Beantwortung von "multiple choice" Fragen verlangt, ließ den Patienten, trotz intensiver Vorbereitung mit einer Lerngruppe, zweimal scheitern.
2) Visuelle Wahrnehmung[1]
- Gesichtsfeld:
Untersuchung des Gesichtsfeldes ergab eine rechtsseitige homonyme Hemiamblyopie, mit Verlust des Formsehens jenseits von 3 Grad, des Farbsehens jenseits von 15 Grad und eine Reduktion der Helligkeitssensitivität im gesamten rechten Halbfeld.
- Räumliche Kontrastsensitivität:
Die räumliche Kontrastauflösung war gegenüber vergleichbaren Normwerten geringgradig reduziert.
- Lesen:
Das Lesen war vor allem durch das Auslassen von kürzeren Wörtern (z.B. Artikeln) sowie von Endsilben gekennzeichnet, die jedoch häufig mehr oder weniger sinngemäß ergänzt wurden. Das Lesetempo war dabei viel zu schnell. Unter tachistoskopischen Bedingungen zeigte sich als charakteristische Lesestörung ebenfalls ein Auslassen von

---

[1] Befund von Prof. Dr. J. Zihl (Max Planck Inst. f. Psychiatrie, München)

Wortteilen rechts der Fovea. Die Augenbewegungen beim Lesen sind gekennzeichnet durch vermehrte und verlängerte Fixationen beim Lesevorgang von links nach rechts sowie durch zahlreiche Rückstellsakkaden.

- Visuelle Exploration:

Keine Auslassungen, jedoch Schwierigkeiten beim raschen Überblick und bei der räumlichen Organisation der visuellen Suchstrategie.

- Visuell evozierte Potenziale (VEP):

Nach Musterreizung konnte beidseits ein gut ausgeprägtes und reproduzierbares Potential registriert werden. Es ergab sich kein Hinweis auf eine pathologische Seitendifferenz in der Latenz oder Amplitude.

3) Neuropsychologischer Befund[2]

- Aufmerksamkeit:

Untersuchungen zur Informationsverarbeitungsgeschwindigkeit ergaben im Zahlenverbindungstest (ZVT) mit einem Prozentrang von 96, im Aufmerksamkeits-Belastungstest (d2) mit einem Prozentrang von 98,2 und am Determinationsgerät (DTG) mit einem Prozentrang von 75, ein insgesamt überdurchschnittliches Ergebnis.

- Gedächtnis:

Die Überprüfung der Gedächtnisleistungen ergab beim kurz/längerfristigen Behalten sowie bezüglich der Lernleistungen sehr hohe Werte (Untersuchungsmaterial: Reproduktion einer Geschichte, Gesichter/Namen-Paarassoziationslernen, Wort-Paar Assoziationslernen). Bei der Durchführung des Lerngedächtnistests (LGT-3), einem Verfahren unter zeitkritischen Bedingungen, erzielte der Patient sowohl beim figuralen als auch beim verbalen Gedächtnis überdurchschnittliche Ergebnisse.

- Planen:

Gezielte Untersuchungen von für das Planen/Problemlösen relevanten Aspekten (z.B. modifizierter Wisconsin Card Sorting Test, "Turm von Hanoi") erbrachten keine Hinweise auf eine Beeinträchtigung. Nach dem WIP (reduzierter Hamburg-Wechsler Intelligenztest) lag ein IQ von 112 vor.

4) Sprachtherapeutischer Befund

Der Patient wurde mit dem ADST (Allgemeiner Deutscher Sprachtest; Steinert, 1977) untersucht. Der Test ist in die Modalitäten Hören, Lesen, Sprechen und Schreiben unterteilt. Diese Fertigkeiten werden auf sechs verschiedenen Ebenen untersucht:

Ebene I: Textematik (Texte)
Ebene II: Lexematik (Wörter, Begriffe)
Ebene III: Morphematik (Wort - Grammatik)

---

[2] Befund von Dr. C. Michael (Neurol. Krankenhaus München)

Ebene IV: Syntagmatik (Satz - Grammatik)
Ebene V: Phonematik (Laut - Buchstaben)
Ebene VI: Prosodie
Die Ergebnisse wurden am Leistungsstandard der 10. Klasse Gymnasium gemessen. Das Leistungsprofil in den Einzeltests ergab:
- im Bereich Textematik/Lesen (Erfassen eines Textinhaltes nach einmaligem Lesen) 10 Fehlerprozentpunkte über der Fehlerobergrenze,
- im Bereich Phonematik/Sprechen (korrektes Aussprechen von Wörtern mit ähnlichem Klangbild) 30 Fehlerprozentpunkte über der Fehlerobergrenze,
- im Bereich Phonematik/Schreiben (korrektes Schreiben von Wörtern mit ähnlichem Klangbild) 25 Fehlerprozentpunkte über der Fehlerobergrenze,
- im Bereich Prosodie/Hören (Erkennen der Betonung im Klangbild) 35 Fehlerprozentpunkte über der Fehlerobergrenze,
- im Bereich Prosodie/Lesen (Erkennen der Betonung im Schriftbild) 28 Fehlerprozentpunkte über der Fehlerobergrenze,
- im Bereich Prosodie/Sprechen (korrekte Akzentsetzung) 32 Fehlerprozentpunkte über der Fehlerobergrenze,
- im Bereich Prosodie/Schreiben (Setzen von Satzzeichen) 3 Fehlerprozentpunkte über der Fehlerobergrenze.
In allen übrigen Bereichen entsprachen die Fehlerprozentpunkte dem Fehlermittelwert eines Schülers der 10. Klasse Gymnasium.

Diese Ergebnisse zusammen mit den Ergebnissen aus den übrigen Untersuchungen ließen auf eine Legasthenie schließen, die von einer rechtsseitigen Hemiamblyopie begleitet war. Die homonyme rechtsseitige Gesichtsfeldstörung wirkte sich vor allem auf die Modalität Lesen aus, da das gleichzeitige Erfassen von Wortteilen beeinträchtigt war und Buchstaben, Endsilben und Wörter ausgelassen wurden. Ein kompensatorisches einzelheitliches Verarbeiten beim Lesen ist aufgrund einer legastheniespezifischen Analysestörung und einer Störung der Graphem-Phonem Konvertierung nicht möglich. Eine hohe Fehlerzahl in den Untersuchungsbereichen Phonematik und Prosodie für die Modalitäten Sprechen, Hören und Schreiben wies ebenfalls auf eine schwere Legasthenie hin.

3.3 Funktionaler Analphabetismus

Unter diesem Begriff wird der Zustand Schulentlassener verstanden, der durch einen grundlegenden Mangel an verbal-kognitiven Fähigkeiten, nämlich sich durch Lesen und Schreiben in der Umwelt effektiv verhalten zu können, gekennzeichnet ist. Dieses Defizit ist in der Regel mit "emotionalen Blockaden in solchen Leistungsvollzügen" verbunden (Grissemann, 1984; S. 64).

Um den funktionalen Analphabetismus vom Leseunvermögen im Rahmen einer geistigen Behinderung zu unterscheiden, wurde ein intellektueller Grenzbereich (eingedenk der Problematik bezüglich der Aussagekraft von Intelligenzquotienten) ermittelt. Dieser liegt, für das Erlernen des bedeutungserfassenden Lesens, zwischen einem IQ von 55 und einem IQ von 70 (Weinschenk, 1965). Drecoll (1982) unterscheidet drei Fähigkeitskategorien:

1) Ein Drittel der Klientel ist unfähig auf Buchstabenebene zu lesen ("Buchstaben erscheinen als gänzlich unentwirrbare Kringel und Kreise").

2) Ein zweites Drittel kennt das Alphabet trotz einiger Lücken, liest Wörter mühsam und fehlerhaft und häufig ohne Sinnentnahme.

3) Die höchste Leistungsstufe der funktionalen Analphabeten kann mühsam auf Satzebene lesen, jedoch meist nicht schreiben.

Der funktionale Analphabetismus zeigt sich im "Versagen verschiedener sozial kontrollierter Handlungsfelder" (Grissemann, 1984; S. 65):
- Am Arbeitsplatz, beim Lesen von Bedienungsanleitungen, Anschriften, Auftragszetteln sowie beim Schreiben von Lieferscheinen, Arbeitsberichten etc.
- Auf dem Arbeitsmarkt, beim Lesen von Stellenangeboten oder beim Schreiben von Bewerbungsunterlagen und Abschließen von Arbeitsverträgen.
- Im Verkehr, beim Lesen von Verkehrsschildern, bei der Orientierung auf Stadtplänen oder Fahrplänen und beim Lösen der Aufgaben in der theoretischen Fahrprüfung. Diese Aufzählung ließe sich natürlich noch auf das Freizeitleben, die Konsumsphäre etc. ausdehnen.

Der Mangel an ausreichender Lese- und Schreibfähigkeit wirkt sich auf den gesamten sozio-ökonomischen Bereich aus. Das Abhängigwerden von Stellvertretern in der schriftsprachlichen Informationsaufnahme und -vermittlung und die Notwendigkeit, sich um solche Stellvertreter zu bemühen, führt zu Minderwertigkeitsgefühlen und zur Stigmatisierung.

4 Zusammenfassung

Das zweite Kapitel sollte die Variationsbreite möglicher Syndrome, die zu einer Störung der Schriftsprache führen können, aufzeigen. Für eine bessere Darstellung der modalitätsspezifischen Prozesse wurden Lese- und Schreibstörungen getrennt aufgeführt.

Der Bereich Lesestörungen begann mit der Vorstellung zweier Lesestrategien (Analyse und Synthese), die in wahrnehmungspsychologischen und tachistoskopischen Worterkennungsexperimenten nachgewiesen wurden und heute allgemein akzeptiert sind. Nach einer kurzen Darstellung verschiedener Lesemodelle, wurden die in der Literatur üblichen Alexiesyndrome - Oberflächenalexie, Tiefenalexie und Wortformalexie bzw. reine Alexie - vorgestellt und an Hand von Fallbeispielen symptomatisch erklärt. Das Problem der funktionellen Interpretation der verschiedenen Alexiesyndrome wurde am Beispiel der Tiefenalexie und der Hypothese der rechten Hemisphäre deutlich gemacht.

Hierauf erfolgte die Beschreibung verschiedener zerebraler Sehstörungen, die ebenfalls Lesestörungen bedingen können. Gesichtsfeldstörungen wie die Hemianopsie, die Hemiamblyopie oder eine visuelle Vernachlässigung können auf Grund ähnlicher Symptome eine Abgrenzung zur Alexie erschweren. Beeinträchtigungen der Sehschärfe oder der Hell-Dunkeladaptation können hingegen die Symptome einer Alexie noch verstärken.

Der zweite Bereich des Kapitels beschäftigte sich mit Schreibstörungen. Neben der Darstellung der analytischen und synthetischen Strategien beim Schreibprozeß, wurde auf die klassischen Agraphiesyndrome eingegangen, deren Terminologie (Oberflächenagraphie, Tiefenagraphie und reine Agraphie) den Alexiesyndromen entspricht. Auf die Darstellung von Schreibstörungen auf Grund räumlich-konstruktiver Störungen wird erst im vierten Kapitel Bezug genommen.

Den dritten Bereich dieses Kapitels bildeten entwicklungsspezifische Schriftsprachstörungen. Schwerpunkt war hier die Legasthenie. Nach einer Definition wurde ein Überblick über mögliche Symptome der Legasthenie gegeben, die sich häufig nur quantitativ von alektischen oder agraphischen Symptomen unterscheiden. Ähnlich schwierig wie die Symptombeschreibung gestaltet sich auch die ätiologische Bestimmung. Beispielhaft wurden hier zwei Untersuchungen aus der amerikanischen Legasthenieforschung vorgestellt, die zum einen die Legasthenie auf hirnanatomische Veränderungen während der Embryonalzeit und zum anderen auf genetische Dispositionen zurückführen möchten.

Die Folgen einer unbehandelten Legasthenie, in Form einer sogenannten Spätlegasthenie, wurden an einem Beispiel aus der Praxis der Verfasserin dargestellt. Dieses Beispiel veranschaulichte auch die Problematik der Abgrenzung von sprachspezifischen Lesestörungen und Lesestörungen auf Grund von Gesichtsfeldeinschränkungen. Einige Aspekte zum funktionalen Analphabetismus beendeten das Kapitel.

Nachdem nun die Komplexität der Schriftsprache und die Variationsbreite der Schriftsprachstörungen dargestellt wurden, erfolgt, vor dem eigentlichen Gegenstand der Arbeit - der Aufgabensammlung zur Untersuchung von schriftsprachlichen Leistungen - ein theoretischer Exkurs in die Theorien und Methodik der kognitiven Neuropsychologie.

Kapitel 3
Schriftsprachstörungen - ein Untersuchungsgegenstand der kognitiven Neuropsychologie

1 Aspekte der kognitiven Neuropsychologie

Die kognitive Neuropsychologie repräsentiert eine Konvergenz von kognitiver Psychologie und Neuropsychologie. Campbell (1987, zitiert nach Ellis & Young, 1991) formuliert dies wie folgt: "Neuropsychologie ist kognitiv in dem Maße, als sie die Bemühungen unterstützt, Mechanismen kognitiver Funktionen wie etwa Denken, Lesen, Schreiben, Sprechen, Erkennen oder Erinnern zu klären und dazu Beweise aus der Neuropathologie benutzt" (S. 14).

Ellis (1983) und Coltheart (1986) schreiben der kognitiven Neuropsychologie zwei Ziele zu: Zum einen sollen Theorien bzw. Modelle über "normale" kognitive Funktionsweisen die Struktur beeinträchtigter und intakter kognitiver Fähigkeiten hirnverletzter Patienten erklären helfen. Zum anderen wird versucht, Schlußfolgerungen über "normale" kognitive Prozesse aus Gesetzmäßigkeiten eingeschränkter und intakter Leistungen hirnverletzter Patienten zu ziehen.

1.1 Die historische Entwicklung der kognitiven Neuropsychologie

Schon vor hundert Jahren führte die Beschäftigung mit den kognitiven Defiziten neurologischer Patienten zu interessanten Beobachtungen. Einige wenige Wissenschaftler, wie Bartlett (1932) und Hebb (1949), die sich mit normalen kognitiven Funktionen beschäftigten, wurden durch pathologische Beobachtungen und durch die daraus entwickelten Theorien beeinflußt. Ebenfalls zu erwähnen ist der Psychologe und Arzt Walther Poppelreuter, der bereits in den frühen zwanziger Jahren dieses Jahrhunderts experimentalpsychologische Techniken in das Betätigungsfeld der Neurologie integrierte (Zihl & Weiskrantz, 1990). Im allgemeinen war jedoch damals der Einfluß gering, den die Neuropsychologie auf die Erforschung intakter kognitiver Funktionen ausübte. Um diesen Zustand zu erklären, bedarf es einiges Wissens über die Geschichte der klinischen Neuropsychologie (Shallice, 1988): Das Niveau in der Beschreibung neuropsychologischer Defizite in der damaligen Zeit war sehr uneinheitlich, da es an standardisierten Testverfahren fehlte. Häufig erfolgte nur eine knappe Stellungnahme von seiten des Untersuchers. Diesem spärlichen Wissen über neuropsychologische Störungen standen jedoch fundierte anatomische Kenntnisse aufgrund präziser Untersuchungen von Läsionen am sezierten Gehirn gegenüber.

Brocas Hypothese 1861 über die sprachdominante linke Hemisphäre wird häufig als Zeitpunkt angesehen, der die Neuropsychologie zur Wissenschaft erhob und eine Flut von klinischen Beobachtungen und theoretischen Analysen nach sich zog. Ausschlaggebend dafür waren zwei Aspekte in Brocas Hypothese: Zum einen legte er dar, daß die Sprache eine Funktion ist, die unabhängig von anderen kognitiven Prozessen gestört sein kann. Zum anderen sprach er dieser Funktion eine spezifische Lokalisation zu.

Der Begriff »Sprache« wurde in der folgenden Zeit noch verfeinert. 1869 differenzierte Bastian erstmals zwischen Lese-, Schreib- und Sprachstörungen. Um seine Annahmen zu erklären, verwendete er hypothetische anatomische Diagramme, in Form von miteinander verknüpften Verarbeitungszentren. 1874 entdeckte Wernicke eine weitere Sprachstörung und formulierte die Hypothese über ein miteinander in Verbindung stehendes "sensorisches" und "motorisches Sprachzentrum". Er nahm an, daß eine Störung des motorischen Sprachzentrums zu einer Broca-Aphasie, eine Läsion im sensorischen Zentrum jedoch zu einer Wernicke-Aphasie führt. Er vermutete außerdem noch eine weitere Sprachstörung, die durch eine "defekte" Verbindung der beiden Zentren hervorgerufen wird. Diese Störung wurde zehn Jahre später von Lichtheim (1885) als "Leitungsaphasie" beschrieben. Als Leitsymptom nannte er die, im Verhältnis zu anderen sprachlichen Modalitäten, sehr schlechte Nachsprechleistung.

Diese "Diagramm-Denker" beschrieben jedoch nicht nur eine Anzahl verschiedener Syndrome, sondern versuchten sie anhand eines theoretischen Rahmens auch zu erklären. Demnach wurden die jeweiligen Störungen durch Unterbrechungen an verschiedenen funktionalen Komponenten hervorgerufen (Abb. 6). Zwischen 1870 und dem Beginn des zwanzigsten Jahrhunderts wurden verschiedene Diagramm-Modelle angefertigt. Gemessen am heutigen Kenntnisstand, wirken diese Diagramme um einiges "moderner" als die hierzu verfaßten Theorien. Werden beispielsweise die Begriffe wie "Zentrum für auditive Bilder" und "Zentrum für motorische Bilder", die Lichtheim häufig in seinen Diagrammen verwendet hat, ersetzt durch Bezeichnungen

Abb. 6: Sprachliches Verarbeitungsschema von Lichtheim (1885)

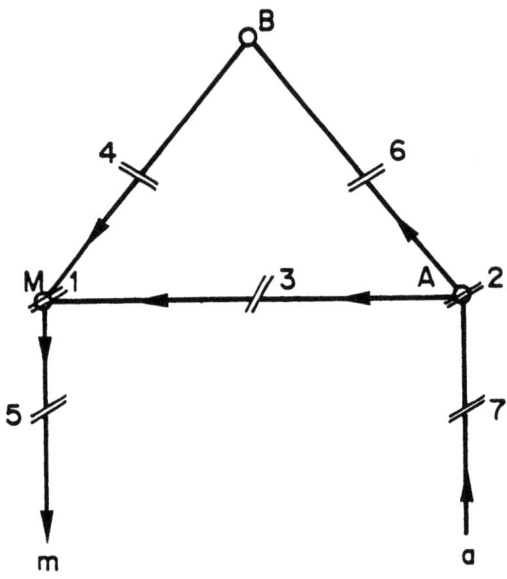

M = motorisches Sprachzentrum
B = Begriffszentrum
A = auditives Sprachzentrum
a = auditiver Input
m = motorischer Output
Zerstörungen 1 und 2 bedingen "Kernaphasien" (Broca/Wernicke Aphasie), Zerstörungen 3, 4 und 6 haben zentrale Leitungsaphasien zur Folge, Zerstörungen 5 und 7 führen zu peripheren Leitungsaphasien (s. Kelter, 1990; S. 36).

wie "auditory input logogen" und "phonological output logogen", so ist eine Analogie zum Logogen-Modell von Morton und Patterson (1980, s. Abb. 4, S. 43) augenscheinlich.

Trotz der unter heutigem Aspekt modern wirkenden Modelle der Diagramm-Denker, wurden diese Ideen in der damaligen Zeit z.b. von Freud (1891) und Bergson (1896) stark angegriffen. Massive Kritik erfolgte vor allem in den ersten dreißig Jahren des zwanzigsten Jahrhunderts. Die Argumente von Marie (1906) in Frankreich, von Gelb und Goldstein (1920) in Deutschland und von Head (1926) in England, denen zufolge Diagramme unwissenschaftlich seien, führte zu einer generellen Ablehnung dieser Methode.

In der folgenden Epoche wurden allein klinische Beobachtungen an Patientengruppen zur Basis theoretischer Spekulationen. Die Auswahlkriterien für diese Gruppen waren meist sehr allgemeiner Art. Die Patienten sollten testfähig sein, eine bestimmte Läsion aufweisen oder ein geeignetes, sehr vage definiertes funktionales Defizit, wie z.b. aphasisch zu sein, besitzen. In der Aphasiologie stehen die Arbeiten von Head (1926) und Weisenburg und McBride (1935) exemplarisch für diese Methode.

Während des Zweiten Weltkrieges verstärkte sich die Tendenz zur Gruppenstudie. Psychologen begannen nun in diesem Bereich zu arbeiten, der bis dahin eine Domäne der Neurologen war. Die verwendeten psychometrischen Verfahren basierten auf quantitativen Testbatterien. Diese Methode war typisch für den Empirismus, der die experimentalpsychologische Vorgehensweise dieser Periode kennzeichnete. Von großem theoretischem Interesse waren Gruppenstudien, die sich mit verschiedenen kognitiven Defiziten beschäftigten. Die Mailänder und Londoner Forschungsgruppen (de Renzi, Scotti & Spinnler, 1969; Warrington & James, 1967) beispielsweise befaßten sich mit der Wahrnehmung, die Montrealer Forschungruppe (Milner, 1963, 1965, 1968) arbeitete am Gedächtnis und an den Frontalhirnfunktionen. Patienten wurden für diese Untersuchungen aufgrund der Lokalisation ihrer Läsion (z.B. rechter Parietallappen) ausgewählt und einander gegenübergestellt. Diverse Tests sollten sodann über eine etwaige Übereinstimmung in den Defiziten Aufschluß geben. De Renzi et al. (1969) konnten nachweisen, daß Patienten mit rechtsseitigen Läsionen in Perzeptionstests Probleme zeigten; Patienten mit linksseitigen Läsionen hingegen in Assoziationstests schlechter abschnitten. Zu ähnlichen Ergebnissen gelangte 1890 auch schon Lissauer. Er differenzierte damals, aufgrund von Ergebnissen aus Einzelfallstudien, zwischen einer "apperzeptiven" und einer "assoziativen" Agnosie.

Gruppenstudien dieses Typs fanden sich in allen Bereichen der Wahrnehmung (z.B. de Renzi & Spinnler, 1967) und auch der konstruktiven Fähigkeiten (z.B.

Piercy, Hécaen & de Ajuriaguerra, 1960). Wäre jedoch die weitere theoretische Entwicklung der Neuropsychologie von Ergebnissen dieser empirischen Methoden abhängig gewesen, so hätte sich unvermeidlich der Fortschritt verlangsamt. Da nämlich das zu untersuchende Patientengut in bezug auf sein prämorbides Leistungsniveau wie auch im Schweregrad und in der Ätiologie seiner Erkrankung stark divergierte, mussten häufig hundert bis zweihundert Patienten (de Renzi, Scotti & Spinner, 1969) getestet werden, um einen signifikanten Gruppenunterschied zu erreichen. Solche Untersuchungen nahmen folglich einen großen Zeitraum in Anspruch und lieferten häufig nicht den erwarteten Erfolg.

Neben dieser neuropsychologischen Hauptrichtung waren einige erfolgversprechende Veränderungen im Entstehen. 1965 forderte Geschwind die Wiederbelebung der frühen, bis dahin so heftig abgelehnten, neuropsychologischen Errungenschaften. Einige Studien an einzelnen Patienten oder Kleinstgruppen erzielten große Anerkennung, wie z.B. Arbeiten über Amnesie (vgl. Milner, 1966), über Aphasie (vgl. Goodglass, 1968) oder über allgemeine kortikale Funktionen (vgl. Luria, 1966). Verknüpfungen mit der kognitiven Psychologie und der Linguistik begannen zu entstehen (vgl. Marshall & Newcombe, 1966; Wickelgren, 1968) und formten in einem Zeitraum von ca. 15 Jahren die kognitive Neuropsychologie, die in ihrer Methodik und Theorie mit den Vorgehensweisen der Diagramm-Denker, 100 Jahre zuvor, viel Ähnlichkeit aufweist.

Die wichtigste Veränderung der Neuropsychologie fand auf theoretischem Niveau statt. Die kognitive Psychologie entwickelte in den 60er und 70er Jahren Informationsverarbeitungsmodelle zur Beschreibung normaler Hirnfunktionen. Durch die Annahme einer Zerstörung von Verarbeitungszentren oder von Übertragungsrouten, innerhalb des sonst normalen Systems, versucht die kognitive Neuropsychologie beeinträchtigte kognitive Funktionsweisen zu erklären. Ebenso werden auch Schlußfolgerungen über normale kognitive Prozesse aus bestimmten Gesetzmäßigkeiten eingeschränkter und intakter kognitiver Fähigkeiten bei Hirnverletzten gezogen.

Die methodische Veränderung bezog sich auf den Status der Einzelfallstudie. Zuvor als anrüchiges Erbe des 19. Jahrhunderts behandelt, entwickelte sich die Einzelfallstudie zur wichtigsten empirischen Vorgehensweise, um Erkenntnisse über normale kognitive Funktionsweisen zu erhalten (vgl. Shallice, 1979).

1.2 Der kognitiv neuropsychologische Ansatz

In der kognitiven Neuropsychologie wird angenommen, daß mentale Prozesse modular organisiert sind. Diese Modularitätshypothese und weitere Kernannahmen bzw. Methoden werden im folgenden dargestellt.

1.2.1 Die Modulhypothese

Das Modularitätskonzept ist heutzutage eine weitverbreitete, jedoch nicht unumstrittene Annahme in der kognitiven Neuropsychologie (vgl. Sternberg, 1969; Posner, 1978; Fodor, 1983). Argumente für diesen Ansatz finden sich u.a. in der Datenverarbeitung (vgl. Simon, 1969; Marr, 1976), in der Linguistik (vgl. Chomsky, 1980) und in der Physiologie (vgl. Zeki, 1980).

Das heutige Interesse am Modularitätskonzept entstand hauptsächlich durch die Arbeiten von Marr (1976; 1982) und Fodor (1983). Forschungen über die visuelle Informationsverarbeitung und Erfahrungen aus der Computersimulation komplexer menschlicher Fähigkeiten veranlaßten Marr bei kognitiven Funktionsweisen eine modulare Organisation anzunehmen. Diese erleichtert es, Fehler zu entdecken, zu korrigieren und komplexe Systeme zu verbessern.

"Kognitive Aktivität" wird somit durch multiple kognitive Prozesse bzw. Module und Übertragungsrouten ermöglicht, die in übereinstimmender Aktivität zusammenwirken. Innerhalb des Gehirns sind Module distinktive Größen, d.h. durch eine Gehirnverletzung kann die Arbeitsweise einiger Module beeinträchtigt sein, jedoch die Operationsfähigkeit anderer Module intakt bleiben.

In seinem Buch "The Modularity of the Mind" (1983) sieht Fodor eine Eigenschaft kognitiver Module in der "Verkapselung von Informationen". Dies bedeutet, daß jedes Modul in völliger Unkenntnis und Isolation von anderen parallel ablaufenden Verarbeitungsvorgängen operiert. Außerdem wird gebiets- und bereichsspezifisch gearbeitet. Somit akzeptiert jedes Modul nur eine ganz spezifische Art des Informationseingangs. Weitere Eigenschaften der Module, wie willentliche Unkontrollierbarkeit der Operationen oder die Vererbung kognitiver Module, aber auch die Annahme, daß zentrale Anteile mentaler Prozesse nicht modular organisiert sind, werden kontrovers diskutiert (vgl. Schwartz & Schwartz, 1984).

1.2.2 Konvergierende Operationen

Eine theoretische Schlußfolgerung, die sowohl durch Befunde aus experimentellen als auch neuropsychologischen Studien unterstützt wird, ist reliabler, als eine Schlußfolgerung, die nur durch einen der beiden Befunde Unterstützung findet. Garner, Hake und Eriksen (1956) nannten diese Vorgehensweise "konvergierende Operationen". Die Wichtigkeit von konvergierenden Operationen wird z.B. in der Arbeit von Shallice, McLeod und Lewis (1985) deutlich: Untersuchungsergebnisse führten zu der Hypothese, daß zwei kognitive Funktionen, in diesem Fall die Sprachwahrnehmung und Sprachproduktion, getrennt verarbeitet werden und deshalb durch verschiedene kognitive Module übertragen werden müßten. Die Unabhängigkeit dieser kognitiven Funktionen sollte sich auch bei gesunden Versuchspersonen darstellen lassen. Shallice et al. überprüften die Vorhersage in einem Experiment mit dualer Aufgabenstellung. Gesunde Versuchspersonen sollten eine Wortliste laut lesen (Sprachproduktion) und gleichzeitig auditiv dargebotene Stimuli auf besondere Zielwörter hin überprüfen (Sprachperzeption). Die Probanden zeigten fast ebenso gute Ergebnisse bei der dualen Aufgabenstellung wie bei getrennter Aufgabendarbietung. Daraus schlossen Shallice et al., daß die verlangten kognitiven Funktionen in den beiden Aufgaben auf verschiedenen Modulgruppen beruhen, da sowohl für die duale als auch für die getrennte Aufgabenstellung kein signifikanter Leistungsunterschied festzustellen war.

Eine weitere Form der Konvergenz bietet sich an, wenn gesunde Versuchspersonen "Symptome" zeigen, die denen von neurologischen Patienten ähneln. Ein Beispiel dafür wären Wortfindungsstörungen bei aphasischen Patienten, die sehr an das "tip of the tongue" Phänomen gesunder Personen erinnern (Ellis & Young, 1991). Die Bedeutung dieser Konvergenz liegt in der Unterstützung der Subtraktivitätsannahme (Saffran, 1982). Neuropsychologische Störungen sollen demnach intakte kognitive Funktionsweisen abzüglich jener Komponenten darstellen, die durch die Gehirnverletzung verloren gegangen sind oder beeinträchtigt wurden. Nur durch diese Annahme können in der kognitiven Neuropsychologie theoretische Modelle über intakte kognitive Operationen dazu verwendet werden, das Verhalten der Patienten als Ausdruck vormals intakter kognitiver Systeme zu interpretieren.

Caplan (1981, zitiert nach Ellis & Young, 1991) betont: "Wenn das geschädigte Gehirn Systeme entwickelt, die sich grundsätzlich von den normalen unterscheiden, dann ist dies eine interessante und medizinisch bedeutende Tatsache, aber keine, die für die normale Gehirnfunktion von Bedeutung ist" (S. 30). Wichtig zu vermerken ist jedoch, daß nach einer Hirnverletzung neue Strategien entwickelt werden können, um einer besonderen Aufgabe oder Situation gerecht zu werden. Diese Kompensationsstrategien entstehen vermutlich aus prämorbid existierenden Strukturen, indem bestehende Module und Verbindungen neuen Verwendungszwecken zugeführt werden. Solche "neuen Strategien" können für das Verständnis kognitiver Prozesse hinderlicher sein als die Beeinträchtigung selbst.

1.2.3 Die Einzelfallstudie

Die Einzelfallstudie an Patienten mit unterschiedlichen Hirnleistungsstörungen ist heute eine sehr wichtige Methode in der kognitiven Neuropsychologie. Sie steht damit im Widerspruch zur Gruppenstudie der traditionellen Neuropsychologie, die meist nur Durchschnittswerte einer jeden Gruppe und nicht die individuellen Unterschiede zwischen Patienten einer Gruppe verwendete. Shallice (1988) gibt einige Richtlinien für den Einsatz von Einzelfallstudien:
- Vor Beginn einer Untersuchung muß ein standardisiertes klinisches Testverfahren durchgeführt werden. Ohne Ergebnisse aus solchen Basisprogrammen ist es sehr schwierig, einen globalen Eindruck von dem Zustand des Patienten zu erhalten. Ausserdem muß geklärt werden, ob die vorliegenden Symptome nicht Teil einer komplexeren Störung sind. So könnte eine Lesestörung auf eine zugrundeliegende Sprachstörung zurückgeführt werden oder Schwierigkeiten beim Bilder benennen durch allgemeine Wahrnehmungsstörungen erklärt werden.
- Theoretische Schlußfolgerungen sollten sich immer auf mehrere Untersuchungsergebnisse stützen, um "Zufallsergebnisse" zu vermeiden.
- Grundlage für die Erklärung von Störungen bieten Modelle über normale kognitive Funktionsweisen. Diese Theorien über bestimmte kognitive Funktionen sollten für alle berichteten Störungen dieser Funktionen anzuwenden sein.

1.2.4 Die Wichtigkeit von Dissoziationen

Die Dissoziation ist ein altes Konzept in der Neuropsychologie, deren methodologische Darstellung 1955 von Teuber erfolgte. Man versteht darunter, daß ein Patient in einer Aufgabe sehr schlechte Ergebnisse erzielt, hingegen normale Leistungen in einer anderen Aufgabe zeigt. Die Wichtigkeit der Dissoziation rührt von der Diskrepanz zwischen Assoziation und Dissoziation her, wenn beobachtete Beeinträchtigungen als Störung eines zugrundeliegenden modularen Systems angesehen werden. Zeigt ein Patient Defizite in zwei verschiedenen Leistungen (Assoziation), ein anderer Patient ist hingegen nur in einer der beiden Leistungen beeinträchtigt (Dissoziation), so wird die Schlußfolgerung, einen Symptomenkomplex als funktionale Einheit anzusehen, durch das Auftreten von Dissoziationen hinfällig. Um jedoch auszuschließen, daß alternative Ursachen, wie etwa ein unterschiedlicher Schwierigkeitsgrad in zwei Aufgaben (z.B. Lesen von Einzelwörtern und Lesen von Texten), für das Zustandekommen einer Dissoziation verantwortlich sind, sollten sich die kognitiven Anforderungen in den Aufgaben entsprechen. Zum anderen sollte ein Patient gefunden werden, der eine komplementäre Dissoziation zeigt (Ellis & Young, 1991). Für das Letztgenannte prägte Teuber (1955) den Ausdruck der "doppelten Dissoziation".

Zweifellos sind doppelte Dissoziationen verläßliche Indikatoren dafür, daß kognitive Prozesse, die der einen Aufgabe zugrunde liegen, nicht in die Leistung der anderen Aufgabe eingehen und umgekehrt (Shallice, 1979; 1988; Weiskrantz, 1968; Teuber, 1955).

1.2.5 Das Problem der Syndromklassifikation

Wie im vorangegangenen dargestellt, spielen Dissoziationen eine sehr bedeutende Rolle in der kognitiven neuropsychologischen Theorienbildung. Im Gegensatz dazu werden Assoziationen zwischen Symptomen in Form eines Symptomenkomplexes mit großer Vorsicht behandelt.

Viele Dissoziationen zwischen Symptomen wurden in der traditionellen Neuropsychologie als Teil einer gleichen Syndromkategorie zusammengefaßt (Ellis & Young, 1991). Es wurde sogar die Behauptung aufgestellt, daß Patienten mit gleichem Syndrom "austauschbar" seien.

Poeck (1983) empfindet die traditionellen Syndromklassifzierungen als zu oberflächlich, da häufig Gruppierungen auf der Basis von Symptomen entstehen, die aus anatomischen und nicht aus funktionalen Gründen zusammen auftreten. Caramazza (1984, zitiert nach Ellis & Young, 1991) forderte deshalb, daß "Forschungen, die auf klassischen Syndromtypen beruhen, dann nicht ausgeführt werden sollten, wenn Fragestellungen betroffen sind, die die Struktur kognitiver Prozesse betreffen" (S. 18). In dieser Kernfrage spaltet sich die kognitiven Neuropsychologie in zwei Lager:

Die eine Seite möchte die bestehenden Syndromkomplexe durch feinmaschigere, funktionell begründete Kategorien ersetzen, wie es z.B. bei erworbenen Lese- und Schreibstörungen schon gehandhabt wird (s. Kap. 2, 1.2, 2.2 "Tiefenalexie", "phonologische Agraphie" etc.). Shallice (1988, S. 34), der diesen Ansatz vertritt, weist jedoch zu Recht darauf hin, daß bei Patienten mit gleichem Syndrom kein anatomisch deckungsgleiches Symptommuster zu erwarten ist (vgl. Kap. 2, 1.2.4 "Wortformalexie" bzw. "reine Alexie"). Die logische Schlußfolgerung wäre demnach, einen solchen Syndromkomplex als funktionale Einheit aufzugeben.

Andere kognitive Neuropsychologen wie Caramazza (1984; 1986) und Ellis (Ellis, 1987) lehnen Syndromkategorien aufgrund der offensichtlichen Unzulänglichkeit prinzipiell ab. Wäre es jedoch tatsächlich möglich, Patienten in homogene Kategorien einzuteilen, so hätte das mit Sicherheit Vorteile für die Diagnostik und Therapie.

Die in Kapitel 2 aufgeführten, Alexie- und Agraphiesyndrome sind (s. Kap. 2, 1.2; 2.2), obwohl erst zwei Jahrzehnte alt, bereits aufgesplittet, da theoretisch bedeutsame individuelle Unterschiede zwischen Patienten mit derselben Syndromkategorie gefunden wurden (Ellis & Young, 1991). Einen möglichen Ausweg sehen Ellis und Young (1991) darin, jeden Patienten als einzigartigen Fall zu betrachten, der einer getrennten Erklärung bedarf. Ein Vergleich zwischen Patienten ist trotzdem nicht auszuschließen, solange er sich nur auf gemeinsame Symptome bezieht, die in gleicher Weise erklärt werden können. Ellis und Young fordern daher: "Die Patienten sind also ähnlich in einer Hinsicht, aber unterschiedlich in mehreren anderen Aspekten, und es ist deshalb nicht sinnvoll, sie in einer Syndromkategorie zusammenzufassen" (S. 19).

Im folgenden sollen die traditionellen Termini, so wie sie in Kapitel 2 - "Alexiebzw. Agraphiesyndrome" (1.2; 2.2) - definiert wurden, als eine Gruppierung auf der Basis von Symptomen verstanden werden, die häufig mehr aus anatomischen und weniger aus funktionell-kognitiven Gründen die Tendenz haben, gemeinsam aufzutreten. Syndrome stellen somit gebräuchliche Abkürzungen dar, um auf weitgefaßte Symptomklassen Bezug nehmen zu können.

2 Ein funktionales Modell des Erkennens und der Produktion gesprochener und geschriebener Sprache

Entsprechend dem Ziel der kognitiven Neuropsychologie durch Modelle über normale kognitive Funktionsweisen die Struktur beeinträchtigter und intakter Funktionsweisen hirnverletzter Patienten zu erklären (s. Kap. 3, 1), wird nun im folgenden das Modell von Ellis und Young (1991) dargestellt. Mit Hilfe dieses Modells können die Modalitäten Sprechen, Verstehen, Lesen und Schreiben erläutert werden.

Das Modell besteht aus einzelnen Modulen und ihren wichtigsten Übertragungsrouten und ist in verschiedenen schriftsprachspezifischen Details den Modellen ähnlich, die in Kapitel 2, 1.1.2 vorgestellt wurden.
Die Erfassung von erworbenen Schriftsprachstörungen setzt jedoch ein Miteinbeziehen der übrigen sprachlichen Modalitäten voraus, da viele Module und Verbindungswege nicht ausschließlich schriftsprachspezifisch sind (dies wird bei einigen, in Kapitel 2 beschriebenen Modellen vernachlässigt). So kann man beispielsweise nur dann eine Störung im "semantischen System" annehmen, wenn neben dem Lesesinnverständnis unter anderem auch das auditive Sprachverständnis beeinträchtigt ist. Aus diesem Grund bildet das Modell von Ellis und Young (1991) das theoretische Fundament für die "Neurolinguistische Aufgabensammlung zur Erfassung von schriftsprachlichen Leistungen" (s. Kap. 4).

2.1 Theoretische Anmerkungen

Ellis und Young (1991) weisen darauf hin, daß die Existenz aller Module des Modells bei gesunden Versuchspersonen und hirnverletzten Patienten nachgewiesen werden konnten. Auch die Übertragungsrouten, die sich auf ein tatsächliches Minimum beschränken, sind empirisch begründet.
Es muß jedoch darauf hingewiesen werden, daß es sich bei diesem Modell um eine starke Vereinfachung handelt. Einige der vorgeschlagenen Module müßten mit Sicherheit genauer strukturiert werden, beispielsweise das "semantische System", das eine Vielzahl von Repräsentationen und Operationen umfaßt, oder das "auditive und visuelle Analysesystem", das sicherlich über mehr Sinngehalt verfügt.
Die Produktion und das Verständnis von Sätzen oder Textstücken stellt ein weiteres Problem dar, das eigentlich nur durch entsprechende Erweiterungen im Modell gelöst werden kann. Da bis jetzt für grammatische und syntaktische Prozesse, auf Grund ihrer Komplexität, noch kein befriedigendes Modell entwickelt wurde (Kelter, 1990), wird, vor allem im Hinblick auf die Aufgabensammlung in Kapitel 4, bei grösseren linguistischen Einheiten die grammatikalisch-syntaktische Komponente im Erklärungsansatz vernachlässigt.
Abschließend soll noch darauf hingewiesen werden, daß sich das Modell von Ellis und Young (1991) ausschließlich auf sprachspezifische Vorgänge bezieht. Dennoch müssen aber Sprach- und Wahrnehmungsprozesse, wie etwa jene, die bei der Objekt- und Gesichtererkennung enthalten sind, zusammenarbeiten. Auf dieses Faktum wird an gegebener Stelle (Kap. 4, 2) nochmals eingegangen.

2.2 Darstellung der Komponenten und Verbindungen und ihrer Funktionen im Modell von Ellis und Young (1991)

Das Modell (Abb. 7) unterscheidet vier Hauptverarbeitungskomponenten (auditiver Input, artikulatorischer Output, visueller Input, graphematischer Output), die sich aus mehreren Modulen und Übertragungswegen zusammensetzen. Obwohl im folgenden nach diesen vier Komponenten vorgegangen wird, sind die Grenzen (soweit man überhaupt von Grenzen sprechen kann) zwischen den Verarbeitungsprozessen fliessend, und somit ist auch die Arbeitsweise der Module und ihre Verbindungswege nicht immer bereichsspezifisch.

2.2.1 Auditiver Input (Sprachverständnis)

Zu diesem Bereich werden das auditive Analysesystem (1), das auditive Eingangslexikon (2) und das semantische System (3) gezählt.

Das auditive Analysesystem extrahiert einzelne Phoneme aus dem Klangspektrum der Sprache. In seiner Arbeitsweise muß dieses Modul sehr flexibel sein, da trotz unterschiedlicher Akzentsetzung, Stimmlage, Sprechgeschwindigkeit etc. eine Analyse durchgeführt werden kann.

Das auditive Eingangslexikon repräsentiert alle Wörter, die in ihrer gesprochenen bzw. gehörten Form "bekannt" sind. Um somit ein Wort identifizieren zu können, muß seine Repräsentation im auditiven Eingangslexikon aktiviert werden.

Das Erfassen der Wortbedeutung erfordert eine nachfolgende Aktivierung einer semantischen Repräsentation im semantischen System: Ein semantischer Lexikoneintrag setzt sich aus einer Menge von Bedeutungseinheiten zusammen. Verschiedene semantische Lexikoneinträge haben mehr oder minder viele Bedeutungseinheiten gemeinsam. Bei der Wahrnehmung eines Wortes (z.B. Hund) wird somit nicht nur die am besten passende semantische Repräsentation aktiviert, sondern in gewissem Maße auch semantisch verwandte Einträge (z.B. Katze, Wolf), die einige der aktivierten Bedeutungseinheiten beinhalten. Die Aktivierung ist umso schwächer, je weniger semantische Gesichtspunkte der Eintrag mit dem am besten passenden Eintrag gemeinsam hat.

Neben dem referentiellen Wissen (Wortbedeutung) verfügt das semantische System auch über relationale Inhalte, durch die assoziative und semantische Beziehungen zu anderen Wörtern hergestellt werden können (Kelter, 1990). Das semantische System wird auch "konzeptuelles System" (Kelter, 1990,) genannt, da es neben der

Abb. 7: Funktionales Modell des Erkennens und der Produktion gesprochener und geschriebener Stimuli (Ellis & Young, 1991)

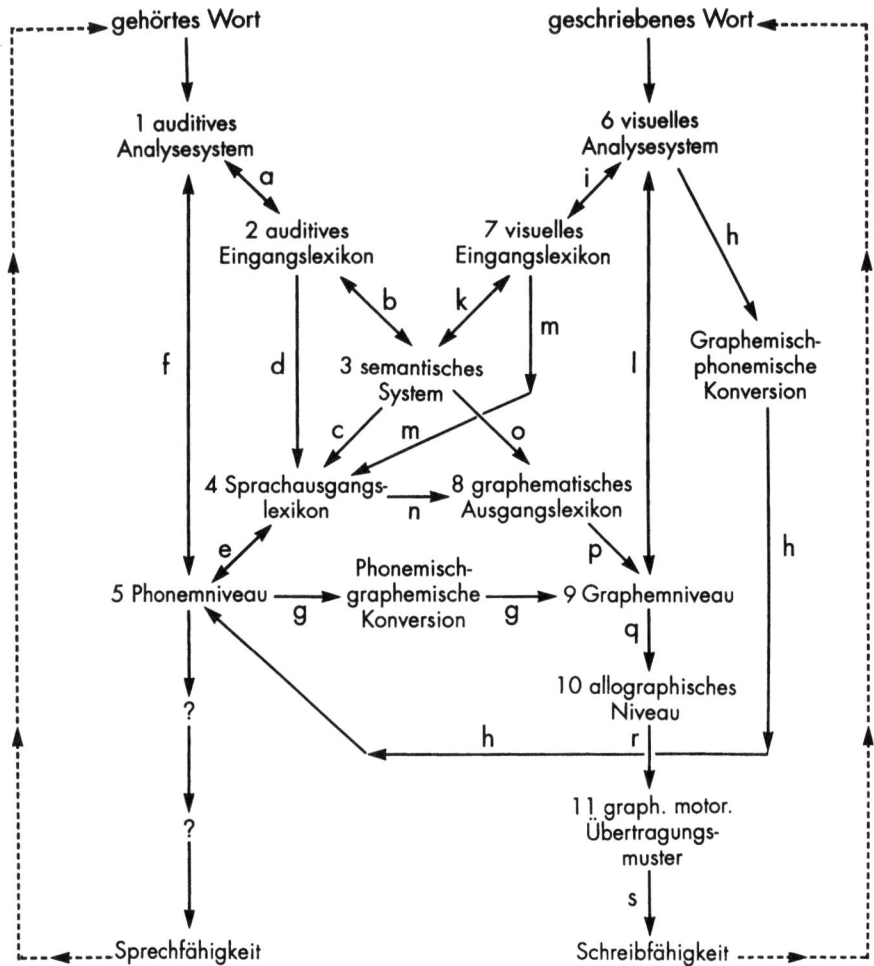

Repräsentation von begrifflichem und wortsemantischem Wissen auch non-verbale Einträge aus der Wahrnehmung, Vorstellung, Erinnerung etc. beinhaltet.

Das semantische System befindet sich im Zentrum des Modells, ist somit in allen Verarbeitungskomponenten integriert und wird deshalb als "nicht-bereichsspezifisches" Modul bezeichnet. Verbindungswege existieren zwischen auditivem Analysesystem und auditivem Eingangslexikon (a) sowie zwischen auditivem Eingangslexikon und semantischem System (b).

Die erste Verbindung ermöglicht, daß nach der Analyse die auditive Form eines Wortes als "bekannt" eingestuft wird. Durch die zweite Verbindung können wahrgenommene Wörter, die erkannt wurden, Zugang zu ihren Bedeutungen innerhalb des semantischen Systems finden. Beide Verbindungswege sind durch "Zwei-Wege-Pfeile" verkörpert: Bei der ersten Verbindung soll der von oben nach unten gerichtete Überlegenheitseffekt von Wörtern dargestellt werden; das bedeutet, daß Phoneme und Buchstaben in Wörtern schneller und genauer erkannt werden können als in Nicht-Wörtern. Die gegenläufige Verbindung vom semantischen System zum auditiven Eingangslexikon erklärt beispielsweise das "Phänomen des semantischen Anstoßes". (McClelland, 1987, gibt einen Überblick über solche interaktiven Phänomene bei Sprachprozessen.)

2.2.2 Artikulatorischer Output (Sprachproduktion)

Dieser Bereich beinhaltet das Sprachausgangslexikon (4) und das Phonemniveau (5).

Das Sprachausgangslexikon hat die Funktion, die gesprochene Form adäquater Wörter verfügbar zu machen. Kelter (1990) bezeichnet dieses Modul als "lexikalisch-phonologisches System" (S. 62). Untersuchungen zeigen, daß hochfrequente Wörter schneller aufgerufen werden können als niederfrequente Wörter. Kelter erklärt dazu, daß verschiedene abstrakte phonologische Repräsentationen bereitgestellt werden, wenn das semantische System Bedeutungen aktiviert, die in Worte gefaßt werden sollen. Je größer der Aktivationsgrad eines phonologischen Lexikoneintrags im Vergleich zu den anderen phonologischen Lexikoneinträgen ist, desto größer ist die Wahrscheinlichkeit, daß dieser Eintrag abgerufen wird. Erfolgt nun ein Abruf, so wird die entsprechende phonologische Repräsentation erstellt. Die darin enthaltene phonologische Information ist dann für einige Zeit verfügbar. Nach dem Abruf sinkt die Aktivation des Lexikoneintrages wieder langsam ab. Sie geht jedoch nicht mehr ganz auf das vorherige Ausgangsniveau zurück und liegt daher in ihrem Ausgangsniveau ein wenig höher als zuvor. Da die Lexikoneinträge von hochfrequenten Wörtern per definitionem häufiger abgerufen werden als von niederfrequenten Wörtern, ist das Aktivationsausgangsniveau der Lexikoneinträge von hochfrequenten Wörtern somit höher als das von niederfrequenten Wörtern.

Wie eben dargestellt, kann das Sprachausgangslexikon Informationen aus dem semantischen System erhalten (c). Es besteht jedoch auch ein einseitiger Übertragungsweg (d) vom auditiven Eingangslexikon zum Sprachausgangslexikon. Im Logogen-Modell (s. Abb. 4, S. 27) wird dieser Weg ebenfalls beschrieben. Das wesentliche Argumente zugunsten dieser Verbindung ist, daß es eine Ganz-Wort Verbindung (n) vom auditiven Eingangslexikon zum graphematischen Ausgangslexikon geben muß, die das semantische System umgeht. Diese scheint notwendig, um die Fähigkeit mancher Patienten zu erklären, die nach Diktat orthographisch irreguläre Wörter richtig schreiben können, ohne jedoch diese Wörter zu verstehen (Ellis & Young, 1991). Endgültig bestätigt wäre diese Verbindung jedoch erst dann, wenn festgestellt werden könnte, daß Patienten Wörter wiederholen, aber nicht verstehen können und dabei vor allem bei Nicht-Wörtern zur Wiederholung unfähig wären.

Im Phonemniveau sind distinktive Sprachlaute (Phoneme) repräsentiert, die ihrer Position nach kodiert werden können. Bereichsspezifische Übertragungswege bestehen zwischen dem Sprachausgangslexikon und dem auditiven Analysesystem.

Die erste Verbindung (e) ist ein Zwei-Wege-Pfeil und bedeutet, daß sich Sprachausgangslexikon und Phonemniveau interaktiv erregen: Eine phonologische Repräsentation im Sprachausgangslexikon aktiviert die entsprechenden Phoneme auf Phonemniveau. In Form einer positiven Rückmeldung wird diese Aktivierung auf das Sprachausgangslexikon rückgekoppelt. Diese interaktive Erregung hat die Funktion, die Auswahl der phonologischen Repräsentation im Sprachausgangslexikon und die Aktivierung der Phoneme auf Phonemniveau zu beschleunigen.

Die Verbindung (f) zwischen auditivem Analysesystem und Phonemniveau wird ebenfalls durch einen Zwei-Wege-Pfeil dargestellt. Da gesunde Sprecher wie auch aphasische Patienten in der Lage sind, unbekannte Wörter oder Nicht-Wörter, also Items, für die kein Eintrag im auditiven Eingangslexikon und im Sprachausgangslexikon existiert, nachzusprechen, muß eine direkte Verbindung vom auditiven Analysesystem zum Phonemniveau angenommen werden. Findet eine lautsprachliche Realisierung statt, so ermöglicht ein externes Feedback (zwischen Sprechfähigkeit und gehörtem Wort, im Modell dargestellt durch eine gestrichelte Linie) eine Überwachung des eigenen Outputs.

Die gegenläufige Verbindung vom Phonemniveau zum auditiven Analysesystem bedeutet, daß eine Aktivierung von Phonemen auf Phonemniveau zum auditiven Analysesystem zurückgeleitet werden kann. Man vermutet, daß dadurch ein innerer

Prozeß der Spracherzeugung zustande kommt. Diese "innere Sprache" stellt ein akustisches Abbild der Repräsentation auf Phonemniveau dar und kann z.b. beim stillen Verständnis geschriebener Worte zum Tragen kommen.

Die Fähigkeit, plausible Buchstabenfolgen für unbekannte Wörter und Nicht-Wörter zu entwickeln, spricht für einen Verbindungsweg (g) zwischen Phonem- und Graphemniveau mittels der Phonem-Graphem Konvertierung.

Das Phonemniveau erhält außerdem noch Informationen vom visuellen Analysesystem. Diese "nicht-bereichsspezifische" Verbindung (h) wird durch die Graphem-Phonem Konvertierung realisiert und ermöglicht das laute Lesen von unbekannten Wörtern oder Nicht-Wörtern.

2.2.3 Visueller Input (Lesen)

Das visuelle Analysesystem (6) und das visuelle Eingangslexikon (7) sind Teile dieses Bereiches.

Das visuelle Analysesystem hat die Aufgabe, Buchstaben in geschriebenen Wörtern parallel zu identifizieren, ihre Position innerhalb eines Wortes zu kodieren und die Buchstaben, die Teil des gleichen Wortes sind, zusammenzufassen.

Die Funktion des visuellen Eingangslexikons beim Lesen ist analog der des auditiven Eingangslexikons bei der Sprachproduktion. In diesem sind alle Wörter repräsentiert, die in ihrer geschriebenen Form bekannt sind. Nicht-Wörter oder unbekannte Wörter werden als solche identifiziert.

Eine lautsprachliche Produktion von unbekannten Wörtern oder Nicht-Wörtern begründet sich entweder auf eine Analogie mit visuell bzw. phonologisch bekannten Wörtern oder über die sublexikale Route (h), die im visuellen Analysesystem beginnt. Dort werden Nicht-Wörter oder unbekannte Wörter in Buchstaben segmentiert. Diesen Buchstaben werden entsprechende Graphemrepräsentationen zugeordnet und zu Phonemen konvertiert (Graphem-Phonem Konvertierung). Mittels des Phonemniveaus können diese Einheiten dann lautsprachlich realisiert werden.

Da das visuelle Eingangslexikon nur signalisiert, ob ein Wort bekannt oder unbekannt ist, muß für die Bedeutung des erkannten Wortes (Lesesinnverständnis) eine semantische Repräsentation im semantischen System (vgl. 2.2.1) aktiviert werden.

Das visuelle Analysesystem hat neben der bereits erwähnten Verbindung (h) zum Phonemniveau (via Graphem-Phonem Konvertierung) eine Zwei-Wege-Verbindung (i) zum visuellen Eingangslexikon. Wörter werden analysiert (visuelles Analysesystem) und als Buchstabenfolge in das visuelle Eingangslexikon weitergeleitet. Liegt nun ein unbekanntes Wort oder Nicht-Wort vor, für das im visuellen Eingangslexikon keine visuell ähnliche, tatsächlich existierende Repräsentation bereitgestellt werden kann, so muß für eine lautsprachliche Realisierung (mittels der Graphem-Phonem Konvertierung) die Buchstabenkette vom visuellen Eingangslexikon in das visuelle Analysesystem rückgeleitet werden.

Eine weitere Zwei-Wege-Verbindung (l) befindet sich zwischen visuellem Analysesystem und Graphemniveau (9): Die direkte Verbindung zum Graphemniveau ermöglicht es, Wörter und Nicht-Wörter zu kopieren, ohne daß sie dabei identifiziert oder verstanden werden müssen. Die gegenläufige Verbindung vom Graphemniveau zum visuellen Analysesystem bietet die Möglichkeit für eine interne visuelle Wortvorstellung und ist mit der internen Rückmeldung vom Phonemniveau zum auditiven Analysesystem ("innere Sprache", s. Kap. 3, 2.2.2) zu vergleichen.

Neben der bereits erwähnten Verbindung (i) zum visuellen Analysesystem, existiert ein direkter Weg (m) vom visuellen Eingangslexikon zum Sprachausgangslexikon: Patienten, die orthographisch irreguläre Wörter (z.B. Garage) lautsprachlich korrekt lesen können ohne ihre Bedeutung zu verstehen, wurden als Hinweis für die Existenz dieser Ganz-Wort-Route genommen, die das semantische System umgeht. Im Gegensatz zu der Ganz-Wort-Verbindung (d) vom auditiven Eingangslexikon zum Sprachausgangslexikon (s. Kap. 3, 2.2.2) finden sich für diese Route auch Anhaltspunkte bei Normalpersonen, die bekannte orthographisch irreguläre Wörter noch vor der semantischen Kategorisierung laut lesen können.

Eine Zwei-Wege-Verbindung (k), die das visuelle Eingangslexikon mit dem semantischen System verbindet, verweist zum einen auf die Aktivierung von Wortbedeutungen im semantischen System nach einer erfolgreichen Wortidentifikation im visuellen Eingangslexikon. Zum anderen ermöglicht die gegenläufige Verbindung, daß eine Aktivierung der Wortrepräsentation im visuellen Eingangslexikon über die Semantik beschleunigt wird.

2.2.4 Graphematischer Output (Schreiben)

Das graphemische Ausgangslexikon (8), das Graphemniveau (9), das allographische Niveau (10), und das Niveau der graphisch-motorischen Übertragungsmuster (11) werden zu diesem Bereich gezählt.

Im graphemischen Ausgangslexikon, das mit einem orthographischen Lexikon zu vergleichen ist, werden abstrakte Buchstabenfolgen bekannter Wörter gespeichert und für den Schreibprozeß verfügbar gemacht. Der Übertragungsweg (o) ermöglicht, nach einer Aktivierung der Wortbedeutung im semantischen System, den entsprechenden Buchstabencode bereitzustellen. Die Verbindung (n) vom Sprachausgangslexikon zum graphematischen Lexikon wurde schon in Kapitel 3, 2.2.2 durch pathologische Befunde erläutert: Unwillentliche "Verschreiber" bei Normalpersonen, die statt des intendierten Wortes ein anderes, tatsächlich existierendes Wort, das gleich oder ähnlich klingt (z.B. Homophone) orthographisch korrekt schreiben, bieten zusätzlich Hinweise für diese Verbindung.

Das Graphemniveau beinhaltet Repräsentationen aller Grapheme, die in einer Sprache verwendet werden. Es steht mit dem visuellen Analysesystem in direkter Verbindung (l) und erhält außerdem Informationen vom Phonemniveau mittels der Phonem-Graphem Konvertierung (g). Durch die Verbindung (p) vom graphematischen Ausgangslexikon zum Graphemniveau wird der gespeicherte Buchstabencode von Wörtern in abstrakte Graphemketten übertragen.

Auf allographischem Niveau wird der graphematische Code in räumlich angeordnete Buchstabenformen übertragen und auf dem graphisch-motorischen Niveau in Bewegungsmuster übertragen. Eine Verbindung (im Modell durch gestrichelte Linien dargestellt) vom Schreibakt zurück zum visuellen Analysesystem stellt eine externe Rückkopplung dar und ist mit dem auditiven Feedback zu vergleichen (s. 2.2.2).

2.3 Betrachtung von ungestörten schriftsprachlichen Aktivitäten am Modell von Ellis und Young (1991)

Im folgenden soll der Lese- und Schreibprozeß für einzelne Wörter, wie er von Normalpersonen sehr wahrscheinlich durchgeführt wird, dargestellt werden.

2.3.1 Lesen

Beim Lesen unterscheidet man grob zwei verschiedene Strategien: Die Strategie des ganzheitlichen und die Strategie des einzelheitlichen Verarbeitens.

Ein geübter Leser verwendet hauptsächlich die ganzheitliche Strategie, die im visuellen Analysesystem (6) mit der Buchstabenidentifikation und Positionskodierung beginnt. Hierauf wird im visuellen Eingangslexikon (7), nachdem das Wort eindeutig als ein solches erkannt wurde, eine visuelle Repräsentation aktiviert und die entsprechende Bedeutung im semantischen System (3) abgerufen. Soll das Wort lautsprachlich realisiert werden, muß das Sprachausgangslexikon (4) die entsprechende phonologische Repräsentation erstellen, deren Informationen auf Phonemniveau (5) in distinktive Lautketten umgewandelt und zur lautsprachlichen Realisierung in artikulatorische Bewegungsmuster übertragen werden.

Primär einzelheitliches Verarbeiten kommt bei geübten Lesern nur in Ausnahmefällen vor. Dies tritt beispielsweise bei unbekannten Wörtern oder Nicht-Wörtern auf, die keine visuell ähnliche, tatsächlich existierende Repräsentation im visuellen Eingangslexikon aufweisen. Leseanfänger dagegen müssen häufig auf diese Strategie zurückgreifen, da für viele Wörter noch keine entsprechende visuelle Repräsentation (visuelles Eingangslexikon) angelegt ist. Deshalb wird ein zu lesendes Wort im visuellen Analysesystem (6) in einzelne Grapheme segmentiert und mittels der Graphem-Phonem Konvertierung (h) in Phoneme umgewandelt. Auf Phonemniveau (5) werden die einzelnen Laute zu einer Phonemkette synthetisiert und daraufhin lautsprachlich realisiert. Auffallend an dieser Strategie ist das sogenannte "lautierende Lesen", das auch beim leisen Lesen manchmal an Lippenbewegungen zu bemerken ist. Außerdem treten häufig Korrespondenzfehler bei irregulär ausgesprochenen Wörtern auf.

2.3.2 Schreiben

Beim Schreibprozeß unterscheidet man zwischen freiem Schreiben und Schreiben nach Diktat.

2.3.2.1 Freies Schreiben

Soll ein Gedanke schriftsprachlich umgesetzt werden, so wird zunächst eine Wortform im semantischen System (3) konzipiert, die inhaltlich dem Gedanken entspricht. Hierauf erfolgt die Aktivierung eines abstrakten Buchstabencodes im graphematischen Ausgangslexikon (8). Auf Graphemniveau (9) findet eine Übertragung in Graphemketten statt, die in räumlich angeordnete Buchstabenformen (10) umgewandelt und durch graphomotorische Bewegungsmuster (11) sichtbar gemacht werden.

2.3.2.2 Schreiben nach Diktat

Auch beim Schreibprozeß unterscheidet man zwischen einer ganzheitlichen und einer einzelheitlichen Strategie: Die ganzheitliche Strategie beim Schreiben nach Diktat beginnt im auditiven Analysesystem (1). Nachdem die einzelnen Phoneme aus dem Klangspektrum extrahiert worden sind, wird für die Phonemkette eine Repräsentation im auditiven Eingangslexikon (2) aktiviert und die Wortbedeutung im semantischen System (3) abgerufen. Die folgenden Verarbeitungsschritte vom graphematischen Ausgangslexikon (8) bis zur graphomotorischen Realisierung (11) entsprechen dem freien Schreiben (s. Kap. 3, 2.3.2.1).

Die einzelheitliche Strategie wird, analog zum Lesen, meist nur von ungeübten Personen verwendet, deren auditives Eingangslexikon (2) wie auch graphematisches Ausgangslexikon (8) noch wenig Einträge besitzt. Daher wird das analysierte Klangspektrum (1) auf Phonemniveau (5) sofort in distinktive Lautformen, die ihrer Position nach kodiert wurden, umgewandelt und mittels der Phonem-Graphem Konvertierung (g) zu Graphemketten synthetisiert (9). Der weitere Prozeß entspricht dem freien Schreiben.

Eine einzelheitliche Strategie ist mit Sicherheit auch beim freien Schreiben zu beobachten. Der Verarbeitungsprozeß muß deshalb vom semantischen System (3) statt ins graphematische Ausgangslexikon (9) ins Sprachausgangslexikon (4) führen. Eine abstrakte phonologische Repräsentation des Wortes aktiviert hierauf eine Phonemfolge (5), die mittels der Phonem-Graphem Konvertierung (g) zur schriftlichen Realisierung gelangt. Häufige Fehler bei der einzelheitlichen Strategie sind Korrespondenzfehler: Die lautsprachliche Darstellung geht direkt in die schriftliche Wiedergabe über, und orthographische Regeln bleiben unbeachtet, da das graphematische Ausgangslexikon "umgangen" wird.

3 Interpretation verschiedener erworbener Schriftsprachstörungen anhand des Modells von Ellis und Young (1991)

Im folgenden werden verschiedene erworbene Störungen des Lese- und Schreibprozesses (vgl. Kap.2, 1.2; 2.2) am Modell von Ellis und Young (1991; nachstehend kurz als Modell bezeichnet) erklärt.

3.1 Erworbene Lesestörungen

In der Literatur (vor allem in der englischsprachigen) wird unter funktionellem Aspekt zwischen peripheren und zentralen Lesestörungen differenziert (Shallice & Warrington, 1980; Shallice, 1988; Ellis & Young, 1991): Unter erworbenen peripheren Alexien wird die Störung der visuellen Analyse und Synthese von Wörtern und Buchstaben verstanden. Sind hingegen "tiefere" Prozesse betroffen, wie etwa die Graphem-Phonem Konvertierung oder der Zugang zum semantischen System, so spricht man von zentralen Alexien.

3.1.1 Periphere Alexien

Zu den erworbenen peripheren Lesestörungen gehören die Wortform- und die Oberflächenalexie.

3.1.1.1 Buchstabierendes Lesen

Für das buchstabierende Lesen werden in der Literatur verschiedene Erklärungen geboten (s. Kap. 2, 1.2.4). Warrington und Shallice (1980) sehen in diesem Symptom eine Kompensationsstrategie. Sie nehmen an, daß das Buchstabiersystem, also das graphematische Ausgangslexikon (8) und das Graphemniveau (9), in umgekehrter Richtung (spelling system »in reverse«) arbeitet und Buchstabensequenzen als Input akzeptiert.

Patterson und Kay (1982) vermuten, daß buchstabierenden Lesern das Wortformsystem, also das visuelle Analysesystem (6) und visuelle Eingangslexikon (7), nicht mehr in seiner normalen Funktion zur Verfügung steht. Anstelle einer parallelen Verarbeitung, erfolgt die Informationsvermittlung nur noch in serieller Weise. Diese Hypothese konnte von Rapcsak, Rubens und Laguna (1990) und Hanley und Kay (1991) bestätigt werden. Daher wird diese zweite Erklärung am Modell exemplarisch dargestellt: Ein geschriebenes Wort wird im visuellen Analysesystem (6) in Buchstabeneinheiten segmentiert. Diese visuelle Identifikation und Positionskodierung der Buchstaben ist normalerweise ein paralleler Verarbeitungsvorgang, der es dem visuellen Eingangslexikon (7) ermöglicht, eine visuelle Repräsentation des gesamten Wortes zu aktivieren.

Häufig auftretende visuelle Paralexien lassen ein Defizit im visuellen Analysesystem (6) vermuten. Eine komplette Störung des visuellen Analysesystems kann beim buchstabierenden Lesen jedoch ausgeschlossen werden, da die untersuchten Patienten keine Buchstabenstellungsfehler (Positionskodierung) machten und Wortgrenzen einhalten konnten. Die These einer Störung des visuellen Eingangslexikons (7) ist ebenfalls zu verwerfen, da die Patienten bei ausreichender Darbietungszeit in der Lage waren, Wörter nach semantischen Kategorien zu gruppieren; d.h. eine visuelle Repräsentation konnte aktiviert und die entsprechende Bedeutung im semantischen System abgerufen werden. Es ist vielmehr anzunehmen, daß vor allem der Verbindungsweg (i) zwischen visuellem Analysesystem und visuellem Eingangslexikon "defekt" ist und lediglich noch eine serielle Weiterleitung der Buchstabenkette zuläßt. Demzufolge erhält das visuelle Eingangslexikon nur Informationen über einzelne Buchstaben bzw. Buchstabensequenzen, die abgespeichert und später zu einem Wort synthetisiert werden müssen. Dies erklärt bei diesen Patienten auch das sehr zeitintensive sinnerfassende Lesen.

Es ist abschließend noch anzumerken, daß die Verwendung der Hypothese von Hanley und Kay (1991) zur Darstellung am Modell nicht bedeutet, daß dieser Erklärungsansatz richtig und der von Warrington und Shallice falsch ist. Vielmehr ist zu berücksichtigen, daß nicht jedem buchstabierenden Lesen eine identische funktionelle Störung zugrunde liegen muß (Shallice, 1988). Deshalb sollte jeder Patient, der dieses Symptom zeigt, als Einzelfall betrachtet und mit einem expliziten theoretischen Modell in Beziehung gesetzt werden.

3.1.1.2 Phonologisches Lesen

Bei der Oberflächenalexie wird häufig angenommen, daß entweder die Informationsvermittlung vom visuellen Eingangslexikon (7) zum semantischen System (3), also die Ganz-Wort-Verbindung (k) oder auch die Module selbst "defekt" sind und deshalb visuell dargebotene Wörter über eine sublexikalische Route (h) verarbeitet werden müssen. Demzufolge wäre die Oberflächenalexie zu den zentralen Lesestörungen zu rechnen. In der Literatur finden sich jedoch auch Patienten mit phonologischem Lesen, bei denen eine Störung in "früheren" Verarbeitungsschritten angenommen werden muß.

Newcombe und Marshall (1975; 1981; 1984) sowie Holmes (1973; 1978) beschreiben in einer Reihe von Artikeln einen Patienten, der lautierend las und bei unregelmäßig ausgesprochenen Wörtern eine Regularisierungstendenz aufwies. Da auditives Verstehen und Benennen von Wörtern in der Spontansprache möglich war, konnte eine Störung im semantischen System (3) ausgeschlossen werden. Es ist hingegen zu vermuten, daß ein Defizit im visuellen Eingangslexikon (7) verhinderte, daß visuelle Wortrepräsentationen aktiviert und die entsprechenden Bedeutungen im semantischen System (3) abgerufen werden konnten. Diese Beeinträchtigung in einem Modul der Ganz-Wort-Verbindung führte dazu, daß der Patient nur noch mittels der Graphem-Phonem Konvertierung (h) lesen konnte.

Bub, Cancelliere und Kertesz (1985) diagnostizierten bei einem Patienten eine Oberflächenalexie, der hauptsächlich Leseschwierigkeiten bei unregelmäßig buchstabierten, selten vorkommenden Wörtern hatte. Bei einer lexikalischen Entscheidungsaufgabe, bei der zwischen Wörtern (regelmäßige und unregelmäßige) und Nicht-Wörtern differenziert werden sollte, schnitt der Patient verhältnismäßig gut ab (82% richtig). Dies führte zu der Annahme, daß die Repräsentationen jener unregelmäßigen Wörter, die falsch gelesen wurden, dennoch im visuellen Eingangslexikon (7) zu aktivieren waren und die beachtliche Leistung in der lexikalischen Entscheidungsaufgabe ermöglichten. Eine Störung im visuellen Eingangslexikon (7), als Erklärung für die sublexikale Leseroute (h), ist folglich auszuschließen. Vielmehr ist anzunehmen, daß ein Defizit im semantischen System (3) die Ganz-Wort-Verbindung verhindert, da der Patient auch im auditiven Sprachverständnis, im Lesesinnverständnis und in der Wortfindung massive Einschränkungen aufwies. Den Worthäufigkeitseffekt in der Leseleistung des Patienten erklärten Bub et al. mit der Tatsache, daß über die direkte Verbindung (m) vom visuellen Eingangslexikon (7) zum Sprachausgangslexikon (4) hochfrequente Wörter effektiver verarbeitet werden können (s. Kap. 3, 2.2.2).

Im vorangegangenen wurde die Oberflächenalexie als Folge einer Störung im visuellen Eingangslexikon (7) oder im semantischen System (3) erklärt. Howard und Franklin (1987) berichteten von einem Patienten, der eine Oberflächenalexie als Ergebnis von Störungen im Sprachausgangslexikon (4) zeigte: Beim lauten Lesen zeigten sich viele Korrespondenzfehler, da der Patient die Aussprache der Wörter nicht mehr ganzheitlich aus dem Sprachausgangslexikon (4) abrufen konnte und den sublexikalischen Weg über die Graphem-Phonem Konvertierung (h) benützen mußte. Gute Leistungen in einer lexikalischen Entscheidungsaufgabe (97,5 % richtig) und beim Definieren von visuell dargebotenen Wörtern implizierten dagegen eine intakte Repräsentation dieser Wörter im visuellen Eingangslexikon (7) sowie eine korrekte Aktivierung der Bedeutungen im semantischen System (3).

Anhand der beschriebenen Literaturbeispiele wird deutlich, daß eine Störung auf zumindest drei unterschiedlichen Ebenen einer sublexikalischen Verarbeitung mittels der Graphem-Phonem Konvertierung (h) Vorschub leisten kann. Coltheart und Funnell (1987) geben zu bedenken, ob die Ähnlichkeit dieser Patienten, in bezug auf das phonologische Lesen und die damit verbundenen Korrespondenzfehler, es ausreichend rechtfertigt, sie in der Kategorie der Oberflächenalexien zusammenzufassen. Die strittige Frage nach der Notwendigkeit von Syndromklassifikationen wird hier augenscheinlich.

3.1.2 Zentrale Alexien

Im folgenden werden erworbene Lesestörungen dargestellt, die eine Beeinträchtigung in den "tieferen" Verarbeitungsprozessen wie zum Beispiel in der Graphem-Phonem Konvertierung (h), im Zugang zum semantischen System (k) und im semantischen System (3) selbst aufweisen.

3.1.2.1 Phonologisch-lexikalisches Verarbeiten

Schwartz, Saffran und Marin (1980) berichten von einem Patienten mit einer sogenannten "semantischen Alexie", der laut lesen konnte, jedoch meist unfähig war, die gelesenen Wörter vorgegebenen Kategorien zuzuordnen. Da die Leseaufgaben auch unregelmäßig buchstabierte Wörter einschlossen und weder Korrespondenzfehler noch mühsam lautierendes Lesen auftraten, ist eine alleinige Verarbeitung über die Graphem-Phonem Konvertierung (h) auszuschließen. Vielmehr kann angenommen werden, daß dieser Patient Wörter ganzheitlich über das visuelle Eingangslexikon (7) identifizierte und, unter Umgehung des semantischen Systems (3), direkt phonologische Repräsentationen im Sprachausgangslexikon (4) aktivierte. Schlechte Leistungen bei semantischen Gedächtnisaufgaben und im auditiven Sprachverständnis bestätigten diese Annahme.

3.1.2.2 Störung in der sublexikalischen Verarbeitung

Beauvois und Dérouesné (1979) beschrieben einen Patienten, der in einem Lesetest 40 Wörter zwischen vier und neun Buchstaben ohne Probleme lesen konnte, jedoch nur vier von 40 Nicht-Wörtern mit vier oder fünf Buchstaben korrekt produzierte (vgl. Kap. 2, 1.2.3). Um eine Erklärung für das offensichtliche Versagen bei Nicht-Wörtern zu finden, untersuchten Beauvois und Dérouesné, an drei Patienten mit sogenannter "phonologischer Alexie", explizit die Leseleistung für Nicht-Wörter (Shallice, 1988): In einem ersten Test wurde die graphematische Komplexität der Nicht-Wörter variiert. Zum einen konnten die Nicht-Wörter einfach in Phonemketten konvertiert werden, da, wie an dem Beispiel "iko" zu sehen ist, jedem Buchstaben ein Graphem entsprach. Zum anderen wurden strukturell komplexe Nicht-Wörter dargeboten, wie zum Beispiel "cau", bei dem das Graphem <au> aus zwei Buchstaben zusammengesetzt ist. In einem zweiten Test wies die Hälfte der Nicht-Wörter eine phonologische

Ähnlichkeit zu existierenden Wörtern auf. Diese Information wurde den Patienten mitgeteilt.

Ein Patient zeigte schlechtere Leistungen bei graphematisch komplexen Nicht-Wörtern als bei graphematisch einfachen Nicht-Wörtern. Er war jedoch im zweiten Test von der phonologischen Ähnlichkeit mancher Nicht-Wörter zu existierenden Wörtern nicht in seinen Leistungen zu beeinflussen. Im Gegensatz dazu hatte die graphematische Komplexität bei den anderen beiden Patienten keinen Einfluß; Nicht-Wörter mit phonologischer Ähnlichkeit zu existierenden Wörtern konnten sie hingegen signifikant besser lesen (Shallice, 1988).

Beauvois und Dérouesné kamen aufgrund der Untersuchungsergebnisse zu der Hypothese, daß möglicherweise zwei Typen von phonologischer Alexie zu unterscheiden sind: Nichtaphasisch bedingte Störungen auf phonologischem Niveau, d.h. die phonologische Ähnlichkeit zu existierenden Wörtern hat beim ersten Typ keinen positiven Einfluß auf die Leistung und komplexe graphematische Strukturen bereiten mehr Schwierigkeiten als einfache graphematische Strukturen. Der zweite Typ zeigt Störungen auf graphematischem Niveau, d.h. komplexe graphematische Strukturen wirken sich nicht anders aus als graphematisch einfache Strukturen. Hingegen hatte die phonologische Ähnlichkeit mancher Nicht-Wörter zu existierenden Wörtern einen positiven Einfluß auf die Leseleistung.

Für beide Typen ist zusätzlich eine Störung auf der Stufe der Graphem-Phonem Konvertierung (h) zu lokalisieren. Patienten, die jedoch die phonologische Ähnlichkeit von manchen Nicht-Wörtern zu existierenden Wörtern positiv nutzen können, haben zumindest noch die Möglichkeit, diese Nicht-Wörter ganzheitlich über das visuelle Eingangslexikon (7) zu lesen. Patterson (1982) beobachtete nämlich bei einem Patienten die Tendenz, Nicht-Wörter als visuell ähnliche existierende Wörtern zu lesen. Da phonologisch ähnliche Wortpaare meist auch eine visuelle Ähnlichkeit (im Deutschen mehr als im Englischen oder Französischen) aufweisen, kann somit der positive Einfluß der phonologischen Ähnlichkeit in den Untersuchungsergebnissen von Beauvois und Dérouesné erklärt werden. (In einer Studie von 1985 konnten Dérouesné und Beauvois zeigen, daß Nicht-Wörter mit phonologischer Ähnlichkeit zu existierenden Wörtern besser gelesen werden konnten, wenn auch eine visuelle Ähnlichkeit zu den entsprechenden Wörtern bestand.) Das Zustandekommen dieser "visuellen Fehler" läßt vermuten, daß ein Nicht-Wort bzw. dessen Buchstabenkette im visuellen Eingangslexikon (7) nicht als solches identifiziert wird. Statt dessen wird automatisch die Repräsentation eines visuell ähnlichen, tatsächlich existierenden Wortes aktiviert und lautsprachlich realisiert.

Patienten, die jedoch die phonologische Ähnlichkeit mancher Nicht-Wörter zu existierenden Wörtern nicht positiv nutzen können, müssen Nicht-Wörter über die nur residual vorhandene Graphem-Phonem Konvertierung (h) verarbeiten. "Visuelle Fehler" dürften nicht auftreten, da eine ganzheitliche, wenn auch fehlerhafte Verarbeitung über das visuelle Eingangslexikon (7) nicht möglich ist.

3.1.2.3 Aktivierungsstörungen

Warrington und Shallice (1979) beschrieben einen Patienten, der große Schwierigkeiten hatte, einzelne Wörter laut zu lesen, jedoch vieles vom Bedeutungsgehalt dieser Wörter erfassen konnte. Beispielsweise kategorisierte er Wörter, die er nicht laut lesen konnte, richtig als Körperteil, Nahrungsmittel etc. Wurde ihm ein semantischer Hinweis (z.b. Ägypten) gegeben, so konnte er ein zuvor falsch gelesenes Wort (z.B. Pyramide) häufig korrekt produzieren.

Am Modell dargestellt, würde dies bedeuten: Der Patient kann die richtige Repräsentation im visuellen Eingangslexikon (7) und die entsprechende Bedeutung im semantischen System (3) aktivieren, jedoch die Informationsvermittlung (c) vom semantischen System (3) zum Sprachausgangslexikon (4) ist möglicherweise gestört.

Eine zweite Möglichkeit wäre, daß das Aktivationsniveau, notwendig für einen erfolgreichen Zugang zur Wortbedeutung, zu niedrig ist und deshalb nur ein breites "Bedeutungsfeld" im semantischen System (3) aktiviert werden kann. Zusätzliche Defizite im auditiven Wortverständnis bestätigen die zweite "Störungshypothese".

3.1.2.4 Semantische Paralexien

Patienten, bei denen eine Tiefenalexie diagnostiziert wurde, sind keine funktionell homogene Gruppe. Zwar haben alle eine Störung der sublexikalischen Route (h) gemeinsam, jedoch variieren sie in bezug auf die Störungslokalisation in der Ganz-Wort-Route. Manche Autoren, wie zum Beispiel Huber (1989), zählen die "semantische Alexie" (Kap. 3, 3.1.2.1) und die "phonologische Alexie" (Kap. 3, 3.1.2.2), aufgrund der gestörten Graphem-Phonem Konvertierung (h), auch zum Syndromkomplex der Tiefenalexie. Die semantische Paralexie ist das Symptom der Tiefenalexie, das am meisten Interesse erregt hat.

Newcombe und Marshall (1980) vermuten, daß eine alleinige Störung der Graphem-Phonem Konvertierung (h) ausreicht, semantische Fehler zu verursachen: Eine

Normalperson würde niemals "Tandem" als "Fahrrad" lesen, da auf Phonemniveau mittels der Graphem-Phonem Konvertierung eine mögliche Aussprache vorgegeben wird, die von "Fahrrad" so verschieden ist und somit die Produktion dieses Wortes inhibiert.

Patienten mit einer "phonologischen Alexie" (Kap. 3, 3.1.2.2) weisen ebenfalls eine Beeinträchtigung der sublexikalischen Route (h) auf. Semantische Paralexien konnten jedoch nicht beobachtet werden. Dies läßt annehmen, daß zur Störung der Graphem-Phonem Konvertierung (h) auch noch eine Beeinträchtigung in der direkten Verbindung (m) zwischen visuellem Eingangslexikon und Sprachausgangslexikon hinzukommen muß. Wenn diese beiden Verarbeitungswege funktionsunfähig sind, verbleibt nur noch die semantische Route (k).

Wie Nolan und Caramazza (1982) in einer Untersuchung herausfanden, kann auch das semantische System (3) selbst beeinträchtigt sein, da ihr Patient nicht nur beim lauten Lesen, sondern auch beim Benennen semantische Paraphasien produzierte und Einschränkungen im auditiven Wortverständnis aufwies.

3.2 Erworbene Schreibstörungen

Wie bei den erworbenen Lesestörungen, unterscheidet man unter funktionellem Aspekt zwischen zentralen und peripheren Agraphien. Ist das Wissen über Buchstabenfolgen beeinträchtigt, so spricht man von einer zentralen Störung. Treten Probleme in der konkreten Realisierung von Buchstabenfolgen (z.B. in Form von Schreibspuren) auf, so bezeichnet man dies als periphere Störung (Shallice, 1988).

3.2.1 Zentrale Agraphien

Zu den zentralen Schreibstörungen zählen u.a. die lexikalische und die phonologische Agraphie.

3.2.1.1 Korrespondenzfehler

Beauvois und Dérouesné (1981) beschrieben einen Patienten, der in der Lage war, Nicht-Wörter und regulär buchstabierte Wörter korrekt zu schreiben. Bei irregulären Wörtern traten jedoch viele Korrespondenzfehler auf.

Hatfield und Patterson (1983) berichteten ebenfalls von einem Patienten, der hauptsächlich "phonologisch" schrieb. Da der Patient jedoch ab und zu fähig war, orthographisch unregelmäßige Wörter korrekt (z.b."cough", "sign", "aunt", "answer") oder teilweise korrekt (z.b. "sward" statt "sword", "yhaght" statt "yacht") zu schreiben, ist anzunehmen, daß er die Fähigkeit, Buchstabenfolgen aus dem graphematischen Lexikon abzurufen, nicht vollkommen verloren hatte. Existierte zu dem diktierten Wort ein Homophon, so bildete der Patient häufig das falsche Wort, auch wenn aus dem Kontext die Bedeutung völlig klar hervorging (z.b. "sail" statt "sale", "hail" statt "hale").

Patienten mit diesen Symptomen haben ein beeinträchtigtes graphematisches Ausgangslexikon (8), aus dem nur manchmal Teilinformationen über irregulär buchstabierte Wörter abgerufen werden können. Wird häufig statt des intendierten Wortes ein Homophon geschrieben, so ist anzunehmen, daß die schriftsprachliche Verarbeitung vom Sprachausgangslexikon (4) direkt (n) zum graphematischen Ausgangslexikon (8) führt und das semantische System (3) somit umgangen wird. Ist auch diese ganzheitliche Route beeinträchtigt, muß der sublexikale Weg mittels der Phonem-Graphem Konvertierung (g) verwendet werden.

Diese Schreibstörung wird unterschiedlich als Oberflächenagraphie (Huber, 1989), lexikalische Agraphie (Shallice, 1988) oder orthographische Agraphie (de Langen & v. Cramon, 1986) bezeichnet.

3.2.1.2 Störung der Phonem-Graphem Konvertierung

Shallice (1981) berichtet von einem Patienten mit einer sogenannten "phonologischen Agraphie", der in der Lage war, 90% einer Reihe von gebräuchlichen Wörtern nach Diktat korrekt zu schreiben. Abstrakte und weniger häufige Wörter, wie auch Funktionswörter fielen ihm schwerer, trotzdem erfolgten mehr als 80 % richtig. Diese Leistungen standen im Gegensatz zu seiner schlechten Schreibfähigkeit für Nicht-Wörter: Der Patient konnte nur zwei von zehn Nicht-Wörtern, die aus vier Buchstaben bestanden und keines der zehn Nicht-Wörtern, die aus sechs Buchstaben bestanden, korrekt schreiben. Da der Patient Nicht-Wörter sowohl nachsprechen als auch laut lesen konnte, sind die Symptome nicht durch Störungen in anderen sprachlichen Modalitäten zu erklären. Erfolgte ein Nicht-Wort korrekt, so kommentierte der Patient seine Leistung damit, daß er ein existierendes Wort als Überträger verwendet habe, wie z.B. "sym" statt "sim" via das Wort "symbol" (Ellis & Young, 1991; S. 189).

Im Modell würde das bedeuten, daß der Patient existierende Wörter ganzheitlich über das semantische System (3), das Sprachausgangslexikon (4) und das graphematische Ausgangslexikon (8) verarbeitet. Mögliche Probleme bei abstrakten, seltenen Nomina weisen auf einen Worthäufigkeitseffekt im Sprachausgangslexikon hin (Kelter, 1986; Huber, 1989). Nicht-Wörter wie auch Funktionswörter (Badecker & Caramazza, 1987) müssen jedoch einzelheitlich über die Phonem-Graphem Konvertierung (g) verarbeitet werden, die im Falle dieses beschriebenen Patienten gestört war. Dies konnte auch noch durch die Tatsache belegt werden, daß der Patient unfähig war, Einzellaute nach Diktat zu schreiben.

Die oben beschriebene Ersatzstrategie für das korrekte Schreiben von Nicht-Wörtern bedeutet, daß im Sprachausgangslexikon (4) die Repräsentation eines existierenden Wortes, das dem Nicht-Wort phonologisch teilweise ähnlich ist, aktiviert wird. Nach einem strukturellen Vergleich beider Lautformen wird im graphematischen Ausgangslexikon (8) aus der, sowohl für das Wort als auch das Nicht-Wort, identischen Phonemfolge eine abstrakte graphematische Buchstabensequenz erstellt. Diese kann dann schriftlich realisiert werden.

In Untersuchungen von Bub und Kertesz (1982) wie auch von Hier und Mohr (1977) wurde beobachtet, daß Patienten mit starken Wortfindungsstörungen in der Spontansprache, also einer Störung im Sprachausgangslexikon (4), trotzdem in der Lage waren schriftlich zu benennen. Eine Erklärung dafür bietet die getrennte Anordnung von Sprachausgangslexikon (4) und graphematischem Ausgangslexikon (8) im Modell von Ellis und Young (1991). Dadurch können beide Module unabhängig voneinander Informationen aus dem semantischen System (3) abrufen und weiterverarbeiten.

3.2.1.3 Semantische Paragraphien

Analog zur "semantischen Paralexie" (Kap. 3, 3.1.2.4) müssen bei semantischen Schreibfehlern neben einer Störung der sublexikalischen Verarbeitung (g) auch Defizite in der Ganz-Wort-Route angenommen werden.

Bub und Kertesz (1982) berichteten über einen Patienten, der 17 von 20 Nomina richtig nach Diktat schreiben konnte. Die orthographische Komplexität schien keinen Einfluß auf seine Leistungen zu haben. Hingegen konnten nur sechs von 20 Funktionswörtern und fünf von 20 Nicht-Wörtern korrekt geschrieben werden. Die Schreibfehler des Patienten bei Substantiven stellten zum größten Teil semantische Paragraphien dar (z.B. "time" statt "watch", "haven" statt "sun"); Funktionswörter wurden entweder ausgelassen oder durch andere ersetzt. Da das auditive Verständnis wie auch das Lesesinnverständnis intakt waren, ist eine Störung im semantischen System (3) auszuschließen. Der Patient produzierte außerdem weder beim lauten Lesen noch in der Spontansprache semantische Fehler. Daher kann auch das Sprachausgangslexikon (4) bzw. die Verbindung (c) vom semantischen System zum Sprachausgangslexikon nicht beeinträchtigt sein. Es muß vielmehr angenommen werden, daß eine Störung in der Verbindung (o) zwischen semantischem System (3) und graphematischem Ausgangslexikon (8) für die semantischen Paragraphien verantwortlich ist.

Im Gegensatz dazu produzierte ein Patient von Newcombe und Marshall (1980) neben rein semantischen Paragraphien auch neologistisch entstellte semantische Paragraphien. Er schrieb zum Beispiel anstatt "cousin" den Neologismus "nephil", der dem Wort "nephew" entspricht, oder anstelle von "parrot" den Neologismus "canisty", der auf das Wort "canary" zurückzuführen ist (vgl. S.47). Bei diesem Patienten ist neben einer Verbindungsstörung (o) zwischen semantischem System (3) und graphematischem Ausgangslexikon (8) auch noch ein Defekt im graphematischen Ausgangslexikon (8) selbst anzunehmen. Alle anderen sprachlichen Modalitäten wiesen keine semantischen Störungen auf.

3.2.1.4 Schreiben ohne Semantik

Kohn und Friedman (1986) und Patterson (1986) beschrieben Patienten, die gesprochene Wörter hören und wiederholen, diese aber nicht verstehen können. Beim Schreiben nach Diktat war auffällig, daß bei orthographisch irregulären Wörtern keine orthographischen Paragraphien zu verzeichnen waren. Die Buchstabenfolgen, die diese Patienten produzierten, mußten demnach aus dem graphematischen Ausgangslexikon (8) abgerufen worden sein.

Patterson (1986) vermutet eine direkte Verbindung (d) vom auditiven Eingangslexikon (2) zum Sprachausgangslexikon (4) und weiter (n) zum graphematischen Ausgangslexikon (8). Diese Patienten haben ein intaktes Lesesinnverständnis, d.h. sie können lesen, was sie geschrieben haben, und somit auch verstehen, was ihnen gesagt wurde (Bramwell, 1897). Es ist daher eine Störung in der Verbindung (b) zwischen auditivem Eingangslexikon (2) und semantischem System (3) anzunehmen.

3.2.2 Periphere Agraphien

Im folgenden werden periphere Agraphien dargestellt, die Störungen auf dem Graphemniveau (9), dem allographischen Niveau (10) und in der Auswahl der graphisch-motorischen Übertragungsmuster (11) aufweisen.

3.2.2.1 Störung auf Graphemniveau

Miceli, Silveri und Caramazza (1985; 1987) berichteten von einem Patienten, der weder aphasische noch alektische Störungen aufwies, jedoch beim Schreiben von Wörtern und Nicht-Wörtern nach Diktat Buchstaben hinzufügte, ausließ, ersetzte oder umstellte. Ähnliche Fehler zeigten sich auch beim mündlichen Buchstabieren. Die Kopierfähigkeit war hingegen gut erhalten. Die Beeinträchtigung betraf existierende Wörter wie auch Nicht-Wörter, und es traten keine orthographischen Paragraphien auf. Diese hätten auf ein möglicherweise defektes graphematisches Ausgangslexikon hingewiesen. Es ist daher eine Störung auf dem Graphemniveau (9) anzunehmen, also der Stelle, an der die Verarbeitung existierender Wörter über das graphematische Ausgangslexikon (8) und die Verarbeitung von Nicht-Wörtern über die Phonem-Graphem Konvertierung (g) zusammenlaufen.

3.2.2.2 Störung auf allographischem Niveau

Ein Patient von Goodman und Caramazza (1986) zeigte beim Schreiben nach Diktat Graphemsubstitutionen. Er schrieb beispielsweise "starze" statt "starve", "tierce" statt "pierce" oder "wumb" statt "bump". Bei Nicht-Wörtern erfolgten ähnliche Fehler. Da jedoch das mündliche Buchstabieren ohne Buchstabensubstitutionen erfolgte, kann eine Störung des Graphemniveaus (9) ausgeschlossen werden. Vielmehr muß angenommen werden, daß der allographische Prozeß (10), der anhand der graphematischen Information visuell-räumliche Buchstabenformen aktiviert, gestört ist.

3.2.2.3 Störung der graphisch-motorischen Übertragungsmuster

Baxter und Warrington (1986) beschrieben einen Patienten, der unfähig war, Wörter, unabhängig von der Worthäufigkeit oder Länge, fehlerfrei zu schreiben. Seine Fehler bestanden neben der Addition und Substitution falscher Buchstaben, auch aus Buchstabenfragmenten und buchstabenähnlichen Formen. Da der Patient in der Lage war korrekt mündlich zu buchstabieren, die Form der Buchstaben zu beschreiben und Wörter wie auch Gegenstände zu kopieren, können Störungen auf dem Graphemniveau (9), dem allographischen Niveau (10) und Beeinträchtigungen räumlich-konstruktiver Leistungen (aufgrund der guten Kopierleistungen) ausgeschlossen werden. Baxter und Warrington vermuten vielmehr, daß die Schwierigkeiten des Patienten auf ein mangelndes Wissen über die motorische Abfolge, auf dem Niveau graphisch-motorischer Übertragungsmuster (11), zurückzuführen sind.

4 Zusammenfassung

Erworbene Schriftsprachstörungen sind ein Untersuchungsgegenstand der kognitiven Neuropsychologie. Daher war es Ziel dieses Kapitels, sowohl die Theorien und Methoden der kognitiven Neuropsychologie als auch ein kognitives Verarbeitungsmodell für alle sprachlichen Modalitäten (Sprechen, Verstehen, Lesen und Schreiben) vorzustellen.

Im ersten Bereich des dritten Kapitels wurde, nach einer historischen Einführung, der kognitiv neuropsychologische Ansatz erläutert: Das Modularitätskonzept besagt, daß mentale Funktionsweisen durch Module und Übertragungswege organisiert sind. Bei einer erworbenen Hirnschädigung kann die "Arbeit" einiger Module gestört sein, hingegen die Operationsfähigkeit anderer Module intakt bleiben. Der Aufbau des modularen kognitiven Systems wird durch die funktionelle Unabhängigkeit verschiedener kognitiver Leistungen bei Gesunden und durch das Auftreten von Dissoziationen in diesen kognitiver Prozesse bei hirnverletzten Patienten bestimmt. Zwei kognitive Leistungen können folglich nur dann auf eine modulare Einheit zurückgeführt werden, wenn beide Prozesse nicht unabhängig voneinander gestört sein können. Normale kognitive Funktionsweisen helfen, die Struktur beeinträchtigter und intakter Funktionsweisen neuropsychologischer Patienten zu erklären. Aber auch die Gesetzmäßigkeiten der eingeschränkten und intakten Leistungen von Hirnverletzten ermöglichen es, Schlußfolgerungen über normale kognitive Prozesse zu ziehen. Neuropsychologische Erkenntnisse, die mittels dieser konvergierenden Operationen gewonnen werden, führen dazu, daß eine Syndromklassifizierung unter funktionellem Aspekt häufig nicht mehr möglich ist. Daher werden im Rahmen dieser Arbeit Syndrome nur als gebräuchliche Abkürzungen für weitgefaßte Symptomgruppen verwendet.

Im zweiten Teil dieses Kapitels wurde das funktionelle Modell von Ellis und Young (1991) vorgestellt, das die Verarbeitungsprozesse in allen sprachlichen Modalitäten vereinfacht darzustellen versucht.

Nach einer Erläuterung der verschiedenen Module und Übertragungsrouten, wurden im dritten Teil verschiedene schriftsprachliche Symptome mit Hilfe des Modells funktionell erklärt. Dieses Verarbeitungsmodell und die dem Modell zugrundeliegenden Theorien der kognitiven Neuropsychologie bilden die Grundlage für die "neurolinguistische Aufgabensammlung zur Erfassung schriftsprachlicher Leistungen".

Kapitel 4
Eine neurolinguistische Aufgabensammlung zur Erfassung schriftsprachlicher Leistungen

1 Konzeption und Gestaltung der Aufgabensammlung

1.1 Theoretische Überlegungen

Unter dem Begriff "schriftsprachliche Leistung" werden verschiedene Verarbeitungsprozesse des Schriftsprachsystems zusammengefaßt. Man unterscheidet zwischen lautem und leisem Lesen und zwischen freiem Schreiben und Schreiben nach Diktat (vgl. Kap. 3, 2.3). Nach einer erworbenen Hirnschädigung können diese schriftsprachlichen Verarbeitungsprozesse in unterschiedlichem Maße beeinträchtigt sein.

Bisher finden sich im deutschsprachigen Raum nur wenig Diagnoseverfahren, die eine differenzierte Erfassung erworbener schriftsprachlicher Störungen ermöglichen. Der Untertest "Schriftsprache" des Aachener Aphasietests (Huber, Poeck, Weniger & Willmes, 1983) beispielsweise stellt nur global das Vorliegen von Lese- und/oder Schreibstörungen fest. Eine Aussage über die der spezifischen Störung zugrundeliegenden gestörten Verarbeitungsprozesse und möglichen Kompensationsstrategien kann jedoch nicht getroffen werden.

Die folgende Aufgabensammlung hat daher das Ziel, neben einer präzisen Symptombeschreibung Aufschluß über intakte und gestörte schriftsprachliche Verarbeitungsprozesse zu geben, Kompensationsstrategien aufzuzeigen, die Abgrenzung zu verwandten Störungsbildern zu erleichtern und detaillierte Informationen für die therapeutische Intervention bereitzustellen. Auf eine Syndromklassifizierung wird aus bereits erwähnten Gründen verzichtet (vgl. Kap. 3, 1.2.5).

Der Aufgabensammlung liegt das funktionale Modell zur schriftsprachlichen Verarbeitung von Ellis und Young (1991) zugrunde (s. Abb. 7, S. 88). Die im Modell dargestellten Verarbeitungsprozesse bestimmen den Aufgabenaufbau und veranschaulichen die geforderten schriftsprachlichen Leistungen.

Die einzelnen Aufgaben der Aufgabensammlung stammen, mit Modifikationen, teils aus bereits bestehenden Untersuchungsprogrammen (Aachener Aphasietest, Untertests "Schriftsprache" und "Sprachverständnis", Huber, et al. 1983; Aufgaben zur neurolinguistischen Untersuchung der Schriftsprache, de Langen, 1988) und aus Untersuchungen zur Alexie- und Agraphieforschung (Hanley & Kay, 1991; Ellis & Young, 1988; Kelter, 1990; Engl, Kotten, Ohlendorf & Poser, 1982).

Die Auswertung der Aufgaben erfolgt sowohl quantitativ als auch qualitativ. Die Daten aus der quantitativen Auswertung aller Aufgaben ermöglichen die Erstellung eines Leistungsprofils. Die Ergebnisse der qualitativen Auswertung verhelfen zu einer präzisen Symptombeschreibung und gezielten Therapieplanung.

Die Entwicklung der Aufgabensammlung erfolgte ohne empirische Voruntersuchung und beruht nur auf Ergebnissen der Alexie- und Agraphieforschung und den klinischen Erfahrungen der Verfasserin. Eine vorausgehende Untersuchung mit dem Aachener Aphasietest ist daher bei erworbenen Schriftsprachstörungen notwendig, um global zwischen einer aphasisch bedingten oder modalitätsspezifischen Schriftsprachstörung zu unterscheiden und um Informationen über primär sprachliche Leistungen (Spontansprache, Nachsprechen, Benennen, auditives Sprachverständnis) zu erhalten.

1.2 Aufbau der Aufgabensammlung

In der Aufgabensammlung wird zwischen Basisaufgaben und Vertiefungsaufgaben unterschieden.

Die 10 Basisaufgaben sollen dem Untersucher einen groben Eindruck über die schriftsprachlichen Leistungen des Patienten vermitteln: Der erste Teil bezieht sich auf das laute Lesen und das Lesesinnverständnis. Im zweiten Teil wird zum einen das Schreiben nach Diktat und zum anderen das freie Schreiben in Form von schriftlichen Benennaufgaben überprüft. Die Aufgaben sind im Lese- und im Schreibteil jeweils nach ihrer sprachlicher Komplexität angeordnet. Versagt der Patient in einem Untersuchungsbereich, z.B. beim Lesen von Sätzen, so ist ein Abbruch nach Beendigung dieser Aufgaben möglich und das Überprüfen auf Textebene somit hinfällig.

Die 22 Vertiefungsaufgaben sollen der genauen Überprüfung der einzelnen schriftsprachlichen Verarbeitungsprozesse dienen und bestehen ebenfalls schwerpunktmäßig aus einem Lese- und einem Schreibteil. Da unter funktionellem Aspekt das Lesen und Schreiben eng miteinander verbunden ist, sollten auch bei Patienten mit "reinen" Lese- oder Schreibstörungen beide Schwerpunkte der Vertiefungsaufgaben durchgeführt werden.

Der Leseteil nimmt Bezug auf die Graphem-Phonem Konvertierung, die graphematisch-phonologische Analyse und Synthese, das lexikalisch-phonologische Verarbeiten und das lexikalisch-semantische Verarbeiten.

Die Vertiefungsaufgaben zum Schreiben wurden den Bereichen Phonem-Graphem Konvertierung, phonologisch-graphematische Analyse und Synthese, lexikalisch-phonologisches Verarbeiten und lexikalisch-semantisches Verarbeiten zugeordnet.

Die einzelnen Aufgaben innerhalb eines Bereiches stellen Anforderungen an denselben Verarbeitungsschritt und sind in ihrer Komplexität in etwa gleichwertig. Um die Aussagekraft in bezug auf diese spezifischen Verarbeitungsleistungen zu erhöhen, sollten alle Aufgaben eines Bereiches durchgeführt werden. Die Aufgabensammlung ist nicht nur für die Anfangsuntersuchung gedacht, sondern soll auch für die Verlaufsbeobachtung Leistungsveränderungen dokumentieren. Hierbei ist es möglich, nur einzelne Aufgabenbereiche, die bei der Erstuntersuchung zu schlechten Ergebnissen führten, isoliert zu wiederholen.

1.3 Materialbeschreibung

Die Auswahl der Wörter (Nomina, Verben, Adjektive, Funktionswörter) erfolgte aus den Listen von Gräbnitz (1982). Die Pseudowörter (Nonsenswörter, die visuelle Ähnlichkeit zu existierenden Wörtern haben, z.B. Beime, Löffer, trinkern etc.) und legalen Neologismen (Nonsenswörter, die keine Ähnlichkeit zu existierenden Wörtern aufweisen, aber der deutschen Phonotaktik entsprechen, z.B. lipung, dröhle, stasig etc.) wurden von der Verfasserin zusammengestellt. Bei den Neologismen, die nicht der deutschen Phonotaktik entsprechen, handelt es sich um finnische Wörter (z.B. työntö, myyjä, pääskynen etc.). Die Sätze wurden nach den jeweiligen aufgabenspezifischen Kriterien zusammengestellt. Die Auswahl der Texte erfolgte nach folgenden Gesichtspunkten: Thema und Wortwahl sollten nicht bildungsabhängig sein und auf aufgabenspezifische linguistische Aspekte, wie grammatische und syntaktische Komplexität Bezug nehmen. Die Texte sind dem Buch "Sag's besser!" (Földeak, 1990), einem Arbeitsbuch für fortgeschrittene Deutschlerner, entnommen. Die Bildkarten stellen Strichzeichnungen von Objekten, Situationen und Handlungen dar und wurden speziell für die Aufgabensammlung gezeichnet.

1.4 Auswertung der Ergebnisse

Die Beurteilung der schriftsprachlichen Leistungen nach den Kriterien "richtig" oder "falsch" soll neben der Fehlerquantität in den verschiedenen schriftsprachlichen Modalitäten (lautes Lesen, Lesesinnverständnis, Schreiben nach Diktat, spontanes Schreiben) auch Auskunft über die Verarbeitungsprozesse (sublexikalisches und lexikalisches Verarbeiten) geben. Außerdem soll die Erstellung eines Leistungsprofils ermöglicht werden.

Ziel der qualitativen Fehleranalyse innerhalb jeder Aufgabe ist es, einen Leistungsvergleich zwischen funktionell verwandten Aufgaben zu ermöglichen, die Symptombeschreibung zu unterstützen, als Therapiegrundlage zu dienen und die Differentialdiagnose zu erleichtern.

1.4.1 Basisaufgaben

In der quantitativen Auswertung wird aus der Summe der Fehler die Gesamtfehlerzahl berechnet (die maximale Fehlerzahl hängt von der aufgabenspezifischen Itemanzahl ab und wird daher für jede Aufgabe speziell angegeben). Eine abgestufte Beurteilung wie "Ähnlichkeit mit der Zielform" oder "geringe Ähnlichkeit mit der Zielform", die einem entsprechenden Punkteschema entspricht, wird nicht verwendet (vgl. Huber et al., 1983, Aachener Aphasietest, Testauswertung; de Langen, 1988, Aufgaben zur neurolinguistischen Untersuchung der Schriftsprache, Testauswertung), da in der qualitativen Auswertung eine genaue Fehlerklassifizierung vorgenommen wird.

Mit Hilfe der Gesamtfehlerzahl kann für jede Aufgabe der Prozentsatz der korrekten Ergebnisse angegeben werden: Aus der Differenz zwischen Gesamtfehlerzahl und Stimulusanzahl ergibt sich die Summe der korrekten Ergebnisse. Diese wird mit 100 multipliziert und durch die Itemanzahl dividiert. Aufgaben, die auf Grund der Abbruchkriterien (s. Kap. 4, 1.2), nicht durchgeführt werden, sind mit 0% korrekte Ergebnisse zu bewerten. Die in jeder Aufgabe gewonnenen Prozentwerte (Dezimalwerte werden auf- oder abgerundet) können in ein Diagramm eingezeichnet werden und ergeben ein Profil, das die schriftsprachlichen Leistungen widerspiegelt (Abb. 8a/8b).

Die quantitative Auswertung wird durch sogenannte "nicht-linguistische" Parameter erweitert, die aufgabenspezifisch ausgewählt wurden. Diese Parameter beinhalten "Reaktionen", die als "Fehler" gewertet werden müssen, und bilden somit einen Übergang von der quantitativen zur qualitativen Auswertung.

Abb. 8a: »Basisaufgaben« (prozentualer Anteil der korrekten Ergebnisse)

B 1 : Lesen von Einzelwörtern:

B 2 : Lesen von Sätzen:

B 3 : Lesen eines Textes (Text I/Text II):

B 4 : Lesesinnverständnis auf Satzebene:

B 5 : Lesesinnverständnis auf Textebene (Text I/Text II):

B 6 : Schreiben von Einzelwörtern nach Diktat:

B 7 : Schreiben von Sätzen nach Diktat:

B 8 : Schreiben eines Textes nach Diktat:

B 9 : Schriftliches Benennen nach Bildvorlage (Objekte):

B 10: Schriftliches Benennen nach Bildvorlage (Situationen/Handlungen):

Abb. 8b: Leistungsprofil »Basisaufgaben«

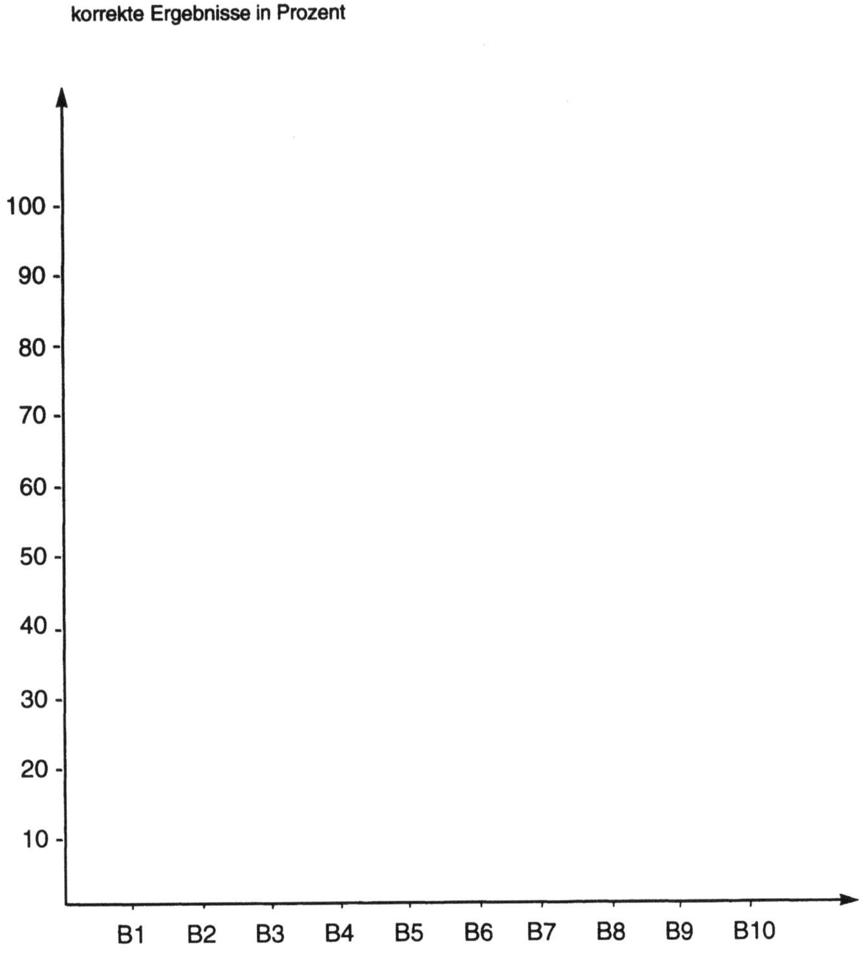

korrekte Ergebnisse in Prozent

Mögliche "nicht-linguistische" Parameter in den Basisaufgaben »Lesen« sind:
- keine Reaktion: Der Patient zeigt trotz mehrfacher Aufforderung (zu lesen etc.) keine Reaktion.
- Perseverationen: Der Patient produziert mehrmals dieselbe lautsprachliche Äußerung trotz wechselnder Stimuli.
- Automatismen: Der Patient produziert eine mehrfach wiederkehrende formstarre Äußerung, die aus neologistischen Silbenabfolgen, beliebigen Wörtern oder Phrasen besteht und die weder in den lexikalischen noch in den syntaktischen Kontext paßt.
- Gesten: Der Patient produziert anstatt der sprachlichen Äußerungen nur Gesten.
- Einzellaute: Der Patient produziert anstatt des verlangten Wortes/Satzes nur Einzellaute, die noch kein Wortfragment darstellen.
- Wortfragmente/Satzfragmente: Der Patient produziert anstelle des verlangten Wortes/Satzes nur Wortfragmante (Anfangssilbe etc.) bzw. Satzfragmente.
- Selbstkorrektur: Der Patient verbessert das zuvor falsche Ergebnis.
- Lesetempo: Der Therapeut soll vermerken, inwieweit das Lesetempo dem Leistungsstand des Patienten entspricht.

Mögliche "nicht-linguistische" Parameter in den Basisaufgaben »Schreiben« sind:
- keine Reaktion: Der Patient zeigt trotz mehrfacher Aufforderungen keine Reaktion.
- Perseveration: Der Patient produziert mehrmals dieselbe schriftliche Äußerung trotz wechselnder Stimuli.
- Zeichnung: Der Patient produziert anstelle der schriftlichen Äußerung eine Zeichnung (z.B. anstatt des Wortes "Haus" zeichnet er ein Haus)
- Buchstabenfragmente: Der Patient produziert anstelle des verlangten Buchstabens/ Wortes/Satzes nur Buchstabenfragmente oder buchstabenähnliche Zeichen.
- Einzelbuchstaben: Der Patient produziert anstatt des verlangten Buchstaben/Wortes/ Satzes nur Einzelbuchstaben.
- Einzelwörter: der Patient produziert anstatt des verlangten Satzes nur einzelne Wörter.
- Selbstkorrektur: Der Patient verbessert das zuvor falsche Ergebnis.
- Schreibtempo: Der Therapeut soll vermerken, inwieweit das Schreibtempo dem Leistungsstand des Patienten entspricht.

Für die qualitative Fehleranalyse wurde für jede Aufgabe ein Auswertungskatalog erstellt (de Langen 1988, S. 289; Huber, 1989, S. 173), der Aufschluß über die Art der Fehler (phonematische Paralexien etc.) geben soll. Außerdem ermöglicht eine, den Kriterien der Itemauswahl entsprechende, aufgabenspezifische Liste eine Beurteilung der Fehler in bezug auf den Wortlängen-, Wortklassen-, Worthäufigkeits- und Konkretheitseffekt. Mit den gewonnenen Daten aus den einzelnen Aufgaben lassen sich nun Vergleiche zwischen einzelnen bereichsspezifischen Aufgaben (z.B. "Lesen von Einzelwörtern" und "Lesen von Sätzen") und zwischen Aufgaben im Lese- und Schreibbereich (z.B. "Lesen von Einzelwörtern" und "Schreiben von Einzelwörtern nach Diktat") in bezug auf die Fehlerqualität durchführen. Eine Beurteilung der intakten bzw. gestörten Verarbeitungsprozesse sowie möglicher Kompensationsstrategien sollte jedoch erst nach Durchführung der Vertiefungsaufgaben erfolgen.

Alle möglichen "linguistischen Parameter" der qualitativen Auswertung in den Basisaufgaben »Lesen« sind:
- phonematische Paralexien: Ersetzen, Hinzufügen, Auslassen oder Umstellen eines Lautes: [banale] anstatt [banane];
- phonematische Neologismen: Lautliche Veränderung, durch die das Zielwort nicht mehr identifizierbar ist: [krota] anstatt [auto];
- semantische Paralexien: Produktion eines dem Zielwort inhaltlich verwandten Wortes: [stuhl] anstatt [sofa];
- morphematische Paralexien: Veränderung der morpho-syntaktischen Struktur des Zielwortes: [frau] anstatt [frauen];
- visuelle Paralexien: Produktion eines dem Zielwort visuell ähnlichen Wortes (im Deutschen besteht meistens auch eine phonematische Ähnlichkeit!): [tasse] anstatt [taste];
- Korrespondenzfehler: Falsche Aussprache und/oder Betonung aufgrund direkter Graphem-Phonem Konvertierung: [fase] anstatt [vase];
- Ableitungsfehler: Das produzierte Wort enthält Kompositumteile oder Morpheme des Zielwortes in Kombination mit neuen Segmenten: [sporten] anstatt [sportler];
- Vernachlässigungsfehler: Auslassung von Kompositumteilen oder Morphemen des Zielwortes: [gummipolster] anstatt [schaumgummipolster];
- Ratefehler: Ein Wort wird aufgrund einer Teilinformation fehlerhaft ergänzt oder ein Satz wird durch falsche Schlüsse aus der Satzsematik fehlerhaft weitergelesen: [hausbau] anstatt [hausbrand];
- Reversionsfehler: Verwechslung formähnlicher, enantiomorpher und schwach-markierter Buchstaben: [gadel] anstatt [gabel];
- Fehler in Abhängigkeit von der Wortlänge/Satzlänge: Der Therapeut soll vermerken, inwieweit die Wort- bzw. Satzlänge die Leseleistung des Patienten beeinflußt;
- Fehlerverteilung innerhalb der Wortklassen: Der Therapeut soll vermerken, inwieweit ein Wortklasseneffekt (Nomina, Verben, Adjektive, Fremdwörter, Funktions-

wörter, Pseudowörter, legale Neologismen), ein Worthäufigkeitseffekt (hochfrequente Wörter, niederfrequente Wörter) und ein Konkretheitseffekt (konkrete Wörter, abstrakte Wörter) vorliegen. Unter der Rubrik "Sonstiges" können weitere Auffälligkeiten wie z.B.: ...der Patient ist leicht ablenkbar, ...ist wenig belastbar,...hat die Aufgabenstellung nicht verstanden... etc. vermerkt werden.

Alle möglichen "linguistischen Parameter" in den Basisaufgaben »Schreiben« sind:
- graphematische Paragraphien: Fehlerhafte Veränderung der Graphem und Phonemstruktur des Zielwortes. Zu diesen Paragraphien zählen:
-- Graphemauslassung: Auslassen eines Graphems, das in der Graphemstruktur des Zielwortes repräsentiert ist: <witer> anstatt <winter>;
-- Graphemersetzung: Ersetzen eines Graphems durch ein anderes, das nicht in der Graphemstruktur des Zielwortes repräsentiert ist: <banale> anstatt <banane>;
-- Graphemhinzufügung: Hinzufügen eines Graphems, das nicht zur graphematischen Struktur des Zielwortes gehört: <austo> anstatt <auto>;
-- Graphemvertauschung: Vertauschen zweier Grapheme hinsichtlich ihrer Position in der Sequenz: <gagare> anstatt <garage>;
-- Graphemvorwegnahme: Ein Graphem wird an einer früheren Stelle der Graphemsequenz geschrieben und dann an der richtigen Stelle wiederholt: <bleiftift> anstatt <bleistift>;
- graphematische Neologismen: graphematische Veränderungen, durch die das Zielwort nicht mehr identifizierbar ist: <ruter> anstatt <tisch>;
- semantische Paragraphien: Produktion eines dem Zielwort inhaltlich verwandten Wortes: <radio> anstatt <fernseher>;
- orthographische Paragraphien: Fehlerhafte Veränderung der Graphem- nicht aber der Phonemstruktur des Zielwortes, durch direkte Phonem-Graphem Konvertierung; Das Wissen um die jeweilige wortspezifische orthographische Konvention fehlt: <garasche> anstatt <garage>;
- Reversionsfehler: Verwechslung formähnlicher, enantiomorpher und schwachmarkierter Buchstaben: <mann> anstatt <wann>;
- Abbruchphänomen: Die Produktion bricht nach einigen Buchstaben (oder auf Satzebene: nach einigen Wörtern) ab, wobei im bereits Geschriebenen meist keine Fehler vorhanden sind. Der Patient versucht nicht, das angefangene Wort zu vervollständigen: <mi> anstatt <milch>;
- Fehlerzunahme im letzten Wort- bzw. Satzteil: Es kommt überwiegend im letzten Teil des Wortes/Satzes zu graphematischen Paragraphien oder Neologismen, während der erste Teil des Wortes/Satzes fehlerfrei ist: <freitchsch> anstatt <freitag>;

- Fehler in Abhängigkeit von der Wort- bzw. Satzlänge: Der Therapeut soll vermerken, inwieweit die Wort- bzw. Satzlänge die Schreibleistungen des Patienten beeinflußt;
- Fehlerverteilung innerhalb der Wortklassen: Der Therapeut soll vermerken, inwieweit ein Wortklasseneffekt (Nomina, Verben, Adjektive, Funktionswörter, Fremdwörter), ein Worthäufigkeitseffekt (hochfrequente Wörter, niederfrequente Wörter) und ein Konkretheitseffekt (konkrete Wörter, abstrakte Wörter) vorliegen. Unter der Rubrik "Sonstiges" können weitere Auffälligkeiten, wie z.B. graphomotorische Probleme, vermerkt werden.

1.4.2 Vertiefungsaufgaben

Für die quantitative Auswertung wird, entsprechend den Basisaufgaben, in jeder Aufgabe eine Gesamtfehlerzahl berechnet, die eine Darstellung des prozentualen Anteils der korrekten Ergebnisse ermöglicht. Um jedoch die Leistung eines Verarbeitungsbereiches, z.B. der Graphem-Phonem Konvertierung, graphisch darzustellen, werden die errechneten Prozentwerte aller Aufgaben, die zu diesem Verarbeitungsbereich gehören, addiert und durch die entsprechende Aufgabenanzahl dividiert. Die aus jedem Verarbeitungsbereich gewonnenen Mittelwerte können in ein Diagramm eingezeichnet werden und ergeben ein Leistungsprofil (Abb. 9a/9b/9c). Zusammen mit den Daten aus den Basisaufgaben können nun globale Aussagen über intakte und gestörte Verarbeitungsschritte und den Einsatz möglicher Kompensationsstrategien beim Lesen und Schreiben getroffen werden.

Auch für die quantitative Auswertung der Vertiefungsaufgaben wurden "nicht-linguistische Parameter" aufgeführt. Da einige jedoch mit den "nicht-linguistischen Parametern" der Basisaufgaben übereinstimmen und alle übrigen, aufgabenspezifischen Parameter bei der inhaltlichen Darstellung der Aufgabensammlung (s. Kap. 4, 2) vorgestellt werden, wird im folgenden auf eine Beschreibung verzichtet.

Entsprechend den Basisaufgaben wurde auch für jede Vertiefungsaufgabe ein detaillierter Auswertungskatalog zusammengestellt. Dieser soll Aufschluß über die Art der Fehler geben. Auf die Darstellung der linguistischen Parameter der qualitativen Auswertung soll an dieser Stelle ebenfalls verzichtet werden, da sie teilweise mit den linguistischen Parametern der Basisaufgaben »Lesen/Schreiben« identisch sind und bei der inhaltlichen Darstellung der Aufgabensammlung beschrieben werden.

Für jede Vertiefungsaufgabe wurden die geforderten Verarbeitungsschritte am Modell von Ellis und Young (1991) veranschaulicht. Daher können nach einem Feh-

Abb. 9a: »Vertiefungsaufgaben Lesen« (prozentualer Anteil der korrekten Ergebnisse)

1. Graphem-Phonem Konvertierung
V L 1_1 Zuordnen von gleichen Buchstaben:
V L 1_2 Buchstaben benennen:
mittlerer Prozentwert: : 2 =

2. Graphematische/phonologische Analyse und Synthese
V L 2_1 Visuell dargebotene Wörter buchstabieren:
V L 2_2 Bestimmen der Buchstabenposition bei visueller Wortvorgabe:
V L 2_3 Lesen einer handschriftlichen Vorgabe:
V L 2_4 Wörter aus vorgesprochenen Buchstabenfolgen bilden:
mittlerer Prozentwert: : 4 =

3. Lexikalisch-phonologisches Verarbeiten
V L 3_1 Lexikalisches Entscheiden:
V L 3_2 Erkennen gleicher Wörter:
V L 3_3 Über phonematische Ähnlichkeiten entscheiden:
mittlerer Prozentwert: : 3 =

4. Lexikalisch-semantisches Verarbeiten
V L 4_1 Wort-Bild Zuordnung:
V L 4_2 Wort-Wort Zuordnung:
V L 4_3 Bewerten von richtigen oder falschen Aussagesätzen:
mittlerer Prozentwert: : 3 =

Abb. 9b: »Vertiefungsaufgaben Schreiben« (prozentualer Anteil der korrekten Ergebnisse)

1. Phonem-Graphem Konvertierung
V S 1_1 Buchstaben identifizieren:
V S 1_2 Buchstabendiktat:
mittlerer Prozentwert: : 2 =

2. Phonologische und graphematische Analyse und Synthese
V S 2_1 Auditiv dargebotene Wörter buchstabieren:
V S 2_2 Zusammensetzen diktierter Einzelwörter aus Einzelbuchstaben:
V S 2_3 Graphemlücken ergänzen:
V S 2_4 Bestimmen der Graphemposition nach auditiver Wortvorgabe:
mittlerer Prozentwert: : 4 =

3. Lexikalisch-phonologisches Verarbeiten
V S 3_1 Zusammensetzen von diktierten Wörtern und Sätzen aus Einzelwörtern:
V S 3_2 Identifizieren von auditiv dargebotenen Wörtern in Sätzen:
mittlerer Prozentwert: : 2 =

4. Lexikalisch-semantisches Verarbeiten
V S 4_1 Fehler korrigieren (Einzelwörter):
V S 4_2 Fehler korrigieren (Text):
mittlerer Prozentwert: : 2 =

Abb. 9c: Leistungsprofil »Vertiefungsaufgabe«

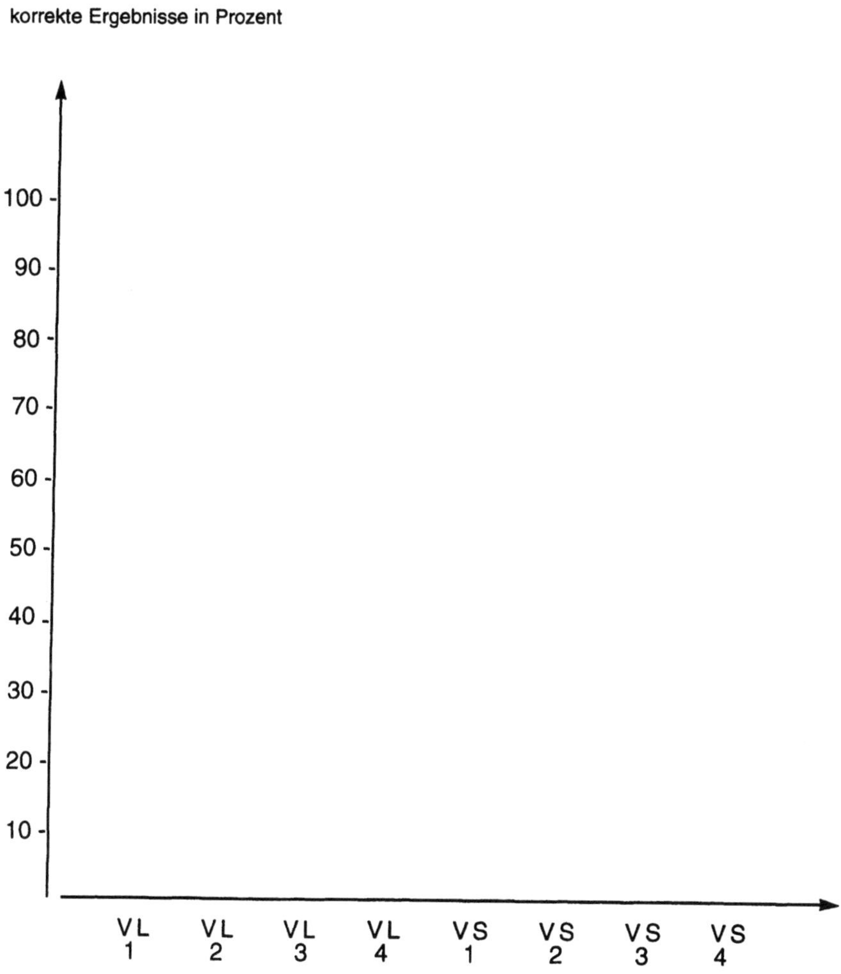

korrekte Ergebnisse in Prozent

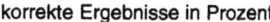

lervergleich mit anderen, denselben Verarbeitungsschritt betreffenden Aufgaben der oder die gestörten Vorgänge analysiert werden.

Es ist jedoch zu berücksichtigen, daß das funktionale Modell von Ellis und Young die schriftsprachlichen Prozesse stark vereinfacht darstellt. Für eine Symptombeschreibung sollten daher alle aus den Vertiefungsaufgaben gewonnenen Ergebnisse immer mit den Ergebnissen aus den Basisaufgaben und den Ergebnissen aus dem Aachener Aphasietests in Verbindung gesetzt werden.

1.5 Informationen für therapeutische Interventionen

Die Ergebnisse aus der Aufgabensammmlung liefern zum einen Informationen über eine das Lesen und/oder das Schreiben betreffende Störung und geben zum anderen Anhaltspunkte über zugrundeliegende, beeinträchtigte Verarbeitungsvorgänge.

Von Relevanz für eine gezielte sprachtherapeutische Behandlung sind vor allem die Leistungen in den Vertiefungsaufgaben. Diese ermöglichen eine Aussage über spezifische Verarbeitungsschritte, die Teile komplexer schriftsprachlicher Prozesse sind (z.B. die visuelle Analyse beim Lesen von Einzelwörtern). Neben dem Einüben einzelner Teilvorgänge sollte jedoch nie der Bezug zur komplexen Leistung vergessen werden. Daher sollten auch die Basisaufgaben immer wieder als Kontrolle für den Therapieverlauf hinzugezogen werden.

2 Aufgabenaufbau, Durchführung und Auswertung

Im folgenden wird das Ziel jeder Aufgabe und die entsprechenden Verarbeitungsleistungen am funktionalen Modell von Ellis und Young (1991) dargestellt. Die spezifischen Verarbeitungsmodule werden durch Zahlen in Klammern angegeben, die Übertragungsrouten sind durch Kleinbuchstaben in Klammern repräsentiert (vgl. Kap. 3, 2.2). Außerdem wird das zu verwendende Material, die Durchführung und die Auswertung beschrieben.

2.1 Basisaufgaben

Die Basisaufgaben beinhalten fünf Aufgaben zum Lesen und fünf Aufgaben zum Schreiben.

2.1.1 Lesen von Einzelwörtern (Abb. 10)

Ziel der Aufgabe:
Mit der Überprüfung der Leseleistung auf Wortebene soll festgestellt werden, inwieweit die Leistung des Patienten von der Wortklasse, von der Worthäufigkeit, von der Konkretheit bzw. Abstraktheit der Items und von der Wortlänge beeinflußt wird. Ausserdem kann mit Hilfe von Pseudowörtern und legalen Neologismen die Fähigkeit zur einzelheitlichen Verarbeitung dargestellt werden.

Materialbeschreibung und Durchführung:
Die 48 Items setzen sich zum einen aus Nomina, Verben, Adjektiven und Funktionswörtern und zum anderen aus Pseudowörtern und Neologismen zusammen:
Bei den Nomina wird zwischen hochfrequent/konkret und hochfrequent/ abstrakt sowie zwischen niederfrequent/konkret und niederfrequent/ abstrakt differenziert. Bei den Verben und Adjektiven wird ebenfalls zwischen hochfrequent und niederfrequent unterschieden. Die Pseudowörter haben zu existierenden Wörtern eine visuelle bzw. phonologische Ähnlichkeit. Die Neologismen sind legal, d.h. sie entsprechen der deutschen Phonotaktik. In allen Wortklassen findet sich eine Variabilität bezüglich der Wortlänge.

Der Reihenfolge nach muß der Patient vier hochfrequent/konkrete und vier hochfrequent/abstrakte Nomina, vier niederfrequent/konkrete und vier niederfrequent/abstrakte Nomina, vier im Deutschen häufig verwendete Fremdwörter, vier hochfrequente und vier niederfrequente Verben, vier hochfrequente und vier niederfrequente Adjektive, vier Funktionswörter, vier Pseudowörter sowie vier legale Neologismen laut lesen.

Die Differenzierung zwischen Nomina, Verben, Adjektive und Funktionswörter überprüft den "Wortklasseneffekt". Huber (1986) konnte nachweisen, daß bei einer primär lexikalisch-semantischen Verarbeitung Inhaltswörter besser gelesen werden als Funktionswörter. Für Inhaltswörter wurde festgestellt, daß Nomina besser als Verben und Verben besser als Adjektive verarbeitet werden können.

Die Differenzierung zwischen konkreten und abstrakten Items begründet sich auf Untersuchungen von Halpern (1965), Marshall und Newcombe (1966; 1973) sowie Hammond (1982), die bei Patienten mit "Tiefenalexie" einen sogenannten "Konkretheitseffekt" feststellten. Saffran, Schwartz und Marin (1979) nehmen an, daß konkrete Wörter wie z.B. "Rose", eine gegenständliche Bedeutung haben, die kontextunabhängig ist. Hingegen ist bei abstrakten Wörter, wie z.B. "Phase", die Bedeutung stark kontextgebunden. Werden solche abstrakten Wörter nun isoliert dargebo-

Abb. 10: Lesen von Einzelwörtern/Lesen von Sätzen/Lesen eines Textes (Text I, Text II)

Verarbeitungsweg:
1) **Wörter:** visuelles Analysesystem (6) - visuelles Eingangslexikon (7) - semantisches System (3) - Sprachausgangslexikon (4) - Phonemniveau (5)
2) **Legale Neologismen:** visuelles Analysesystem (6) - Graphem-Phonem Konvertierung (h) - Phonemniveau (5)

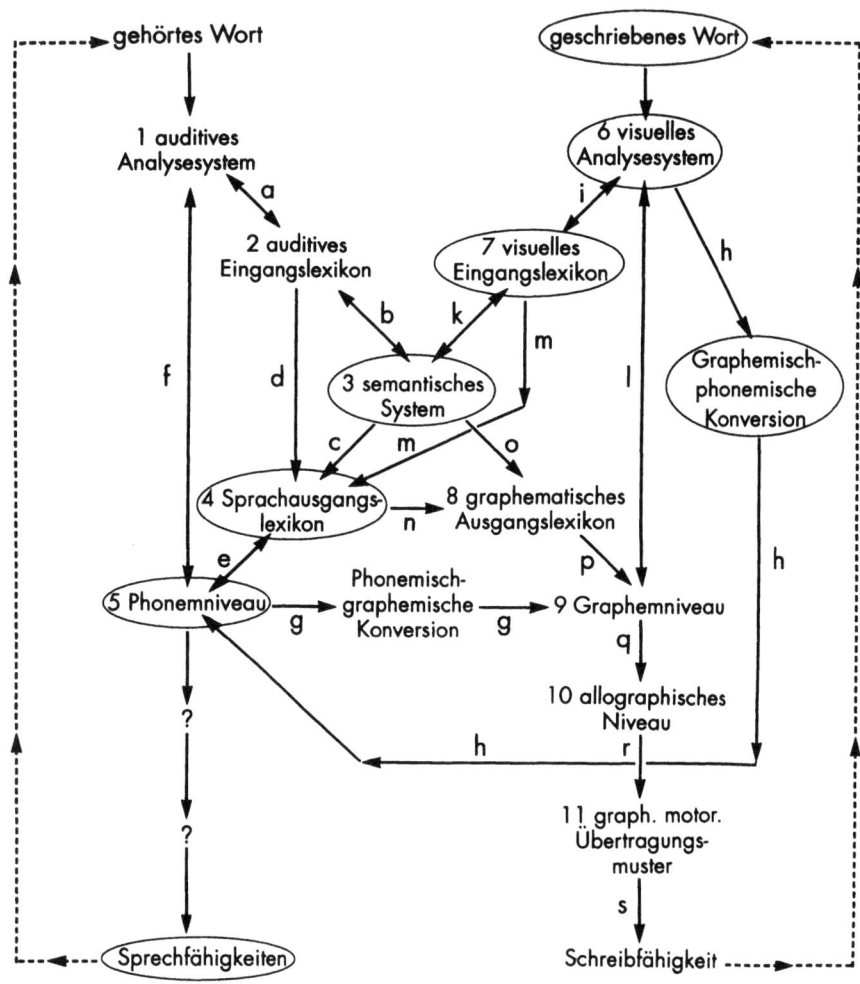

ten, haben vor allem Patienten mit einer ausschließlich lexikalisch-semantischen Strategie Probleme bei der Verarbeitung. Ähnliche Schwierigkeiten rufen Funktionswörter hervor, die isoliert dargeboten keine Bedeutung repräsentieren. Huber (1989) vermutet, daß Funktionswörter und auch Flexionsformen generell stärker einzelheitlich verarbeitet werden müssen.

Die Differenzierung zwischen hochfrequenten und niederfrequenten Items bezieht sich auf den "Worthäufigkeitseffekt" bei der Aktivierung von phonologischen Repräsentationen im Sprachausgangslexikon (Kelter, 1990; vgl. Kap. 3, 2.2.2). Fremdwörter mit irregulärer Phonologie (z.b. Garage) können bei Patienten mit primär einzelheitlicher Verarbeitungsstrategie zu Aussprachefehlern führen. Das Lesen von Pseudowörtern verlangt eine exakte visuelle Analyse (visuelles Analysesystem) und eine Identifikation dieser Items als Nicht-Wörter (visuelles Eingangslexikon). Neologistische Items müssen ebenfalls als solche erkannt werden. Ihre Produktion hingegen muß über die sublexikalische Route verlaufen (Graphem-Phonem Konverierung).

Auswertung:

Durch die **quantitative Auswertung** kann eine Gesamtfehlerzahl (maximal 48 Fehler) festgestellt und der Prozentsatz der korrekten Ergebnisse errechnet werden. Folgende Parameter erweitern die quantitative Auswertung: keine Reaktion, Perseverationen, Automatismen, Gesten, Einzellaute, Wortfragmente, Selbstkorrektur und eine Bemerkung zum Lesetempo.

Der **qualitative Auswertungskatalog** setzt sich aus folgenden Parametern zusammen: Phonematische, semantische, morphematische und visuelle Paralexien, phonematische Neologismen, Korrespondenzfehler, Ableitungsfehler, Vernachlässigungsfehler, Ratefehler, Reversionsfehler und Fehler in Abhängigkeit von der Wortlänge. Um einen möglichen Wortklassen-, Konkretheits- und Worthäufigkeitseffekt festzustellen, wird auch die quantitative Fehlerverteilung innerhalb der Wortklassen untersucht. Folgende Parameter sollen darüber Aufschluß geben: Nomina (hochfrequent/konkret, hochfrequent/abstrakt, niederfrequent/konkret, niederfrequent/abstrakt); Verben (hochfrequent/niederfrequent); Adjektive (hochfrequent/niederfrequent); Funktionswörter; Fremdwörter; Pseudowörter; legale Neologismen.

2.1.2 Lesen von Sätzen (Abb. 10)

Ziel der Aufgabe:
Das Lesen auf Satzebene soll die schriftsprachlichen Fähigkeiten auf linguistisch komplexem Niveau überprüfen. Außerdem gibt es Aufschluß über einen möglichen Satzlängen, Wortlängen- und Wortklasseneffekt und verstärkt die entsprechenden Ergebnisse in der Basisaufgabe "Lesen von Einzelwörtern" (Kap. 4, 2.1.1).
In der syntaktischen Beschreibung ist der Satz das Resultat einer Analyse, die von den kleinsten linguistischen Einheiten (Buchstaben bzw. Grapheme) über Morpheme, Wörter und Satzglieder zur Synthese "Satz" führt. Das morphologische Segmentieren kann daher am besten auf Satzebene untersucht werden.
DeBleser, Bayer und Luzzatti (1987) stellten bei Patienten mit primär lexikalisch-semantischer Route fest, daß diese flektierte Verbformen häufig als Infinitivformen, Pluralformen von Nomina als Singularformen und abgeleitete Adjektive als Singularform von Nomina oder Infinitivform von Verben lesen.
Wie schon in Kapitel 3 (2.1) kritisch vermerkt, liefert das Modell keinen Verarbeitungsweg für Sätze. Daher werden Sätze als "Ansammlung von Wörtern" behandelt und nach wortspezifischen Kriterien verarbeitet. Die Synthese der einzelnen linguistischen Einheiten unter grammatikalisch-syntaktischem Aspekt muß, funktional gesehen, vernachlässigt werden.

Materialbeschreibung und Durchführung:
Die Items setzen sich aus 10 Sätzen (66 Wörter) unterschiedlicher Länge und unterschiedlicher syntaktischer Komplexität zusammen. Anhand des Komplexitätsanstieges kann zum einen ein "Satzlängeneffekt" (bessere Leistungen bei kurzen Sätzen) und zum anderen ein "Wortklasseneffekt" (bessere Leistungen bei Inhaltswörtern) überprüft werden. Die Durchführung dieser Aufgabe entspricht dem "Lesen von Einzelwörtern" (Kap. 4, 2.1.1).

Auswertung:
Die **quantitative Auswertung** ermöglicht eine Darstellung der Gesamtfehlerzahl (maximal 66 Fehler), mit deren Hilfe der Prozentsatz der korrekten Ergebnisse errechnet werden kann. Die Parameter: keine Reaktion, Perseverationen, Automatismen, Gesten, Einzellaute, Wortfragmente, Satzfragmente, Selbstkorrektur und Lesetempo erweitern die quantitative Auswertung.
Der **qualitative Auswertungskatalog** setzt sich aus folgenden Parametern zusammen, die Aufschluß über die Art der Fehler geben sollen: Phonematische, seman-

tische, morphematische und visuelle Paralexien, phonematische Neologismen, Korrespondenzfehler, Ableitungsfehler, Vernachlässigungsfehler, Ratefehler, Reversionsfehler, Fehler in Abhängigkeit von der Wortlänge sowie Fehler in Abhängigkeit von der Satzlänge. Um einen möglichen Wortklasseneffekt festzustellen, wird auch die quantitative Fehlerverteilung innerhalb der Wortklassen (Nomina, Verben, Adjektive und Funktionswörter) untersucht.

2.1.3 Lesen eines Textes (Text I, Text II, Abb. 10)

Ziel der Aufgabe:
Ein Text ist die Übertragung und Erweiterung methodischer Grundlagen der Satzlinguistik auf satzübergreifende Strukturen (vgl. Bussmann, 1983). Aus diesem Grund stellt das laute Lesen eines Textes (im Rahmen dieser Arbeit) eine Komplexitätssteigerung aller, auf Wort- und Satzebene untersuchten Leistungen dar. Vor allem bei Patienten mit dezenten Leseproblemen, können auf Textebene Defizite erst augenscheinlich werden.

Materialbeschreibung und Durchführung:
Text I ist eine einfach strukturierte Geschichte ("Der Löwe und die Maus"). Er besteht aus 12 Sätzen (80 Wörter). Neben Text I steht noch ein weiterer Text für die Untersuchung zur Verfügung, der jedoch nur nach entsprechend guten Leistungen in Text I (mehr als 50% korrekt) hinzugezogen werden soll. Dieser Text II ("Der Wolf und der Wachhund") besteht aus 16 Sätzen (162 Wörter) und ist in der Wortwahl, in der Satzlänge und im Umfang komplexer als der erste Text.
Die Auswahl bzw. Zusammenstellung der beiden Texte erfolgte nach folgenden Kriterien: Das Thema und die Wortwahl sollten nicht bildungsabhängig sein und auf satzlinguistische Aspekte wie grammatische und syntaktische Komplexität (kurze, einfach strukturierte Sätze in Text I; längere, komplex strukturierte Sätze in Text II) Bezug nehmen. Die Durchführung entspricht den vorangegangenen Aufgaben.

Auswertung:
Für die **quantitative Auswertung** wird zuerst eine Gesamtfehlerzahl festgestellt, die sich aus der Anzahl der Wörter im Text ergibt. Somit können im Text I maximal 80 und im Text II 162 Fehler produziert werden. Aus der Gesamtfehlerzahl läßt sich der Prozentsatz der korrekten Ergebnisse errechnen. Dazu müssen die Prozentwerte beider Texte addiert und durch zwei geteilt werden. Wird nur Text I verwendet, so

muß der prozentuale Anteil der korrekten Ergebnisse in Text II mit 0% bewertet werden. Folgende Parameter erweitern die quantitative Auswertung: keine Reaktion, Perseverationen, Automatismen, Gesten, Einzellaute, Wortfragmente, Satzfragmente Selbstkorrektur und Lesetempo .

Der Auswertungskatalog für die **qualitative Fehleranalyse** setzt sich aus den Parametern: phonematische, semantische, morphematische und visuelle Paralexien, phonematische Neologismen, Korrespondenzfehler, Ableitungsfehler, Vernachlässigungsfehler, Ratefehler, Reversionsfehler, Fehler in Abhängigkeit von der Wortlänge sowie Fehler in Abhängigkeit von der Satzlänge zusammen. Die Darstellung einer quantitativen Fehlerverteilung innerhalb der Wortklassen (Nomina, Verben, Adjektive, Funktionswörter) dient zur Feststellung eines Wortklasseneffekts.

2.1.4 Lesesinnverständnis auf Satzebene (Abb. 11)

Ziel der Aufgabe:
Diese Aufgabe soll zum einen Hinweise geben, ob der Patient die syntaktische Information für die Satzinterpretation nutzen kann, die in der Reihenfolge der Inhaltswörter (Satzstruktur) liegt. Zum anderen soll das Lesesinnverständnis für Wörter (lexikalisch-semantische Ablenker) und speziell die Verarbeitung von Funktionswörtern überprüft werden.

Auf das Modell übertragen, müssen für diese Aufgabe wie auch für die Aufgaben "Schriftliches Benennen nach Bildvorlage" (Objekte/Situationen und Handlungen, Kap. 4, 2.1.9; 2.1.10) zusätzliche (stark vereinfachte) Verarbeitungsprozesse für die Objekterkennung angenommen werden:

Marr (1980, 1981) nimmt an, daß für die Analyse eines Objektes bzw. einer Situation eine Sequenz von drei Repräsentationstypen aktiviert werden muß: Die erste Repräsentation (12) enthält die zweidimensionale Anordnung des Bildes. Die Betrachter-zentrierte Repräsentation (13) bezieht sich auf die räumliche Anordnung erkennbarer Oberflächen. Die Objekt-bezogene Repräsentation (14) schließlich bestimmt die tatsächliche dreidimensionale Form des Objektes bzw. der Situation. Hierauf findet ein Vergleich von Betrachter-zentrierten und Objekt-zentrierten Repräsentationen mit den gespeicherten strukturellen Beschreibungen bekannter Objekte statt. Diese gespeicherten Beschreibungen werden als Objekterkennungseinheiten (15) bezeichnet. Sie stellen das Verbindungsglied zwischen visueller und semantischer Repräsentation dar (vgl. auch Humphreys & Riddoch, 1987; Seymour 1979, Warren & Morton, 1982).

Abb. 11: Lesesinnverständnis auf Satzebene

Verarbeitungsweg:
1) **Bilder:** erste Repräsentation (12) - Betrachter-zentrierte Repräsentation (13) - Objekt-zentrierte Repräsentation (14) - Objekterkennungs-Einheiten (15) - semantisches System (3) - Sprachausgangslexikon (4) - Phonemniveau (5) - auditives Analysesystem (1)
2) **Satz:** visuelles Analysesystem (6) - visuelles Eingangslexikon (7) - semantisches System (3) - Sprachausgangslexikon (4) -Phonemniveau (5) - auditives Analysesystem (1)

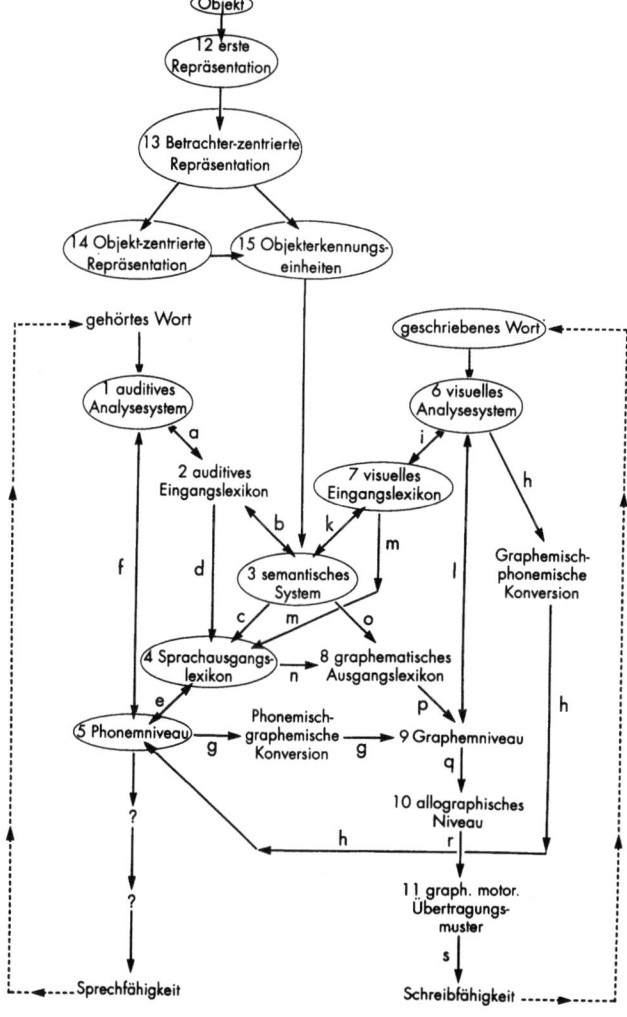

Mittels der Information aus dem semantischen System (3) wird eine phonologische Repräsentation im Sprachausgangslexikon (4) aktiviert und mit der phonologischen Repräsentation des visuell dargebotenen Satzes verglichen (1).

Materialbeschreibung und Durchführung:
Die Satzverständnisaufgabe setzt sich aus zehn reversiblen Sätzen (Satzkarten), zehn Situationsbildern, die als Zielbilder fungieren, zehn Situationsbildern, die lexikalisch-semantische Ablenkerfunktion haben, sowie zehn Situationsbildern, die strukturelle Ablenker darstellen, zusammen. Die reversiblen Sätze enthalten zwei Nomina, deren Vertauschung zu einer anderen Satzbedeutung führt. Diese inverse Bedeutung wird in den strukturellen Ablenkern angeboten.

Der Aufgabenaufbau sieht vor, daß dem Patienten immer ein Satz visuell dargeboten wird, den er laut lesen muß. Hierauf soll dieser Satz einem von drei Situationsbildern (Zielbild, lexikalisch-semantischer Ablenker, struktureller Ablenker in unterschiedlicher Anordnung) zugeordnet werden. Da die Aufgabe sich hauptsächlich auf das syntaktische Verarbeiten bezieht, wurden bei der Satzzusammenstellung bewußt hochfrequente Nomina und Verben verwendet. Diese Aufgabe kann als Ergänzung zum Untersuchungsbereich "Lesesinnverständnis" im Aachener Aphasietest (s.Kap. 4, 3 Differentialdiagnostik) angesehen werden.

Auswertung:
Für die **quantitative Auswertung** wird die Gesamtfehlerzahl (maximal 10 Fehler) bestimmt und der Prozentsatz der richtiger Ergebnisse errechnet. Die Beurteilung der erbrachten Leistung durch die Parameter: keine Reaktion, Perseveration und Selbstkorrektur dient zur Erweiterung der quantitativen Auswertung.

In der **qualitativen Auswertung** werden die falschen Ergebnisse den Parametern "lexikalisch-semantische Ablenker und/oder strukturelle Ablenker" zugeordnet.

2.1.5 Lesesinnverständnis auf Textebene (Text I und Text II)

Ziel der Aufgabe:
Diese Aufgabe dient der Überprüfung des Lesesinnverständnisses auf Textebene. Das Textverständnis ist eine unspezifische Leistung des semantischen System (3). Daher wird diese Aufgabe nicht explizit am Modell dargestellt.

Materialbeschreibung und Durchführung:
Es wurde ein im Inhalt ("Der Geburtstag", 7 Sätze), in der Wortwahl und Satzlänge einfach strukturierter Text konzipiert (die Zusammenstellung erfolgte unter denselben Gesichtspunkten wie in Kapitel 4, 2.1.3). Der Text wird dem Patienten zum zeitlich unbegrenzten lauten oder leisen Lesen gegeben. Im Anschluß daran wird dem Patienten ein Fragebogen vorgelegt. Die 6 Fragen zum Text werden dem Patienten vorgelesen. Das selbständige Lesen der Fragen von seiten des Patienten soll vermieden werden, da möglicherweise Lesefehler bei den Fragen das Ergebnis im Textverständnis verändern.

Die Beantwortung der Fragen basieren auf dem "multiple choice" Verfahren. Für jede Frage existieren drei Antwortmöglichkeiten, wobei immer nur eine Antwort korrekt ist. Die Beantwortung erfolgt vom Patienten schriftlich (mit einem "Kreuz" bei der entsprechenden Antwort). Der Patient wird vor Aufgabenbeginn darauf hingewiesen, daß es zu jeder Frage nur eine Antwort gibt und daß während der Beantwortung der Fragen ein wiederhohltes Lesen des Textes nicht möglich ist.

Neben Text I existiert noch ein zweiter Text (Text II "Der Affe als Schiedsrichter", 17 Sätze), der im Inhalt, in der Wortwahl sowie in der Satzlänge komplexer strukturiert ist. Zu diesem Text wurden 8 Fragen mit je drei Antwortmöglichkeiten entwickelt, deren Beantwortung ebenfalls auf dem "multiple choice" Verfahren basiert. Um die Aussagekraft in bezug auf die semantische Verarbeitungsleistung zu erhöhen, sollten beide Texte dem Patienten dargeboten werden. Kann der Patient jedoch weniger als die Hälfte der Fragen von Text I korrekt beantworten, so kann auf die Bearbeitung des zweiten Textes verzichtet werden.

Auswertung:
Beide Textverständnisaufgaben werden nur **quantitativ** ausgewertet: Die Summe der falsch gegebenen Antworten bestimmen die Gesamtfehlerzahl (maximal 6 Fehler in Text I, maximal 8 Fehler in Text II) und ermöglicht, den Prozentsatz der korrekten Ergebnisse anzugeben. Dazu müssen die Prozentwerte der beiden Texte addiert und durch zwei geteilt werden. Wird hingegen nur Text I bearbeitet, so muß der prozentuale Anteil richtiger Ergebnisse aus Text II mit 0% bewertet werden. Die Parameter: keine Reaktion, Perseveration und Selbstkorrektur erweitern die quantitative Auswertung.

2.1.6 Schreiben von Einzelwörtern nach Diktat (Abb. 12)

Ziel der Aufgabe:
Mit der Überprüfung der Schreibleistung auf Wortebene, soll festgestellt werden, inwieweit die Wortklasse, die Worthäufigkeit, die Konkretheit bzw. die Abstraktheit der Items und die Wortlänge die Leistung des Patienten beeinflussen.

Materialbeschreibung und Durchführung:
Die Items wurden nach den selben Kriterien wie in der Aufgabe "Lesen von Einzelwörtern" (Kap. 4, 2.1.1) ausgewählt und entsprechend ihrer sprachlichen Komplexität angeordnet. Sie setzen sich aus 4 hochfrequenten/konkreten bzw. 4 hochfrequenten/abstrakten Nomina, 4 niederfrequenten/konkreten bzw. 4 niederfrequenten/abstrakten Nomina, 4 hochfrequenten bzw. 4 niederfrequenten Verben, 4 hochfrequenten bzw. 4 niederfrequenten Adjektive, 4 Funktionswörtern sowie 4 Fremdwörtern zusammen. Es wurde bewußt Wert auf die Ähnlichkeit der Items in beiden Aufgaben gelegt, um einen Leistungsvergleich zu ermöglichen.

Die Wörter werden nacheinander diktiert und vom Patienten niedergeschrieben. Ein mehrmaliges Wiederholen der Items ist zulässig. Die Anordnung der Items erfolgt innerhalb der verschiedenen Wortklassen nach ihrer sprachlichen Komplexität. Es ist daher möglich, bei entsprechend schlechter Leistung des Patienten, nur die ersten beiden Wörter einer jeden Wortgruppe zu diktieren.

Auswertung:
In der **quantitativen Auswertung** wird mit Hilfe der Gesamtfehlerzahl (maximal 40 Fehler) der Prozentsatz der korrekten Ergebnisse errechnet (nicht-diktierte Wörter müssen als Fehler angerechnet werden). Zusätzlich wird die quantitative Auswertung durch die Parameter: keine Reaktion, Perseverationen, Zeichnung, Buchstabenfragmente, Einzelbuchstaben, Selbstkorrektur, Schreibtempo erweitert.

Der Auswertungskatalog der **qualitativen Auswertung** umfaßt folgende Parameter: graphematische (Graphemauslassung, -ersetzung, -hinzufügung, -vertauschung, -vorwegnahme), semantische und orthographische Paragraphien, graphematische Neologismen, Reversionsfehler, Fehlerzunahme im letzten Wortteil, Abbruchphänomene sowie Fehler in Abhängigkeit von der Wortlänge. Um einen möglichen Worthäufigkeits-, Konkretheits- und Wortklasseneffekt festzustellen, wird auch die quantitative Fehlerverteilung innerhalb der Wortklassen untersucht. Folgende Parameter wurden dafür erstellt: Nomina (hochfrequent/konkret, hochfrequent/abstrakt, niederfrequent/konkret, niederfrequent/abstrakt); Verben

Abb. 12: Schreiben von Einzelwörtern nach Diktat/Schreiben von Sätzen nach Diktat/Schreiben eines Textes nach Diktat

Verarbeitungsweg:
auditives Analysesystem (1) - auditives Eingangslexikon (2) - semantisches System (3) - graphematisches Ausgangslexikon (8) - Graphemniveau (9) - allographisches Niveau (10) - graph. motor. Übertragungsmuster (11)

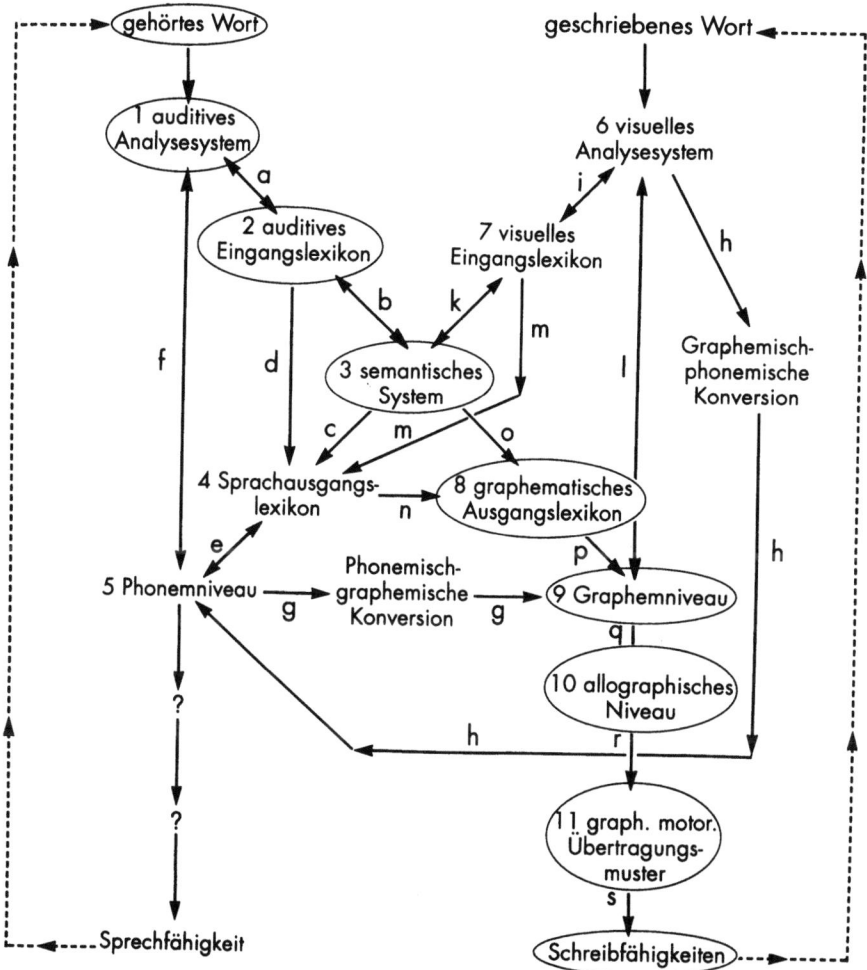

(hochfrequent, niederfrequent) Adjektive (hochfrequent, niederfrequent); Funktionswörter; Fremdwörter.

2.1.7 Schreiben von Sätzen nach Diktat (Abb. 12)

Ziel der Aufgabe:
Das Schreiben von Sätzen nach Diktat dient zur Überprüfung der schriftsprachlichen Realisierung komplexer linguistischer Einheiten. Außerdem läßt sich feststellen, inwieweit die Satzlänge, die Wortlänge und die Wortklasse die Leistungen des Patienten beeinflussen.

Materialbeschreibung und Durchführung:
Die Auswahl der zehn Sätze (66 Wörter) erfolgte in Anlehnung an die Aufgabe "Lesen von Sätzen" (Kap. 4, 2.1.2). Ihre linguistischen Merkmale sind hinsichtlich der Wort- und Satzstruktur vergleichbar. Die Durchführung der Aufgabe entspricht dem "Schreiben von Einzelwörtern nach Diktat" (Kap. 4, 2.1.6). Da die Sätze entsprechend ihrer sprachlichen Komplexität angeordnet sind, kann bei schlechter Leistung des Patienten die Durchführung vorzeitig abgebrochen werden.

Auswertung:
Die **quantitative Auswertung** bestimmt die Gesamtfehlerzahl (maximal 66 Fehler) und ermöglicht die Darstellung des prozentualen Anteils der korrekten Ergebnisse. Die Parameter keine Reaktion, Perseverationen, Zeichnung, Buchstabenfragmente, Einzelbuchstaben, Selbstkorrektur und das Schreibtempo erweitern die quantitative Darstellung.

Für die **qualitative Auswertung** ergeben sich folgende Parameter: graphematische (Graphemauslassung, -ersetzung, -hinzufügung, -vertauschung, -vorwegnahme), semantische und orthographische Paragraphien, graphematische Neologismen, Reversionsfehler, Fehlerzunahme im letzten Wortteil, Abbruchphänomene (Wortebene, Satzebene), Fehler in Abhängigkeit von der Wortlänge und Fehler in Abhängigkeit von der Satzlänge. Zur Untersuchung des Wortklasseneffekts wird die Fehlerverteilung (quantitativ) innerhalb der Wortklassen (Nomina, Verben, Adjektive, Funktionswörter) dargestellt.

2.1.8 Schreiben eines Textes nach Diktat (Abb. 12)

Ziel der Aufgabe:
Das Schreiben eines Textes nach Diktat stellt eine Steigerung der Komplexität aller auf Wort- und Satzebene untersuchten Leistungen dar. Vor allem bei Patienten, die auf Wort und Satzebene unauffällig waren, können schriftsprachliche Leistungseinbußen zum Vorschein gebracht werden.

Materialbeschreibung und Durchführung:
Die Zusammenstellung des Textes erfolgte nach denselben Kriterien, die unter Kapitel 4, 2.1.3 "Lesen eines Textes" angeführt wurden. Der Text besteht aus 8 Sätzen (76 Wörter) und wird dem Patienten diktiert. Das mehrfache Wiederholen von Textpassagen ist zulässig. Die Durchführung dieser Aufgabe ist nicht obligatorisch und soll in Abhängigkeit von den Leistungen auf Wort- und Satzebene eingesetzt werden.

Auswertung:
Für die **quantitative Auswertung** kann mittels der Gesamtfehlerzahl (maximal 76 Fehler) der Prozentsatz für die korrekten Ergebnisse angegeben werden. Folgende Parameter erweitern die quantitative Auswertung: keine Reaktion, Perseverationen, Zeichnung, Einzelbuchstaben, Buchstabenfragmente, Selbstkorrektur und Schreibtempo.

Für die **qualitative Analyse** wurde ein Auswertungskatalog erstellt, der sich aus folgenden Parametern zusammensetzt: Graphematische (Graphemauslassung, -ersetzung, -hinzufügung, -vertauschung, -vorwegnahme), semantische und orthographische Paragraphien, graphematische Neologismen, Reversionsfehler, Fehlerzunahme im letzten Wortteil, Abbruchphänomene, Fehler in Abhängigkeit von der Wortlänge sowie Fehler in Abhängigkeit von der Satzlänge. Die Darstellung der Fehlerverteilung innerhalb der Wortklassen (Nomina, Verben, Adjektive, Funktionswörter, Fremdwörter) kann über einen möglichen Wortklasseneffekt Aufschluß geben.

2.1.9 Schriftliches Benennen nach Bildvorlage (Objekte, Abb. 13)

Ziel der Aufgabe:
Diese Aufgabe untersucht die Fähigkeit, Gegenstände durch sprachlich-konventionell festgelegte Namen zu identifizieren und diese schriftlich darzustellen.

Auf das Modell übertragen müssen, wie in Kapitel 4, 2.1.4 "Lesesinnverständnis für Sätze", zusätzliche Verarbeitungsprozesse für die Objekterkennung angenommen werden: Für die Analyse des Objekts wird eine Sequenz von drei Repräsentationstypen (erste Repräsentation (12), Betrachter-zentrierte Repräsentation (13), Objekt-bezogene Repräsentation (14)) aktiviert. Hierauf findet ein Vergleich der Betrachter-zentrierten und Objekt-zentrierten Repräsentationen mit den gespeicherten Objekterkennungseinheiten (15) statt. Diese Objekterkennungseinheiten stellen eine Verbindung zum semantischen System (3) her. Mit Hilfe der Information aus dem semantischen System wird ein abstrakter Buchstabencode aktiviert (graphematisches Ausgangslexikon (8)). Auf Graphemniveau (9) findet schließlich eine Übertragung in Graphemketten statt, die in räumlich angeordnete Buchstabenformen (10) umgewandelt und durch graphomotorische Bewegungsmuster (11) auf das Papier übertragen werden. Benennt der Patient das Objekt zuerst verbal, wird anstelle des Buchstabencodes eine phonologische Repräsentation im Sprachausgangslexikon (4) aktiviert und über das Phonemniveau (5) verbal produziert. Voraussetzung für diese wie auch die folgende Aufgabe (Kap. 4, 2.1.10) ist, daß sich die Ergebnisse im Untertest "Benennen" des Aachener Aphasietests im Normalbereich befinden.

Materialbeschreibung und Durchführung:
Das Aufgabenmaterial besteht aus 10 Bildtafeln, die Strichzeichnungen von Objekten darstellen. Die Zielwörter bestehen aus fünf einfachen hochfrequenten sowie fünf zusammengesetzten hochfrequenten Nomina und sind entsprechend ihrer sprachlichen Komplexität angeordnet. Bei der Durchführung dieser Aufgabe wird der Patient dazu angehalten, die Objekte vor der schriftsprachlichen Realisierung möglichst verbal zu benennen. Die Aufgabe sollte auch bei schlechten Ergebnissen im Diktatschreiben ausgeführt werden.

Auswertung:
Die **quantitative Auswertung** beinhaltet die Darstellung der Gesamtfehlerzahl (maximal 10 Fehler) und ermöglicht, den Prozentsatz der korrekten Ergebnisse anzugeben. Die Parameter "keine Reaktion", "Fehler beim verbalen Benennen", "Perseverationen", "Zeichnung", "Buchstabenfragmente", "Einzelbuchstaben", "Selbstkorrektur" und "Schreibtempo" erweitern die quantitative Auswertung.

Der **qualitative Auswertungskatalog** setzt sich aus folgenden Parametern zusammen: Graphematische (Graphemauslassung, -ersetzung, -hinzufügung, -vertauschung, vorwegnahme), semantische und orthographische Paragraphien, graphematische Neo-

Abb. 13: Schriftliches Benennen nach Bildvorlage (Objekte)/Schriftliches Benennen nach Bildvorlage (Situationen und Handlungen)

Verarbeitungsweg:
1) **Schriftliches Bennenen:** erste Repräsentation (12) - Betrachter-zentrierte Repräsentation (13) - Objekt-zentrierte Repräsentation (14) - Objekterkennungs-Einheiten (15) semantisches System (3) - graphematisches Ausgangslexikon (8) - Graphemniveau (9) - allographisches Niveau (10) - graph. motor. Übertragungsmuster (11)
2) **Verbales Benennen:** erste Repräsentation (12) - Betrachter-zentrierte Repräsentation (13) - Objekt-zentrierte Repräsentation (14) - Objekterkennungs-Einheiten (15) - semantisches System (3) - Sprachausgangslexikon (4) - Phonemniveau (5)

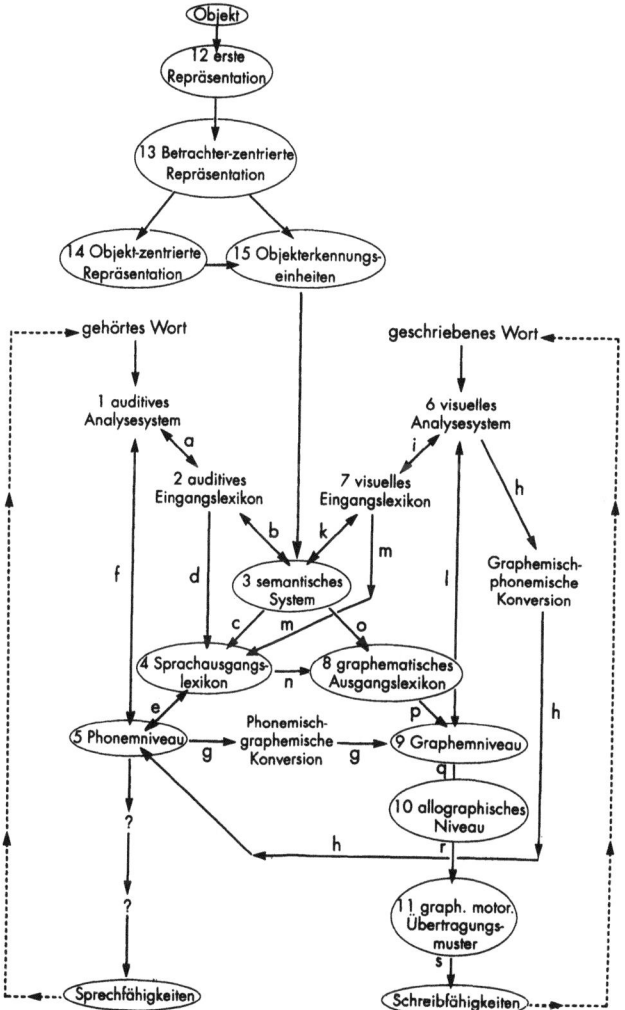

logismen, Reversionsfehler, Fehlerzunahme im letzten Wortteil, Abbruchphänomene sowie Fehler in Abhängigkeit von der Wortlänge.

2.1.10 Schriftliches Benennen nach Bildvorlage (Situationen und Handlungen, Abb. 13)

Ziel der Aufgabe:
Diese Aufgabe überprüft zum einen die Identifikation von funktionellen und situativen Sachverhalten und stellt zum anderen die Fähigkeit zur schriftsprachlichen Realisation von syntaktischen Mustern und satzsemantischen Kombinationsregeln dar.

Materialbeschreibung und Durchführung:
Der Patient bekommt zehn Strichzeichnungen von Situationen und Handlungen vorgelegt, die er zuerst verbal benennt und daraufhin niederschreibt. Vor Aufgabenbeginn wird der Patient instruiert, ganze Sätze zu verwenden. Die Durchführung dieser Aufgabe sollte von den Leistungen in der vorangegangenen Aufgabe (Kap. 4, 2.1.9.) abhängig gemacht werden.

Auswertung:
Durch die Berechnung der Gesamtfehlerzahl (maximal 10 Fehler) kann der prozentuale Anteil der korrekten Ergebnisse in der **quantitativen Auswertung** dargestellt werden. Folgende Parameter erweitern die quantitative Auswertung: keine Reaktion, Perseverationen, Fehler beim verbalen Benennen, Zeichnung, Buchstabenfragmente, Einzelbuchstaben, Einzelwörter (verkürzte und formal falsche Satzform, z.B. Agrammatismus), Selbstkorrektur und Schreibtempo.

Der Auswertungskatalog für die **qualitative Analyse** setzt sich aus den Parametern: graphematische (Graphemauslassung, -ersetzung, -hinzufügung, -vertauschung, vorwegnahme), semantische, orthographische Paragraphien, graphematische Neologismen, Reversionsfehler, Fehlerzunahme im letzten Wortteil, Abbruchphänomene, Fehler in Abhängigkeit von der Wortlänge sowie Fehler in Abhängigkeit von der Satzlänge zusammen. Die Darstellung der Fehlerverteilung innerhalb der Wortklassen (Nomina, Verben, Adjektive, Funktionswörter) ermöglicht die Beurteilung eines Wortklasseneffekts.

2.2 Vertiefungsaufgaben

Die Vertiefungsaufgaben setzen sich aus einem Lese- und einem Schreibteil zusammen. Beide Teile beinhalten vier Aufgabengruppen, die nach funktionellen Kriterien zusammengestellt wurden.

2.2.1 Lesen

Wie schon in Kapitel 4, 1.2 "Aufbau der Aufgabensammlung" erwähnt wurde, ist das Lesen und Schreiben unter funktionellem Aspekt eng miteinander verknüpft. Die Zuordnung der folgenden Aufgaben zum Bereich "Lesen" soll daher nur unter formalen Gesichtspunkten erfolgen. Viele Verarbeitungsschritte sind auch beim Schreiben von Relevanz und werden teilweise sogar in entsprechend strukturierten Aufgaben im "Schreibteil" untersucht.

2.2.1.1 Graphem-Phonem Konvertierung

Für das erfolgreiche Beherrschen der Schriftsprache müssen sowohl ganzheitliche wie auch einzelheitliche Verarbeitungsstrategien und deren effektive Interaktionen eingesetzt werden.

Beim ungestörten Lesevorgang (vgl. Abb. 7) wird über die lexikalische Route (i, k, c, e) eine mögliche Aussprache des zu lesenden Wortes entwickelt und mit dem "Ergebnis" aus der sublexikalischen Verarbeitung (h) verglichen. Funktionswörter, Flexionsformen, unbekannte Wörter und Nicht-Wörter werden primär mittels der Graphem-Phonem Konvertierung (h) verarbeitet. Die Überprüfung der sublexikalischen Route erfolgte bereits durch das laute Lesen von Funktionswörtern, legalen Neologismen, deklinierten Nomina und konjugierten Verben in den Basisaufgaben "Lesen von Einzelwörtern" (Kap. 4, 2.1.1), "Lesen von Sätzen" (Kap. 4, 2.1.2) und "Lesen eines Textes" (Kap. 4, 2.1.3). In den folgenden Aufgaben soll die Konvertierungsleistung bei einzelnen Buchstaben untersucht werden.

2.2.1.1.1 Zuordnen von gleichen Buchstaben (Abb. 14)

Ziel der Aufgabe:
Diese Aufgabe soll überprüfen, inwieweit gleiche Buchstaben trotz unterschiedlicher Schriftstärke und Schriftgröße, unterschiedlichem Schrifttyp und bei Rotation einander zugeordnet werden können. Diese Leistung ist eine Funktion des visuellen Analysesystems (6) und eine Voraussetzung sowohl für den einzelheitlichen als auch für den ganzheitlichen Verarbeitungsprozeß.

Materialbeschreibung und Durchführung:
Die Aufgabe besteht aus drei Teilen: Im ersten Teil muß der Patient aus einer Menge von 16 Buchstaben, gleiche Buchstaben, die sich nur hinsichtlich der Schriftstärke und Schriftgröße unterscheiden, einander zuordnen. Im zweiten Teil muß der Patient aus einer Menge von 16 Buchstaben gleiche Buchstaben trotz Rotation einander zuordnen, und im dritten Teil müssen ebenfalls aus einer Menge von 16 Buchstaben gleiche Buchstaben, die sich nur bezüglich ihres Schrifttyps unterscheiden, einander zugeordnet werden. Das Zuordnen kann entweder durch einfaches Zeigen oder durch Einkreisen mit Hilfe eines Bleistifts vorgenommen werden.

Auswertung:
Die Summe der Fehler in allen drei Durchgängen ergibt die Gesamtfehlerzahl (maximal 48 Fehler, 3 x 16 Fehler), aus der sich der Prozentsatz der korrekten Ergebnisse berechnen läßt. Die Parameter: keine Reaktion, Perseverationen und Selbstkorrektur erweitern die **quantitative Auswertung.**

Für die **qualitative Analyse** werden mögliche Reversionsfehler angegeben, und es wird die Fehlerverteilung innerhalb der drei Durchgänge (Schriftgröße und -stärke, Rotation und Schrifttypus) dargestellt.

2.2.1.1.2 Buchstaben benennen (Abb. 15)

Ziel der Aufgabe:
Diese Aufgabe soll die Benennleistung für Buchstaben überprüfen. Das Benennen einzelner Buchstaben stellt primär eine Leistung der Graphem-Phonem Konvertierung (h) dar. Auf das Modell übertragen bedeutet das: Nach der Identifikation der einzelnen Buchstaben und der Aktivierung der entsprechenden Graphemrepräsentationen im

Abb. 14: Zuordnen von gleichen Buchstaben

Verarbeitungsweg:
visuelles Analysesystem (6)

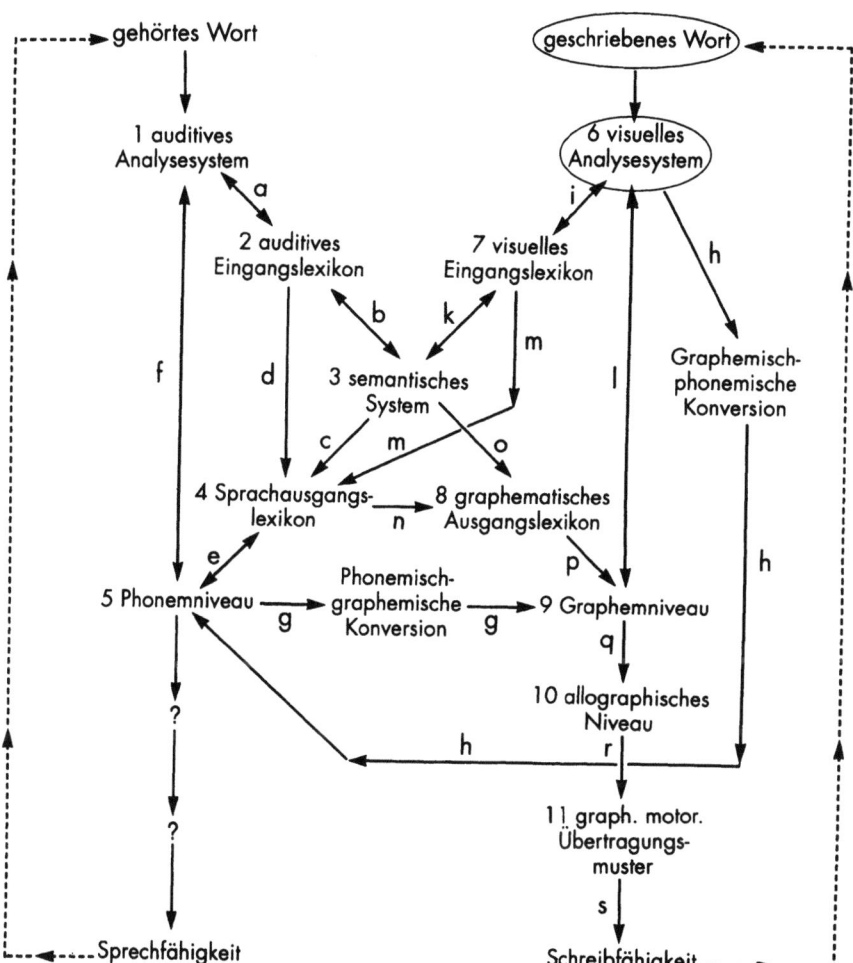

Abb. 15: Buchstaben benennen

Verarbeitungsweg:
visuelles Analysesystem (6) - Graphem-Phonem Konvertierung (h) - Phonemniveau (5)

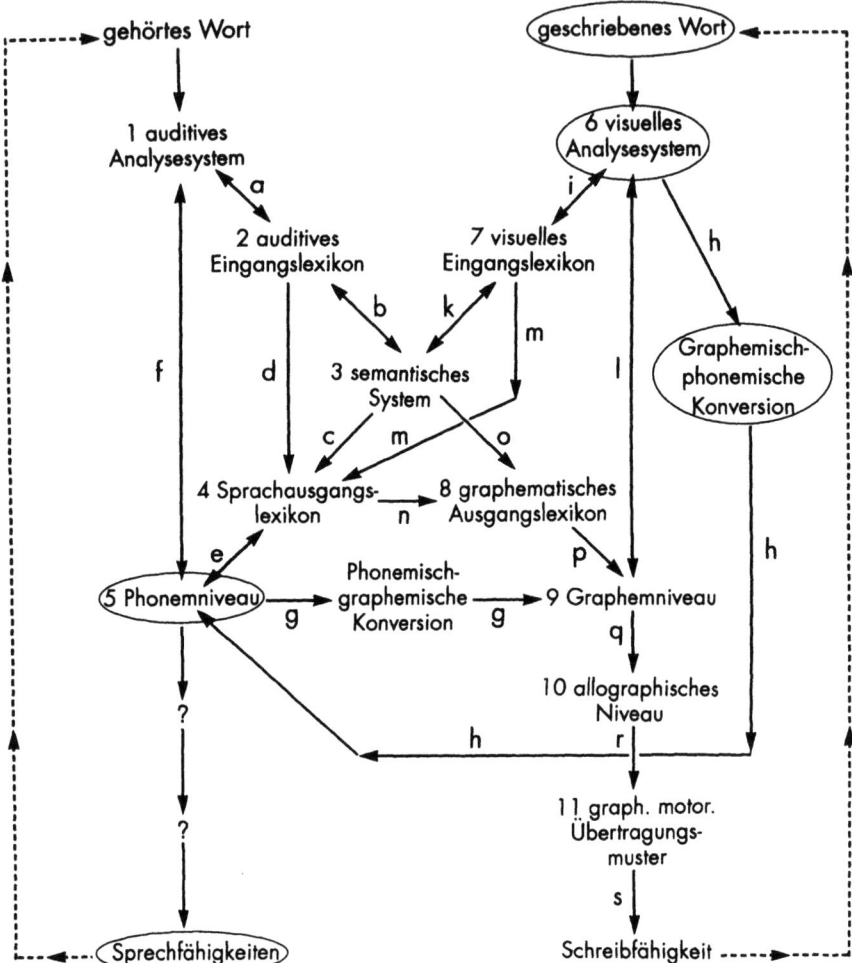

visuellen Analysesystem (6), findet eine Konvertierung in Phonemrepräsentationen (h) statt. Über das Phonemniveau (5) erfolgt hierauf die lautsprachliche Realisierung.

Materialbeschreibung und Durchführung:
Die Items bestehen im ersten Durchgang aus 10 einzelnen Großbuchstaben und im zweiten Durchgang aus 10 Groß- und Kleinbuchstaben. Der Patient hat die Aufgabe, die Buchstaben zu benennen. Die verbale Produktion kann sowohl in Form von Buchstabennamen als auch in Form von Lauten erfolgen.

Auswertung:
Die Gesamtfehlerzahl (maximal 20 Fehler) ermöglicht es, den prozentualen Anteil der korrekten Ergebnisse anzugeben. Die **quantitative Analyse** wird durch folgende Parameter erweitert: keine Reaktion, Perseverationen, Automatismen und Selbstkorrektur.

Die **qualitative Analyse** setzt sich aus den Parametern "phonematische Paralexien" und "Reversionsfehler" zusammen und stellt die Fehlerverteilung innerhalb der zwei Durchgänge (Großbuchstaben; Groß-und Kleinbuchstaben) dar.

2.2.1.2 Graphematische und phonologische Analyse und Synthese

Die Fähigkeit zur segmentalen Analyse und Synthese von Graphem- wie auch Phonemfolgen ist eine wichtige Voraussetzung für den effektiven Einsatz von Schriftsprache. Da die Analyse und Synthese beim lauten Lesen, wie es in den Basisaufgaben untersucht wird, im Gesamtprozeß integriert sind, fällt eine konkrete Aussage über diese Verarbeitungsschritte schwer. Daher sollen diese Leistungen, die sowohl bei der sublexikalischen als auch bei der lexikalischen Route zum Tragen kommen, gezielt in den folgenden Aufgaben auf Wortebene überprüft werden.

2.2.1.2.1 Visuell dargebotene Wörter buchstabieren (Abb. 16)

Ziel der Aufgabe:
Diese Aufgabe untersucht primär die graphematische Segmentierleistung, die eine Funktion des visuellen Analysesystems (6) ist. Auf die Graphem-Phonem Konvertierung (h), die natürlich auch Bestandteil der hier geforderten Leistung ist, soll nicht näher eingegangen werden (vgl. dazu Kap. 4, 2.2.1.1.2).

Abb. 16: Visuell dargebotene Wörter buchstabieren

Verarbeitungsweg:
visuelles Analysesystem (6) - Graphem-Phonem Konvertierung (h) - Phonemniveau (5)

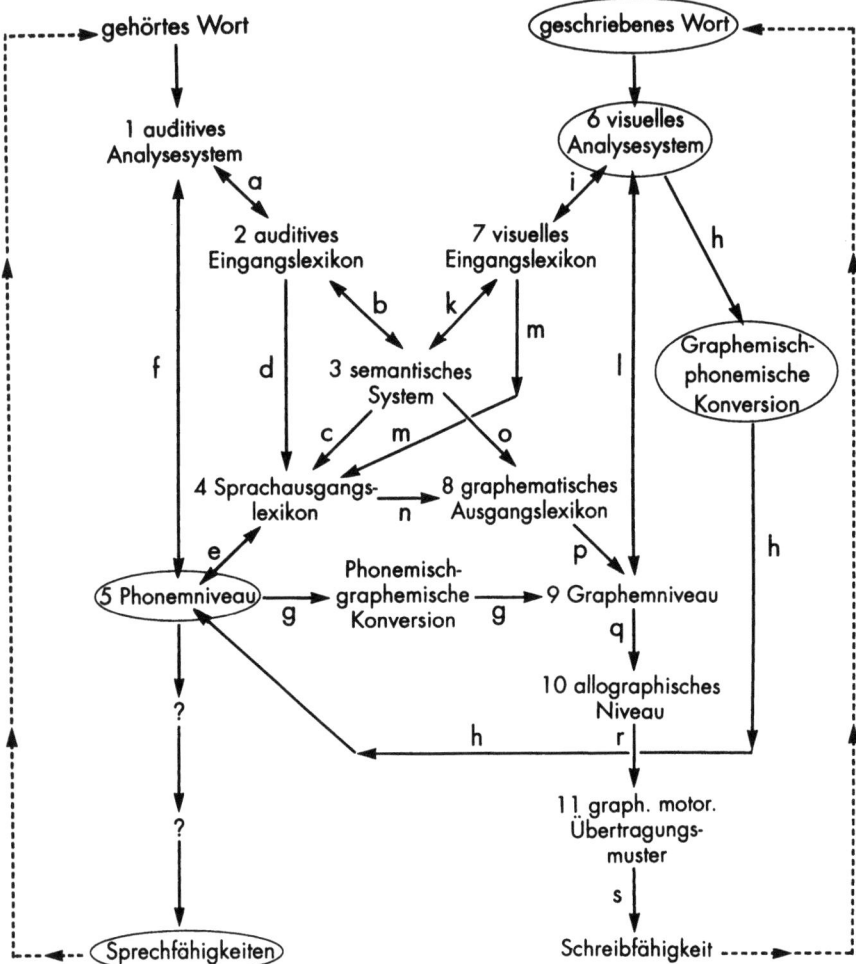

Materialbeschreibung und Durchführung:
Die visuell dargebotenen Items, die sich aus 10 hochfrequenten Nomina unterschiedlicher Länge zusammensetzen, sind entsprechend ihrer Buchstabenzahl angeordnet und sollen vom Patienten buchstabiert werden. Eine Produktion von Buchstabennamen oder Phonemen ist dem Patienten freigestellt; ein silbisches Buchstabieren sollte jedoch vermieden werden, da die Aktivierung von Graphemrepräsentationen Untersuchungsgegenstand dieser Aufgabe ist.

Auswertung:
Für die **quantitative Auswertung** wird die Gesamtfehlerzahl (maximal 60 Fehler, entspricht der Buchstabenanzahl aller Items) und der prozentuale Anteil der korrekten Ergebnisse errechnet. Die Parameter: keine Reaktion, Perseverationen, Automatismen, Gesten und Selbstkorrektur erweitern die quantitative Auswertung.

Eine **qualitative Fehleranalyse** ermöglichen die Parameter: phonematische Paralexien, Reversionsfehler und Fehler in Abhängigkeit von der Wortlänge.

2.2.1.2.2 Bestimmen der Buchstabenposition bei visueller Wortvorgabe (Abb. 17)

Ziel der Aufgabe:
Diese Aufgabe dient dazu, die Fähigkeit zur Positionskodierung von Buchstaben innerhalb eines Wortes zu überprüfen. Dazu soll der Patient einen verbal präsentierten Buchstabennamen innerhalb der Graphemfolge eines visuell dargebotenen Wortes identifizieren.

Auf das Modell übertragen, kann für die geforderte Leistung folgender Verarbeitungsweg angenommen werden: Das visuelle Analysesystem (6) identifiziert die Buchstabenfolge und kodiert die jeweiligen Buchstabenpositionen innerhalb des geschriebenen Wortes. Gleichzeitig muß der verbal präsentierte Buchstabenname in ein Graphem konvertiert (g) werden und gelangt (l) als interne visuelle Buchstabenvorstellung in das visuelle Analysesystem (6). Ein Vergleich (6) zwischen Buchstabenfolge und konvertierten Buchstabennamen ermöglicht seine Positionsbestimmung innerhalb des geschriebenen Wortes.

Materialbeschreibung und Durchführung:
Die Items setzen sich aus 10 hochfrequenten Nomina, die entsprechend ihrer Buchstabenzahl angeordnet sind, und 10 verbal präsentierten Buchstabennamen zusammen.

Abb. 17: Bestimmen der Buchstabenposition bei visueller Wortvorgabe

Verarbeitungsweg:
1) **Wort:** visuelles Analysesystem (6)
2) **Buchstabenname:** auditives Analysesystem (1) - Phonemniveau (5) - Phonem-Graphem Konvertierung (g) - Graphemniveau (9) - visuelles Analysesystem (6)

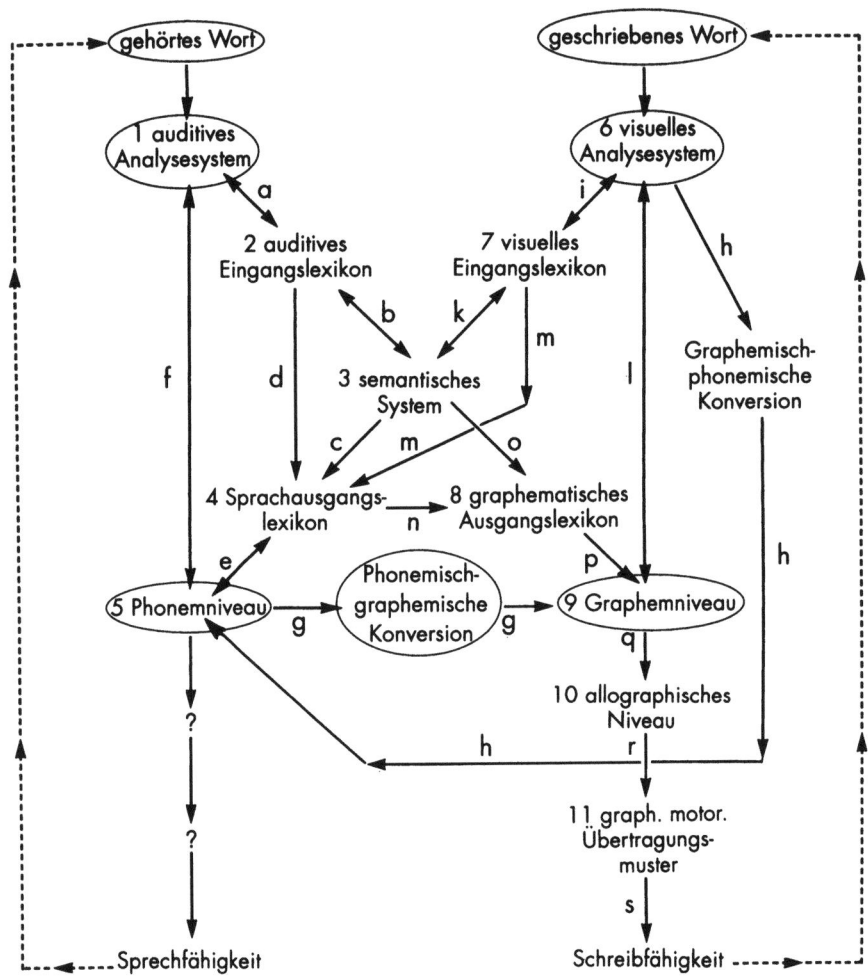

Die verbal dargebotenen Buchstabennamen haben immer eine bestimmte Buchstabenposition im Wort inne. Der Aufgabenaufbau sieht vor, daß der Untersucher einen Buchstabennamen nennt und der Patient auf den entsprechenden Buchstaben im visuell dargebotenen Wort zeigt.

Auswertung:
Mit Hilfe der Gesamtfehlerzahl (maximal 10 Fehler) kann der Prozentsatz der korrekten Ergebnisse errechnet werden. Die Parameter: keine Reaktion, Perseverationen und Selbstkorrektur erweitern die **quantitative Analyse**.

Eine **qualitative Analyse** wird durch die Parameter: phonematische Paralexien, Reversionsfehler und Fehlerverteilung in Abhängigkeit von der Wortlänge und in Abhängigkeit von der Buchstabenposition (Anfang, Mitte, Ende) ermöglicht.

2.2.1.2.3 Lesen einer handschriftlichen Vorlage (Abb. 18)

Ziel der Aufgabe:
Diese Aufgabe untersucht die graphematische Segmentierfähigkeit unter erschwerten Umständen. Untersuchungen von Warrington und Shallice (1980) zeigten, daß Patienten, die primär buchstabierend lesen (Kap.3, 3.1.1.1) mit der Verarbeitung von Handschrift mehr Probleme haben als mit der Verarbeitung von Maschinenschrift.

Materialbeschreibung und Durchführung:
Die Items setzen sich aus 5 hochfrequenten Nomina unterschiedlicher Länge, 5 Pseudowörtern, 5 legalen Neologismen und 5 Sätzen unterschiedlicher Länge (30 Wörter) zusammen, die vom Patienten laut vorgelesen werden müssen.

Die Verwendung von Pseudowörtern verlangt eine exakte visuelle Analyse (6) und eine Identifikation (7) dieser Items als Nicht-Wörter. Legale Neologismen müssen ebenfalls als Nicht-Wörter erkannt werden, jedoch fordern sie eine sublexikalische Verarbeitung (h). Dies ermöglicht auf Grund der Graphem-Phonem Konvertierung eine konkrete Aussage über die Phonemsynthese (5) und die notwendigerweise zuvor erfolgte graphematische Segmentierung (6).

Es ist jedoch zu bedenken, daß schlechte Ergebnisse auch beim Lesen von maschinengeschriebenen Einzelwörtern (Kap. 4, 2.1.1 - 2.1.5) auf eine prinzipielle Segmentierungsstörung hinweisen können, die vom Schrifttyp unabhängig ist.

Abb. 18: Lesen einer handschriftlichen Vorlage

Verarbeitungsweg:
1) **Wörter:** visuelles Analysesystem (6) - visuelles Eingangslexikon (7) - semantisches System (3) - Sprachausgangslexikon (4) - Phonemniveau (5)
2) **Legale Neologismen:** visuelles Analysesystem (6) - Graphem-Phonem Konvertierung (h) - Phonemniveau (5)

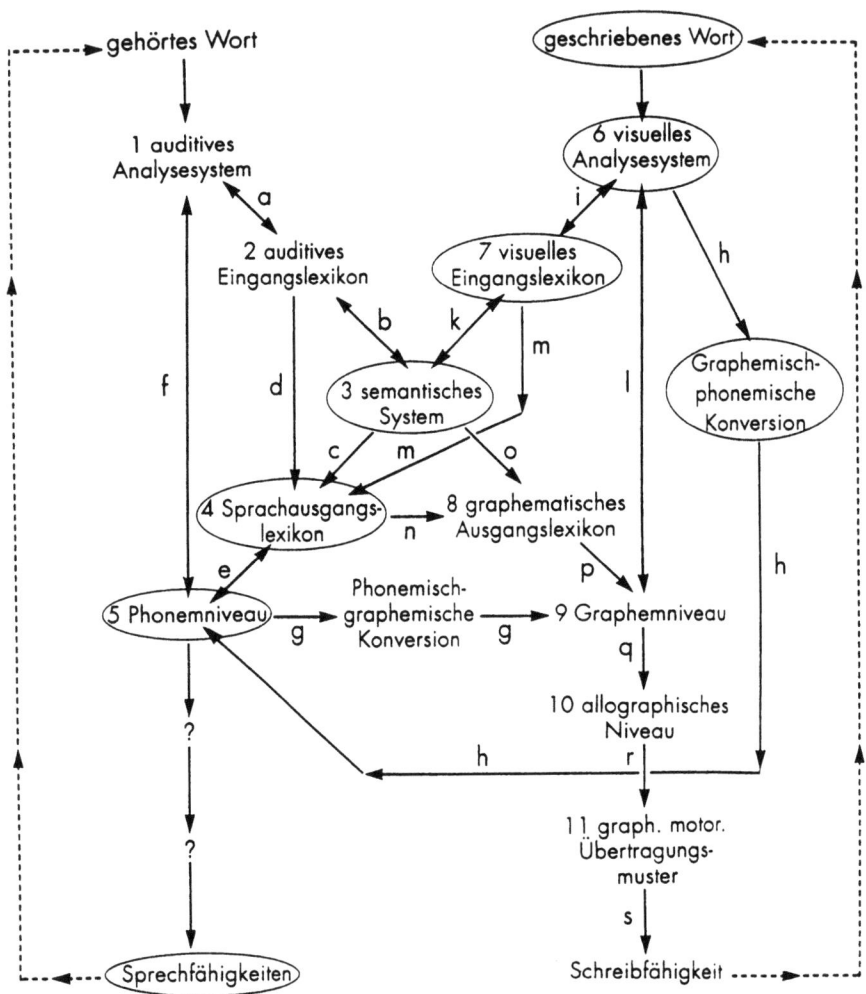

Auswertung:
Die **quantitative Auswertung** ermöglicht durch die Darstellung der Gesamtfehlerzahl (maximal 45 Fehler) die Angabe des prozentualen Anteils der korrekten Ergebnisse. Folgende Parameter erweitern die quantitative Auswertung: keine Reaktion, Perseverationen, Automatismen, Gesten, Einzellaute, Wortfragmente, Satzfragmente, Selbstkorrektur, Lesetempo, Fehler auf Wortebene, Fehler auf Satzebene.
Der Auswertungskatalog der **qualitativen Analyse** besteht aus den Parametern: phonematische, semantische, morphematische und visuelle Paralexien, phonematische Neologismen, Korrespondenzfehler, Ableitungsfehler, Vernachlässigungsfehler, Ratefehler, Reversionsfehler, Fehler in Abhängigkeit von der Wortlänge sowie Fehler in Abhängigkeit von der Satzlänge. Zur Überprüfung des Wortklasseneffekts wird außerdem die Fehlerverteilung innerhalb der Wortklassen (Nomina, Verben, Adjektive, Funktionswörter, Pseudowörter, legale Neologismen) untersucht.

2.2.1.2.4 Wörter aus vorgesprochenen Buchstabenfolgen bilden (Abb. 19)

Ziel der Aufgabe:
Obwohl das Bilden von Wörtern aus vorgesprochenen Buchstabenfolgen keine Alltagsrelevanz hat, gibt die Überprüfung dieser Fähigkeit Aufschluß über die Syntheseleistung im visuellen Eingangslexikon (7).
Auf das Modell übertragen, läßt sich folgender Verarbeitungsweg annehmen: Die Buchstabennamen werden in Grapheme konvertiert (g) und erreichen als visuelle Buchstabenvorstellungen (l) das visuelle Analysesystem (6). Von dort werden die "Buchstaben" seriell in das visuelle Eingangslexikon (7) weitergeleitet und zu einer Wortrepräsentation synthetisiert.

Materialbeschreibung und Durchführung:
Die Items in dieser Aufgabe setzen sich aus den Buchstabenfolgen von 10 hochfrequenten Nomina unterschiedlicher Länge zusammen. Der Patient hat die Aufgabe die verbal dargebotenen Buchstabenfolgen (Buchstabennamen) zu Wörtern zu synthetisieren.

Auswertung:
Aus der Gesamtfehlerzahl (maximal 10 Fehler) kann der Prozentsatz der korrekten Ergebnisse errechnet werden. Folgende Parameter: keine Reaktion, Perseverationen,

Abb. 19: Wörter aus vorgesprochenen Buchstabenfolgen bilden

Verarbeitungsweg:
auditives Analysesystem (1) - Phonemniveau (5) - Phonem-Graphem Konvertierung (g) - Graphemniveau (9) - visuelles Analysesystem (6) - visuelles Eingangslexikon (7) - semantisches System (3) - Sprachausgangslexikon (4) - Phonemniveau (5)

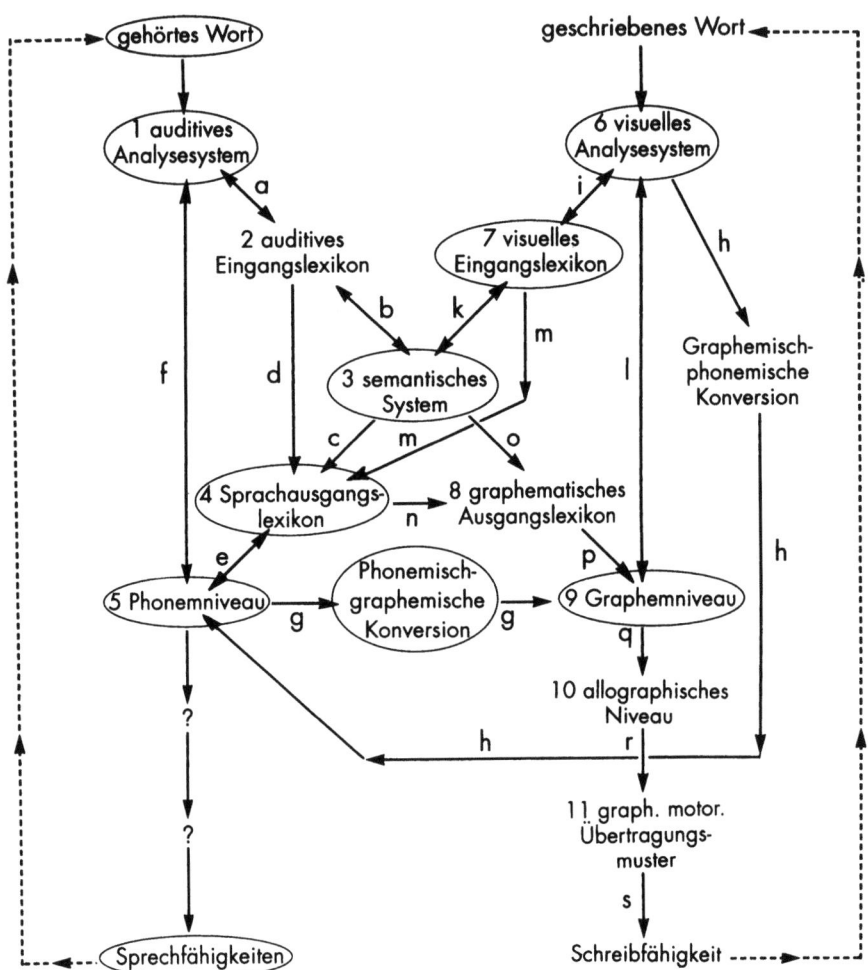

Automatismen, Gesten, Einzellaute bzw. Einzelbuchstabennamen, Wortfragmente und Selbstkorrektur erweitern die **quantitative Auswertung**.

Die **qualitative Fehleranalyse** setzt sich aus den Parametern: phonematische, morphematische und visuelle Paralexien, phonematische Neologismen, Korrespondenzfehler, Ableitungsfehler, Ratefehler, Reversionsfehler sowie Fehler in Abhängigkeit von der Wortlänge zusammen. (Obwohl keine Leseleistung im herkömmlichen Sinn stattfindet, werden auf Grund der geforderten lesespezifischen Verabeitungsprozesse die qualitativen Fehler als "Paralexien" bezeichnet.)

2.2.1.3 Lexikalisch-phonologisches Verarbeiten

Die Fähigkeit zum lexikalisch-semantischen Verarbeiten (die Übertragungswege (i) und (k) zum semantischen System (3)) ist für das sinnerfassende Lesen notwendig. Lexikalisch-phonologisches Verarbeiten hingegen (visuelles Analysesystem (6), visuelles Eingangslexikon (7), Sprachausgangslexikon (4) über die Verbindung (m)) hat keine Alltagsrelevanz. Diese Route kann nur bei Patienten, die trotz einer Aktivierungsstörung im semantischen System ganzheitlich verarbeiten können, nachgewiesen werden.

Der folgende Aufgabenbereich zum lexikalisch-phonologischen Verarbeiten überprüft daher primär die Fähigkeit zum ganzheitlichen Verarbeiten und setzt einen Einsatz des semantischen Systems nicht voraus.

2.2.1.3.1 Lexikalisches Entscheiden (Abb. 20)

Ziel der Aufgabe:
Diese Aufgabe soll die Fähigkeit zur Aktivierung bekannter visueller Wortformen im visuellen Eingangslexikon (7) überprüfen.

Materialbeschreibung und Durchführung:
Dem Patienten werden nacheinander Schriftkarten mit Wörtern und Nicht-Wörtern in rascher Folge vorgelegt. Die Items setzen sich, in randomisierter Anordnung, aus 10 hochfrequenten Nomina, 5 legalen Neologismen und 5 nicht-legalen Neologismen zusammen. Bei letzteren handelt es sich um finnische Wörter, die nicht der deutschen Phonotaktik entsprechen. Bei jedem Item muß entschieden werden, ob ein Wort der deutschen Sprache vorliegt oder nicht.

Abb. 20: Lexikalisches Entscheiden

Verarbeitungsweg:
visuelles Analysesystem (6) - visuelles Eingangslexikon (7)

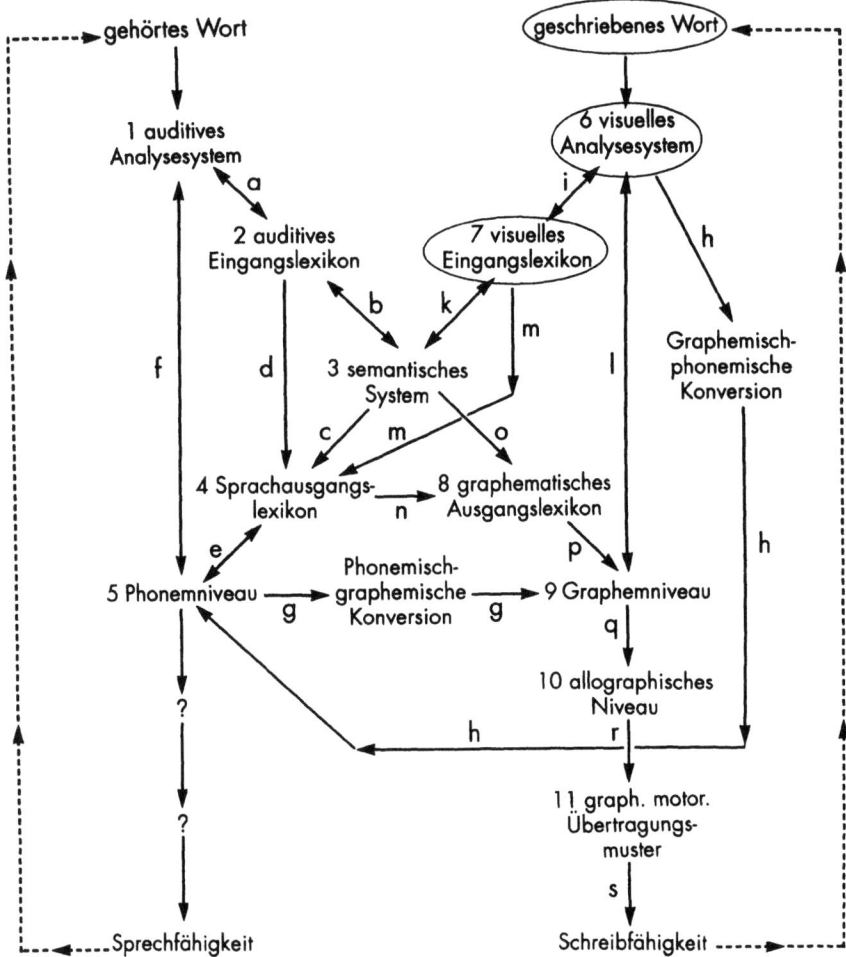

Es ist darauf zu achten, daß die Items vom Patienten nicht laut gelesen werden, um eine Beurteilung der Wörter und Nicht-Wörter mittels der Klangfolge zu vermeiden. Auch durch interne Prozesse der Spracherzeugung kann eine akustische Beurteilung erfolgen (vom Phonemniveau (5) zum auditiven Analysesystem (1) über die Verbindung (f)). Dieser Vorgang ist schwer zu verhindern, da keine lautsprachliche Produktion erfolgt. Häufig können jedoch Lippenbewegungen als Hinweis auf eine Aktivierung der "inneren Sprache" dienen.

Die kurze Darbietungsdauer soll zum einen die Möglichkeit einer Beurteilung aufgrund semantischer Kriterien verringern und zum anderen ein sublexikalisches Verarbeiten (h) verhindern. Lexikalisches Entscheiden ist primär eine Leistung des visuellen Eingangslexikons (7) und setzt daher ganzheitliches Verarbeiten (i) voraus.

Auswertung:
In der **quantitativen Auswertung** wird die Gesamtfehlerzahl (maximal 20 Fehler) und der Prozentsatz der korrekten Ergebnisse errechnet. Die Parameter: keine Reaktion, Perseverationen und Selbstkorrektur erweitern die Auswertung.

Für die **qualitative Fehleranalyse** soll die Fehlerverteilung innerhalb der verschiedenen Itemgruppen (Wörter, legale Neologismen, Neologismen) dargestellt werden.

2.2.1.3.2 Erkennen gleicher Wörter (Abb. 21a/21b)

Ziel der Aufgabe:
In dieser Aufgabe soll die Fähigkeit zur parallelen Verarbeitung im Wortformsystem (visuelles Analysesystem (6), visuelles Eingangslexikon (7)) überprüft werden.

Auf das Modell übertragen, können für diese Aufgabe zwei verschiedene ganzheitliche Verarbeitungswege angenommen werden. Welche Route zum Einsatz kommt, hängt individuell davon ab, ob bevorzugt "visuell" oder "phonologisch" verarbeitet wird: Der erste Weg (Abb. 21a) stellt einen visuellen Vergleich (6) beider Wörter an. Dazu wird das erste Item analysiert (6) und im visuellen Eingangslexikon (7) als bekanntes Wort identifiziert und als interne visuelle Wortvorstellung (l) im visuellen Analysesystem (6) abgespeichert. Dort findet der Vergleich mit dem zweiten Wort statt.

Beim zweiten Weg (Abb. 21b) werden die beiden Wörter mittels der internen auditiven Wortvorstellung (Übertragungsweg (f) "innere Sprache") im auditiven Analysesystem (1) miteinander verglichen.

Abb. 21a: Erkennen gleicher Wörter (visueller Vergleich)

Verarbeitungsweg:
1. Wort: visuelles Analysesystem (6) - visuelles Eingangslexikon(7) - Sprachausgangslexikon (4) - graphematisches Ausgangslexikon (8) - visuelles Analysesystem (6)
2. Wort: visuelles Analysesystem (6)

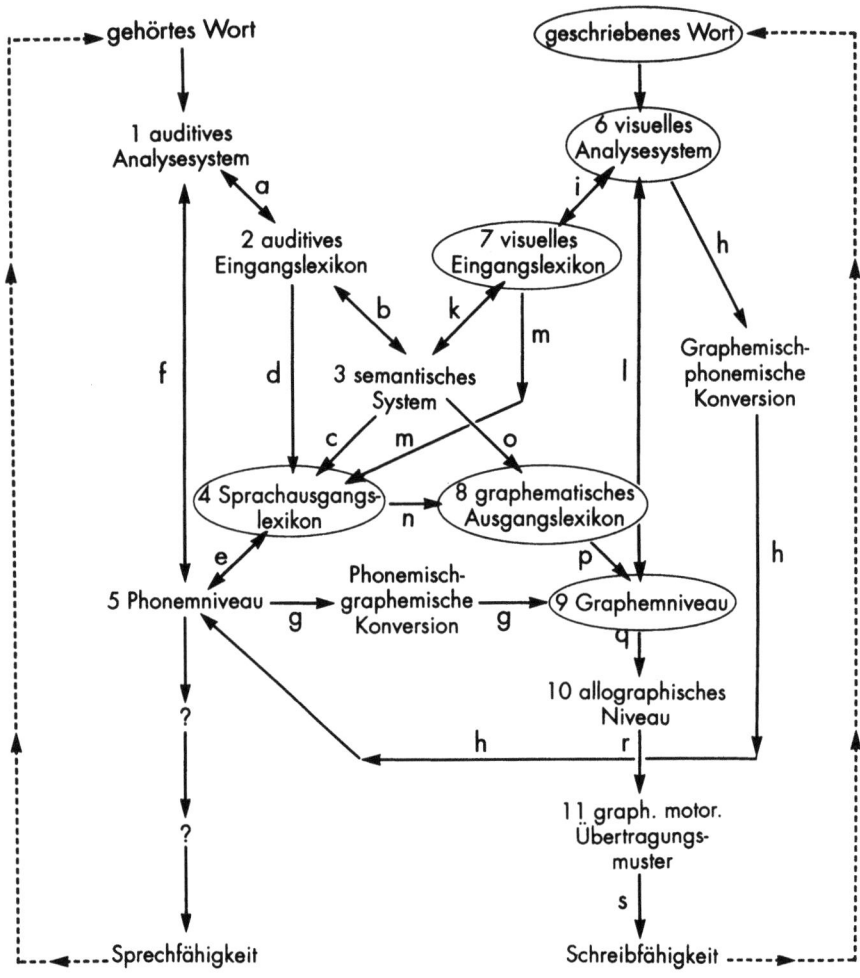

Abb. 21b: Erkennen gleicher Wörter (auditiver Vergleich)

Verarbeitungsweg:
1. Wort: visuelles Analysesystem (6) - visuelles Eingangslexikon (7) - Sprachausgangslexikon (4) - Phonemniveau (5) - auditives Analysesystem (1)
2. Wort: visuelles Analysesystem (6) - visuelles Eingangslexikon (7) - Sprachausgangslexikon (4) - Phonemniveau (5) - auditives Analysesystem (1)

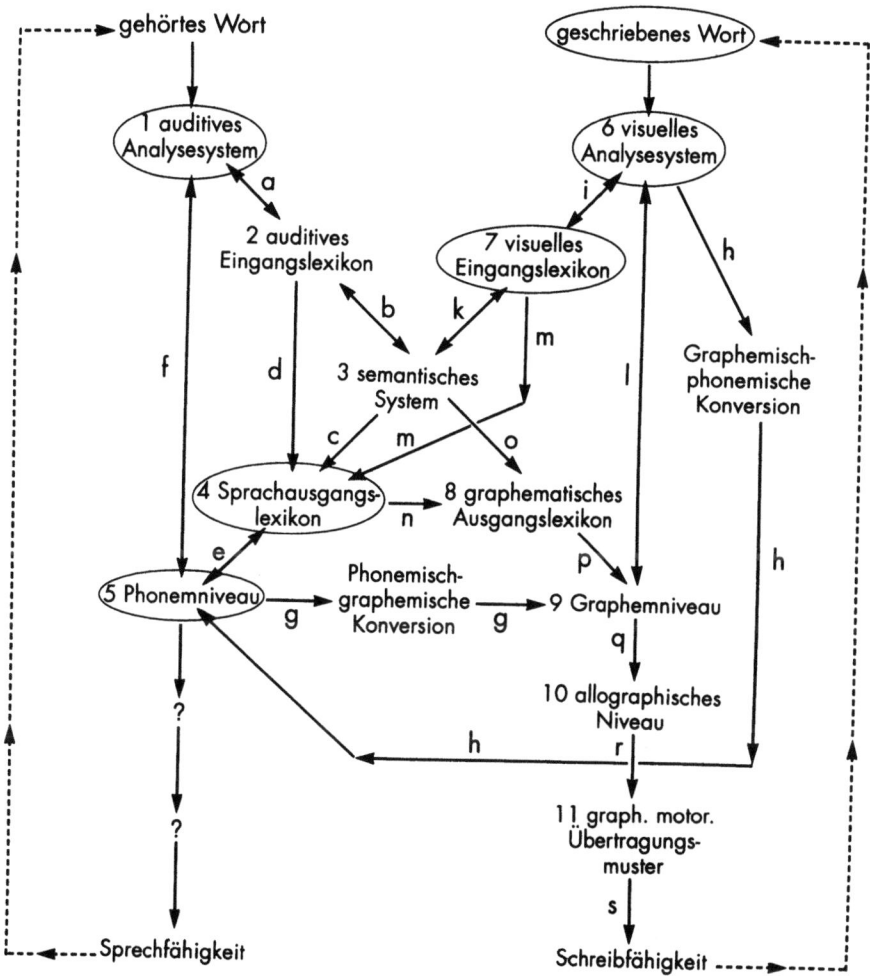

Materialbeschreibung und Durchführung:
Der Patient soll zwei in Folge visuell dargebotene Wörter als gleich oder verschieden identifizieren. Eine kurze Darbietungszeit der einzelnen Wörter soll eine sublexikalische (h) oder primär lexikalisch-semantische Verarbeitung (Übertragungsweg (k) zum semantischen System (3)) verhindern.

Die 20 Items setzen sich aus Wortpaaren zusammen, die entweder aus identischen oder verschiedenen Nomina, mit unterschiedlicher Buchstabenanzahl, bestehen. Die "verschiedenen" Wortpaare stellen Minimalpaare dar, die sich im Anfangs-, Mittel- oder Endbuchstaben unterscheiden. Diese Differenzierung bezüglich der Buchstabenposition bei den Minimalpaaren, wie auch die unterschiedliche Wortlänge, soll Aufschluß über die parallelen Verarbeitungsleistungen im Wortformsystem (visuelles Analysesystem, visuelles Eingangslexikon) geben. Untersuchungen an Normalpersonen (Friedrich, Walker & Posner, 1985) zeigen nämlich, daß bei einer parallelen Verarbeitung die Wortlänge keinen Einfluß auf die Identifikationszeit hat. Ebenso können Minimalpaare, die sich im Anfangs- oder Endbuchstaben unterscheiden, schnell als "verschieden" erkannt werden. Bei unterschiedlichem Mittelbuchstaben hingegen konnte eine verlängerte Reaktionszeit gemessen werden.

Bei Patienten mit einer Wortformalexie ("letter-by-letter reading", s. Kap.3, 3.1.1.1) führt hingegen eine erhöhte Buchstabenanzahl zur Fehler- und Zeitzunahme. Außerdem werden häufig Minimalpaare, die sich im Endbuchstaben unterscheiden, als "gleich" identifiziert. Hanley und Kay (1991) führen diese Ergebnisse auf eine primär serielle Verarbeitungskapazität zurück.

Auswertung:
Für die **quantitative Auswertung** wird zuerst die Gesamtfehlerzahl (maximal 20 Fehler) festgelegt und der Prozentsatz der korrekten Ergebnisse errechnet. Die Parameter: keine Reaktion, Perseverationen und Selbstkorrektur erweitern die quantitative Auswertung.

Die **qualitative Fehleranalyse** untersucht die Fehlerverteilung innerhalb der Itempaare (gleiche Wortpaare, Minimalpaare: Anfang, Mitte, Ende). Außerdem wird die Fehlerverteilung bezüglich der Wortlänge dargestellt.

2.2.1.3.3 Über phonematische Ähnlichkeiten entscheiden (Abb. 22)

Ziel der Aufgabe:
In den Aufgaben "Erkennen gleicher Wörter" (Kap. 4, 2.2.1.3.2), "Wort-Bild Zuordnung" (Kap. 4, 2.2.1.4.1), "Identifizieren von Buchstaben" (Kap. 4, 2.2.2.1.1) "Graphemlücken ergänzen" (Kap. 4, 2.2.2.2.3) und "Identifizieren von auditiv dargebotenen Wörtern in Sätzen" (Kap. 4, 2.2.2.3.2) wird neben einem visuellen auch ein auditiver Vergleich mittels einer internen auditiven Wortvorstellung als plausibler Verarbeitungsweg angenommen. Diese "innere" Spracherzeugung wird häufig als zusätzliche Kontrollinstanz beim leisen Lesen hinzugezogen.

Die folgende Aufgabe dient zur Überprüfung der "inneren Sprache" und wird im Modell durch die Verbindung (f) vom Phonemniveau (5) zum auditiven Analysesystem (1) dargestellt.

Materialbeschreibung und Durchführung:
Die 20 Itempaare setzen sich aus 5 visuell ähnlichen Reimpaaren (Minimalpaare, z.B. Wiese-Riese), 5 visuell unterschiedlichen Reimpaaren (z.B. See-Reh), 5 visuell ähnlichen Wortpaaren, die sich nicht reimen (z.B. Pferd-Pfeil) und 5 semantisch ähnlichen Wortpaaren, die sich nicht reimen (z.B. Sonne-Mond) zusammen. Der Patient hat die Aufgabe, zu entscheiden, ob die kurz dargebotenen Wortpaare sich reimen.

Für Minimalpaare, die sich nicht nur phonematisch, sondern auch visuell ähnlich sind, ist ein auditiver Vergleich für ihre Identifikation nicht unbedingt notwendig. Daher wurden die visuell ähnlichen, sich aber nicht reimenden Wortpaare konzipiert. Patienten mit primär visueller Verarbeitung müßten demzufolge diese Items auch als Reimpaare akzeptieren und dürften hingegen visuell unterschiedliche Reimpaare nicht erkennen. Die semantischen Wortpaare dienen als zusätzliche Ablenker.

Es ist darauf zu achten, daß zum einen die Items nicht laut gelesen werden und daß zum anderen die Darbietungszeit nicht mehr als ca. 2 sec. beträgt. Denn nur so kann ein ganzheitliches Verarbeiten beider Items und ein interner auditiver Vergleich bezüglich ihrer phonologischen Ähnlichkeit im auditiven Analysesystem (1) stattfinden.

Auswertung:
Aus der Summe der Fehler wird die Gesamtfehlerzahl (maximal 20 Fehler) bestimmt und der prozentuale Anteil der korrekten Ergebnisse errechnet. Diese **quantitative Auswertung** wird noch durch die Parameter: keine Reaktion, Perseverationen und Selbstkorrektur ergänzt.

Abb. 22: Über phonematische Ähnlichkeiten entscheiden

Verarbeitungsweg:
visuelles Analysesystem (6) - visuelles Eingangslexikon (7) - Sprachausgangslexikon (4) - Phonemniveau (5) - auditives Analysesystem (1)

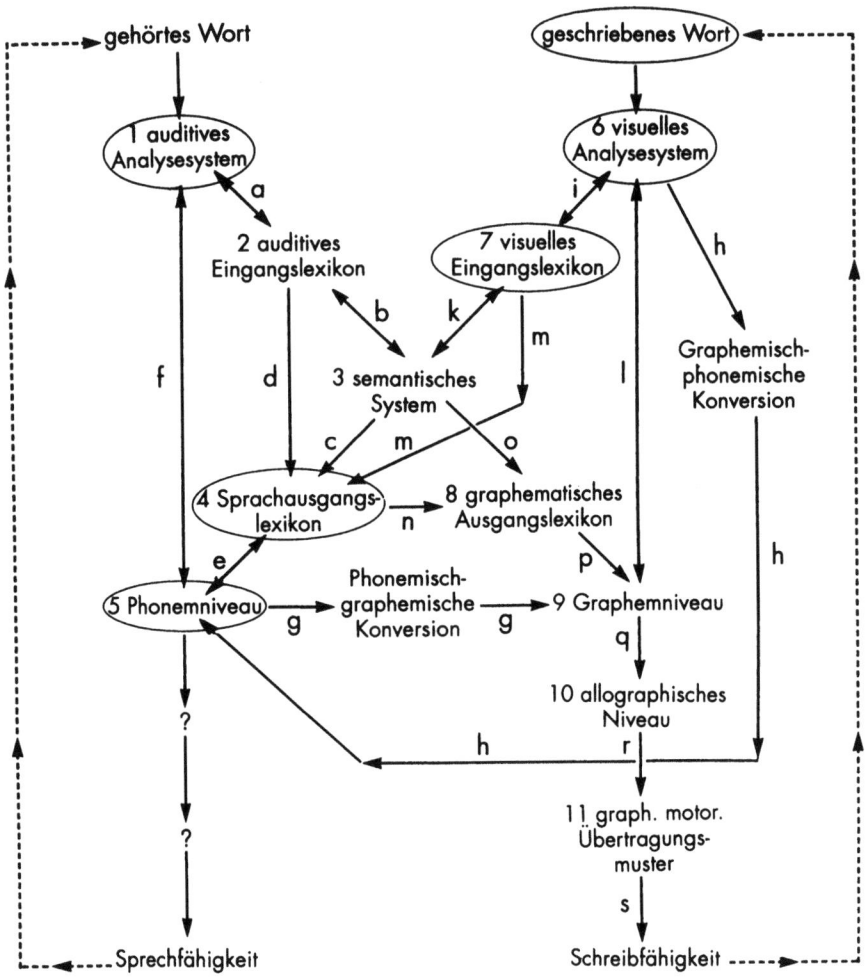

In der **qualitativen Analyse** wird eine Fehlerverteilung innerhalb der verschiedenen Itempaare (visuell ähnliche Reimpaare, visuell unterschiedliche Reimpaare, visuell ähnliche Wortpaare, semantisch ähnliche Wortpaare) angegeben.

2.2.1.4 Lexikalisch-semantisches Verarbeiten

Das Lesesinnverständnis setzt ein lexikalisch-semantisches Verarbeiten (Übertragungsweg (k) zum semantischen System (3)) voraus. In den Basisaufgaben wird das sinnerfassende Lesen auf Satz- und Textebene überprüft. Schwierigkeiten in diesen Aufgaben geben jedoch nur wenig Auskunft über die semantische Verarbeitungskapazität für einzelne Wörter. Die beiden folgenden Aufgaben dienen daher der Überprüfung des referentiellen und relationalen Wortverständnisses. In einer dritten Aufgabe sollen Sätze bezüglich ihrer semantischen, syntaktischen und grammatikalischen Korrektheit überprüft werden.

2.2.1.4.1 Wort-Bild Zuordnung (referentielles Wortverständnis, Abb. 23a/23b)

Ziel der Aufgabe:
Im Aachener Aphasietest wird das referentielle Wortverständnis im Untertest "Lesesinnverständnis" bereits untersucht. Ein zusätzliches Überprüfen dieser Leistung soll daher nur als Grundlage für das "relationale Wortverständnis" (Kap. 4, 2.2.1.4.2) angesehen werden.

In dieser Aufgabe muß für die Objekterkennung (vgl. Kap. 4, 2.1.9/2.1.10) ein zusätzlicher Verarbeitungsprozeß im Modell (Abb. 23a/b) angenommen werden: Nach der Aktivierung der drei Repräsentationstypen (zweidimensionale Anordnung des Bildes (12), räumliche Anordnung der erkennbaren Oberflächen (13), dreidimensionale Form des Objekts (14)) findet ein Vergleich von Betrachter-zentrierten und Objektzentrierten Repräsentationen mit den gespeicherten strukturellen Beschreibungen bekannter Objekte statt. Diese gespeicherten Beschreibungen werden als Objekterkennungseinheiten (15) bezeichnet und stellen das Verbindungsglied zwischen visueller und semantischer Repräsentation dar. Mittels der Information aus dem semantischen System (3) wird eine phonologische Repräsentation im Sprachausgangslexikon (4) aktiviert und mit der phonologischen Repräsentation des geschriebenen Items (1) verglichen.

Abb. 23a: Wort-Bild Zuordnung (auditiver Vergleich)

Verarbeitungsweg:
1) **Bild:** erste Repräsentation (12) - Betrachter-zentrierte Repräsentation (13) - Objekt-zentrierte Repräsentation (14) - Objekterkennungs-Einheiten (15) - semantisches System (3) - Sprachausgangslexikon (4) - Phonemniveau (5) - auditives Analysesystem (1)
2) **Wort:** visuelles Analysesystem (6) - visuelles Eingangslexikon (7) - semantisches System (3) - Sprachausgangslexikon (4) - Phonemniveau (5) - auditives Analysesystem (1)

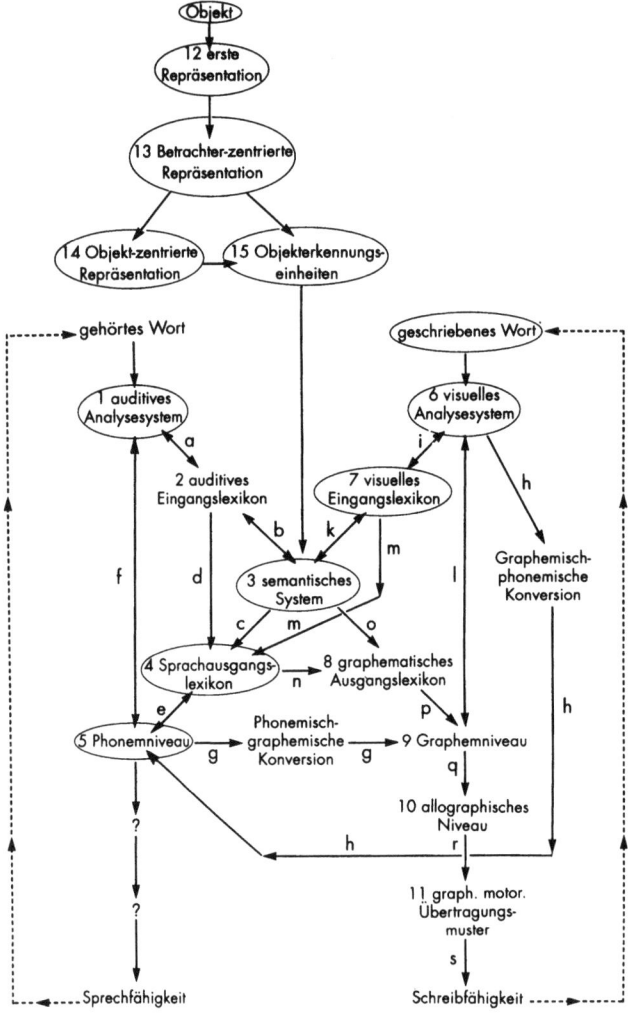

Abb. 23b: Wort-Bild Zuordnung (visueller Vergleich)

Verarbeitungsweg:
1) **Bild:** erste Repräsentation (12) - Betrachter-zentrierte Repräsentation (13) - Objekt-zentrierte Repräsentation (14) - Objekterkennungs-Einheiten (15) - semantisches System (3) - graphematisches Ausgangslexikon (8) - Graphemniveau (9) - visuelles Analysesystem (6)
2) **Wort:** visuelles Analysesystem (6)

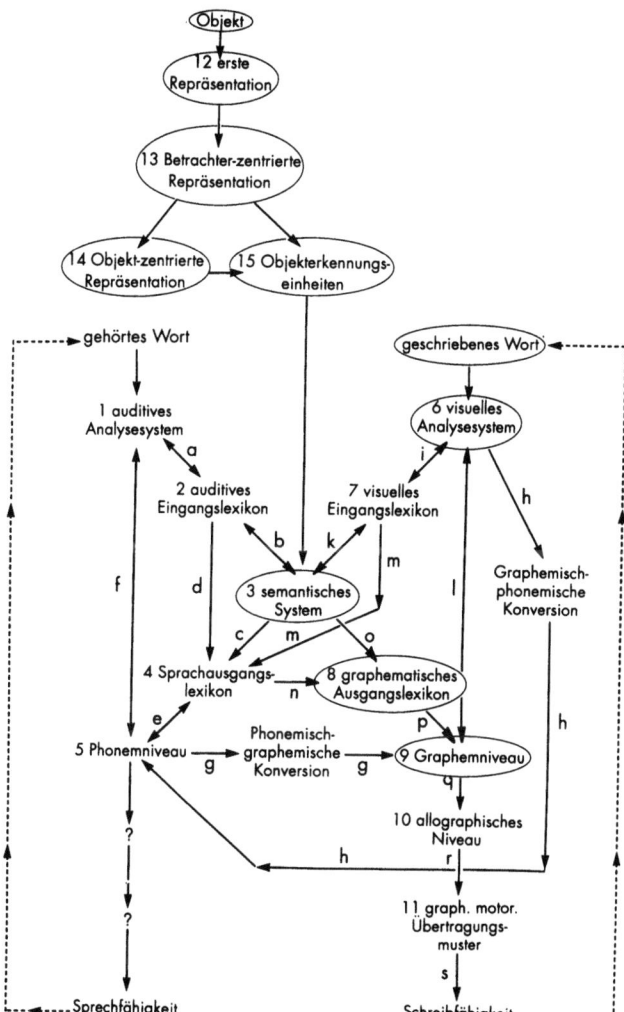

Eine weitere Möglichkeit (Abb. 23b) ist, daß nach Aktivierung eines abstrakten Buchstabencodes im graphematischen Ausgangslexikon (8) ein Vergleich im visuellen Analysesystem (6) mit der Buchstabenfolge des geschriebenen Items stattfindet.

Materialbeschreibung und Durchführung:
Der Aufgabenaufbau sieht vor, daß dem Patienten in fünf Durchgängen jeweils fünf Wortkarten und fünf Bildkarten vorgelegt werden, die er gegenseitig zuordnen soll.

Die Items setzen sich aus 25 Nomina zusammen, die den Items in der Aufgabe "Wort-Wort Zuordnung" entsprechen. Auf den 25 Bildkarten sind Strichzeichnungen von Objekten dargestellt. Zeigt der Patient bereits im referentiellen Wortverständnis schlechte Leistungen, so ist eine Überprüfung des relationalen Wortverständnisses hinfällig.

Auswertung:
Die Gesamtfehlerzahl (maximal 25 Fehler) ergibt sich aus der Summe der Zuordnugsfehler und ermöglicht die Darstellung des prozentualen Anteils der korrekten Ergebnisse. Durch die Parameter: keine Reaktion und Selbstkorrektur kann die **quantitative Auswertung** erweitert werden. Eine **qualitative Fehleranalyse** findet nicht statt.

2.2.1.4.2 Wort-Wort Zuordnung (relationales Wortverständnis, Abb. 24)

Ziel der Aufgabe:
In dieser Aufgabe soll die Fähigkeit zur Aktivierung von begrifflichem und von wortsemantischem Wissen (semantisches System (3)) überprüft werden.

Materialbeschreibung und Durchführung:
Die Aufgabe besteht aus fünf Abschnitten, wobei jeder Abschnitt fünf Durchgänge beinhaltet:

Im ersten Abschnitt stellen die 5 Stimuluswörter Teile eines komplexen Ganzen (Zielwörter) dar. In jedem Durchgang werden dem Patienten, neben dem Stimulus und in unterschiedlicher Reihenfolge, ein schwach semantischer und ein beziehungsloser Ablenker sowie das Zielwort geboten (z.B. **Dach**: Topf, Finger, **Kirche**).

Im folgenden Bereich soll auf Grund kategorieller Eigenschaften (Oberbegriffe) der 5 Stimuluswörter aus je drei Items das entsprechende Zielwort ausgewählt wer

Abb. 24: Wort-Wort Zuordnung/Bewerten von richtigen und falschen Aussagesätzen

Verarbeitungsweg:
visuelles Analysesystem (6) - visuelles Eingangslexikon (7) - semantisches System (3)

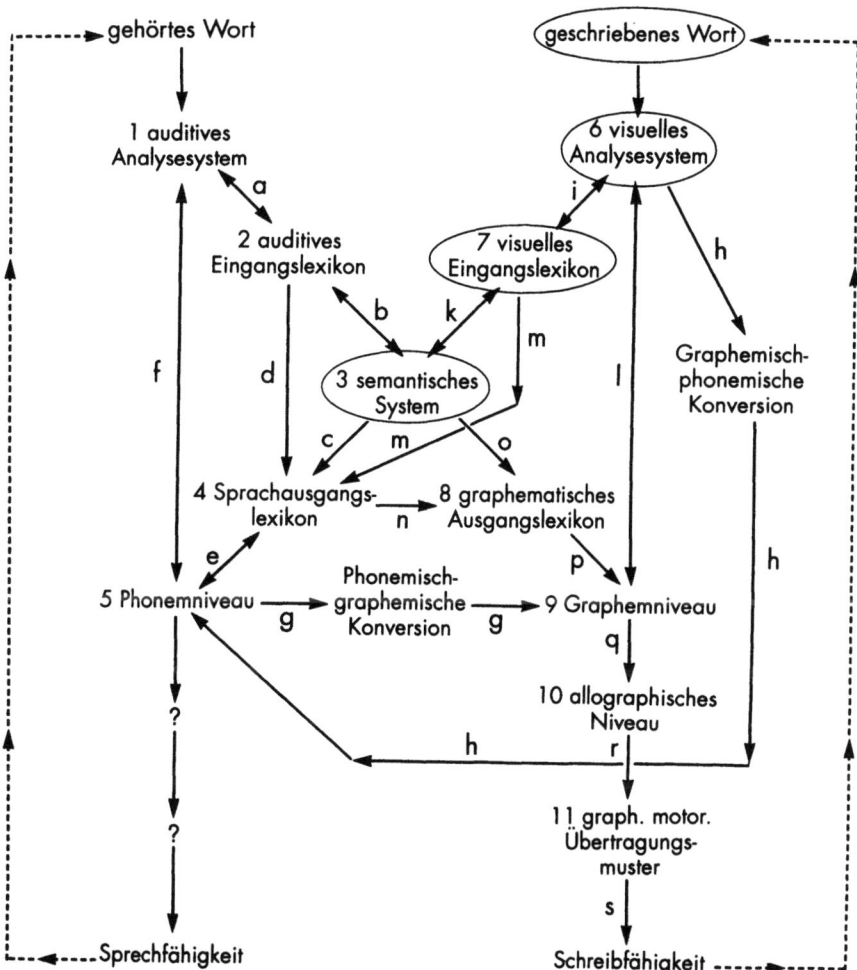

den. Es wird immer ein Ablenker mit schwach semantischem Bezug und ein Ablenker ohne Bezug geboten (z.B. **Vogel**: Rose, Glas, **Fisch**).

Der dritte Aufgabenteil nimmt auf die funktionellen Eigenschaften der 5 Nomina Bezug. Der Patient soll dabei in jedem Durchgang aus drei Verben jenes auswählen, das die Funktion des Stimuluswortes angibt. Die Ablenker setzen sich aus einem zum Zielverb semantisch ähnlichen und einem beziehungslosen Verb zusammen (z.B. **Fahrrad**: fliegen, essen, **fahren**).

Im vierten Abschnitt sollen Eigenschaften der 5 Stimuluswörter erkannt werden. Dazu muß der Patient aus jeweils drei Adjektiven das entsprechende Zielitem auswählen. Wiederum ist ein Adjektiv immer inhaltlich dem Zielwort ähnlich und ein weiteres Adjektiv ohne Bezug (z.B. **Bett**: zart, schnell, **weich**).

Der letzte Bereich untersucht den situativ-referentiellen Bezug zwischen zwei Wörtern. Hierbei soll der Patient in fünf Durchgängen aus drei Nomina jenes auswählen, das im situativen Kontext mit dem Stimuluswort steht. Die Ablenker setzen sich aus einem zum Zielwort semantisch ähnlichen und einem bezugslosen Item zusammen (z.B. **Schiff**: Garage, Dorf, **Hafen**).

Alle 25 Stimuluswörter sind Nomina, deren lexikalisch-bildhafte Identifikation das Ziel der vorangegangenen Aufgabe (Kap. 4, 2.2.1.4.1) ist.

Auswertung:
In der **quantitativen Auswertung** wird die Gesamtfehlerzahl (maximal 25 Fehler) und der Prozentsatz der korrekten Ergebnisse errechnet. Die Parameter: keine Reaktion, Perseveration und Selbstkorrektur erweitern die Auswertung.

In der **qualitativen Fehleranalyse** wird die Fehlerverteilung für die fünf Durchgänge (Teil-Ganzes, Oberbegriffe, Funktionen, Eigenschaften, situative Referenz) angegeben. Innerhalb jedes Bereichs werden die Fehler den Parametern: Nomen/Verb/Adjektiv mit schwach semantischem Bezug oder beziehungsloses Nomen/Verb/Adjektiv zugeordnet.

2.2.1.4.3 Bewerten von richtigen und falschen Aussagesätzen (Abb. 24)

Ziel der Aufgabe:
Das Satzverständnis wurde bereits in den Basisaufgaben (Kap. 4, 2.1.4) mittels Bildkarten, die einem reversiblen Satz zugeordnet werden müssen, untersucht. In der folgenden Aufgabe sollen Aussagesätze im Hinblick auf ihre relational-semantische, syntaktische und grammatikalische Integrität untersucht werden.

Wie schon im Vorangegangenen vermerkt, ist im Modell eine Verarbeitungskomponete für komplexe linguistische Einheiten vernachlässigt worden. Demzufolge soll die Bewertung der Sätze, hinsichtlich ihrer Semantik wie auch Syntax und Grammatik, als unspezifische Leistung des semantischen Systems (3) gewertet werden.

Materialbeschreibung und Durchführung:
Die 25 Stimulussätze lassen sich vier verschiedenen Bereichen zuordnen:
1) Sätze mit relational-semantischen Abweichungen
Diese 5 Sätze sind sowohl syntaktisch wie auch grammatikalisch korrekt, jedoch inhaltlich falsch. Um die Sinnwidrigkeit zu erkennen, muß der Satzzusammenhang erfaßt werden, da die Schlüsselwörter alle situationsadäquat sind. (Beispiel: Das Auto fährt den Motor.)
2) Sätze mit syntaktischen Abweichungen
Diese 5 Sätze sind inhaltlich richtig, jedoch in der strukturellen Anordnung der Wörter falsch. (Beispiel: Die Katze die Maus frißt.)
3) Sätze mit grammatikalischen Abweichungen
Diese 5 Sätze weisen, in Abhängigkeit von der Satzstruktur, Fehler in der Verbflexion oder in der Genusmarkierung der Nomina auf, sind jedoch inhaltlich korrekt. (Beispiel: Der Schwan schwimmen auf dem See.)
4) Korrekte Sätze
Da der Patient alle Sätze laut oder leise lesen soll und sie nur hinsichtlich ihrer Korrektheit überprüfen und keine Verbesserungsvorschläge anbringen soll, wurden auch zehn semantisch, grammatikalisch und syntaktisch richtige Sätze in die Aufgabe integriert.

Auswertung:
Aus der Summe der "falschen Bewertung" ergibt sich die Gesamtfehlerzahl (maximal 25 Fehler), mit deren Hilfe der prozentuale Anteil der korrekten Ergebnisse errechnet werden kann. Die Parameter: keine Reaktion, Perseverationen und Selbstkorrektur erweitern die **quantitative Auswertung**.

In der **qualitativen Fehleranalyse** wird die Fehlerverteilung innerhalb der vier Bereiche (Sätze mit relational-semantischer Abweichung, Sätze mit syntaktischer Abweichung, Sätze mit grammatikalischer Abweichung, korrekte Sätze) dargestellt.

2.2.2 Schreiben

Die Vertiefungsaufgaben im Bereich "Schreiben" setzen sich aus den Aufgabengruppen "Phonem-Graphem Konvertierung", "phonologisch-graphematische Analyse und Synthese", "lexikalisch-phonologisches Verarbeiten" sowie "lexikalisch-semantisches Verarbeiten" zusammen.

Einige Aufgaben aus den folgenden Bereichen haben Ähnlichkeit mit bereits vorgestellten Aufgaben in der Lesesektion; außerdem wird häufig vom Patienten keine schriftliche Realisierung verlangt. Mit einem Verweis auf das Modell soll noch einmal betont werden, daß Schreiben ein sehr komplexer, kognitiver, mit dem Lesen (bzw. dem Leseinnverständnis) und dem auditiven Verstehen (Schreiben nach Diktat) eng verknüpfter Vorgang ist, der erst in der "Schlußphase" zur eigentlichen schriftlichen Fixierung gelangt.

2.2.2.1 Phonem-Graphem Konvertierung

Wie schon im Kapitel 3, 2.3.2.2 erwähnt, wird eine primär sublexikalische Strategie (g) hauptsächlich von schriftsprachlich ungeübten Personen verwendet. Dennoch muß bei einem erfolgreichen Schreibprozeß neben dem ganzheitlichen (a, b, o) auch ein einzelheitlicher Verarbeitungsprozeß (g), als Kontrollfunktion integriert werden. In den folgenden Aufgaben soll die Konvertierleistung auf Buchstaben- bzw. Graphemniveau untersucht werden.

2.2.2.1.1 Buchstaben identifizieren (Abb. 25a/25b)

Ziel der Aufgabe:
In dieser Aufgabe soll die Identifikation von Buchstaben nach verbaler Vorgabe der Buchstabennamen untersucht werden. Auf das Modell übertragen können bei dieser Aufgabe zwei mögliche Verarbeitungswege angenommen werden:
Der erste Weg (Abb. 25a) ermöglicht die Buchstabenidentifikation mittels eines visuellen Vergleichs: Im auditiven Analysesystem (1) wird der wahrgenommene Buchstabenname als Laut identifiziert und zum Phonemniveau (5) weitergeleitet. Dort wird eine phonologische Repräsentation aktiviert. Mittels der Phonem-Graphem Konvertierung (g) erfolgt eine graphematische Darstellung, die über das Graphemniveau (9) als interne visuelle Buchstabenvorstellung (l) das visuelle Analysesystem (6) er-

Abb. 25a: Buchstaben identifizieren (visueller Vergleich)

Verarbeitungsweg:
1) **Buchstabenname:** auditives Analysesystem (1) - Phonemniveau (5) - Phonem-Graphem Konvertierung (g) - Graphemniveau (9) - visuelles Analysesystem (6)
2) **Buchstabe:** visuelles Analysesystem (6)

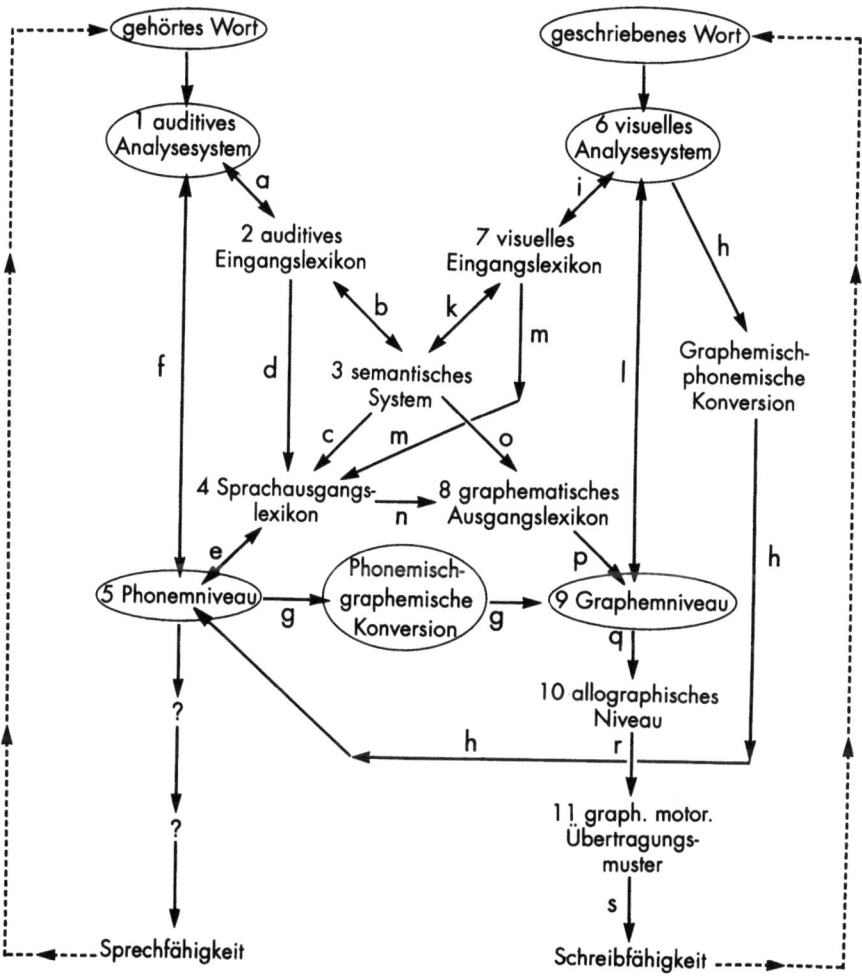

Abb. 25b: Buchstaben identifizieren (auditiver Vergleich)

Verarbeitungsweg:
1) **Buchstabenname:** auditives Analysesystem (1)
2) **Buchstaben:** visuelles Analysesystem (6) - Graphem-Phonem Konvertierung (h) - Phonemniveau (5) - auditives Analysesystem (1)

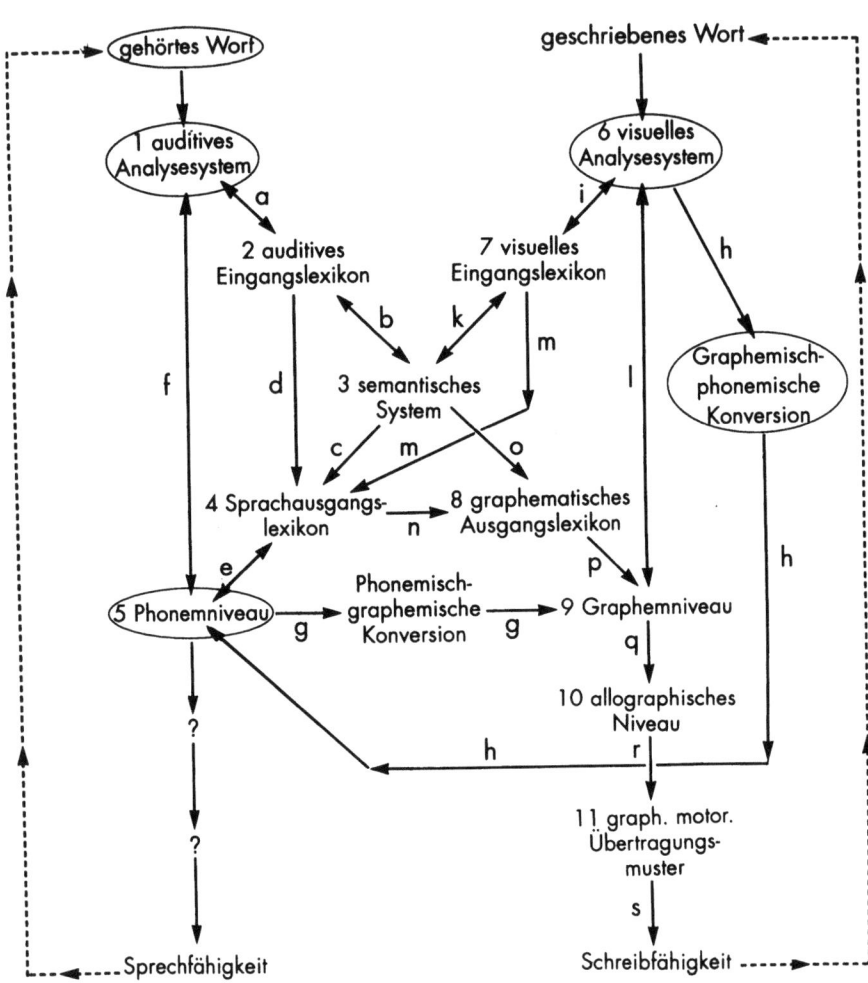

reicht. Im visuellen Analysesystem (6) findet schließlich ein Vergleich zwischen der internen visuellen Buchstabenvorstellung und den externen Buchstabenrepräsentationen statt.

Der zweite Verarbeitungsweg (Abb. 25b) ermöglicht die Buchstabenidentifikation mittels eines auditiven Vergleichs. Der wahrgenommene Buchstabenname wird ebenfalls im auditiven Analysesystem (1) als Phonem identifiziert und abgespeichert. Gleichzeitig werden alle visuell vorgegebenen Items auf sublexikalischer Route (h) in Phoneme konvertiert und über das Phonemniveau (5) als interne auditive Klangvorstellungen (f) in das auditive Analysesystem (1) weitergeleitet. Dort findet ein Vergleich zwischen internen auditiven Klangvorstellungen und dem gehörten Stimulus statt.

Materialbeschreibung und Durchführung:
Die Aufgabe besteht aus drei Durchgängen: Im ersten Durchgang setzen sich die 5 visuellen Items aus Großbuchstaben zusammen. Im zweiten Durchgang wird die allographische Repräsentation in Form von 20 Groß- und Kleinbuchstaben überprüft. Im dritten Durchgang erschweren visuelle Ablenker neben 20 Groß- und Kleinbuchstaben die Buchstabenidentifikation.

In allen drei Durchgängen hört der Patient den Buchstabennamen und zeigt auf die entsprechende visuelle Repräsentation auf seiner Vorlage. Patienten, die primär einen auditiven Vergleich (Abb. 25b) anstreben, sollten bei visuellen Ablenkern keine Leistungseinbußen zeigen.

Auswertung:
Die Gesamtfehlerzahl (maximal 45 Fehler) setzt sich aus den Fehlern in den drei Durchgängen zusammen und ermöglicht die Darstellung des prozentualen Anteils der korrekten Ergebnisse. Die Parameter: keine Reaktion, Perseverationen und Selbstkorrektur erweitern die **quantitative Auswertung**.

In der **qualitativen Analyse** erfolgt eine Fehlerverteilung innerhalb der drei Durchgänge (Großbuchstaben, Groß- und Kleinbuchstaben, Groß- und Kleinbuchstaben neben visuellen Ablenkern).

2.2.2.1.2 Buchstabendiktat (Abb. 26)

Ziel der Aufgabe:
In dieser Aufgabe soll die Fähigkeit zur schriftsprachlichen Repräsentation von diktierten Buchstabennamen überprüft werden. Auf das Modell übertragen, ist zum einen die Konvertierung der Buchstabennamen in Phoneme und zum anderen die Aktivierung der entsprechenden Graphemrepräsentationen (g) notwendig. Neben diesen zentralen Verarbeitungsschritten erfolgt die schriftsprachliche Realisierung auf peripherer Ebene. Hierzu wird die räumliche Darstellung des graphematischen Codes aktiviert (10) und in Bewegungsmuster übertragen (11).

Materialbeschreibung und Durchführung:
Das Stimulusmaterial besteht aus zwanzig Buchstaben, die als Buchstabennamen dem Patienten diktiert werden.

Auswertung:
In der **quantitativen Auswertung** wird die Gesamtfehlerzahl (maximal 20 Fehler) festgestellt und der Prozentsatz der korrekten Ergebnisse angeben. Durch die Parameter: keine Reaktion, Perseverationen, Zeichnung, Buchstabenfragmente, Selbstkorrektur und Schreibtempo wird die quantitative Auswertung erweitert.

Die **qualitative Fehleranalyse** setzt sich aus den Parametern: Graphemersetzung, Graphemhinzufügung und Reversionsfehler zusammen.

2.2.2.2 Phonologische und graphematische Analyse und Synthese

Die phonologische und graphematische Analyse und Synthese stellt einen wichtigen Verarbeitungsschritt innerhalb des Schreibprozesses dar.

Beim freien Schreiben erfolgt auf Graphemniveau (9) die graphematische Synthese. Die externe Rückmeldung (im Modell als gestrichelte Linie von "Schreibfähigkeit" zu "geschriebenes Wort" dargestellt) über schriftsprachlich Realisiertes benötigt den Einsatz einer graphematischen Analyse (6). Beim Schreiben nach Diktat müssen die wahrgenommenen Lautketten zuerst analysiert (1) und hierauf für die Aktivierung einer phonologischen Repräsentation im auditiven Eingangslexikon (2) synthetisiert werden.

Bereits in den Basisaufgaben wurde freies Schreiben und Diktatschreiben überprüft. Da jedoch die Analyse und die Synthese im Gesamtprozeß integriert ist, fällt

Abb. 26: Buchstabendiktat

Verarbeitungsweg:
auditives Analysesystem (1) - Phonemniveau (5) - Phonem-Graphem Konvertierung (g) - Graphemniveau (9) - allographisches Niveau (10) - graph.motor. Übertragungsmuster (11)

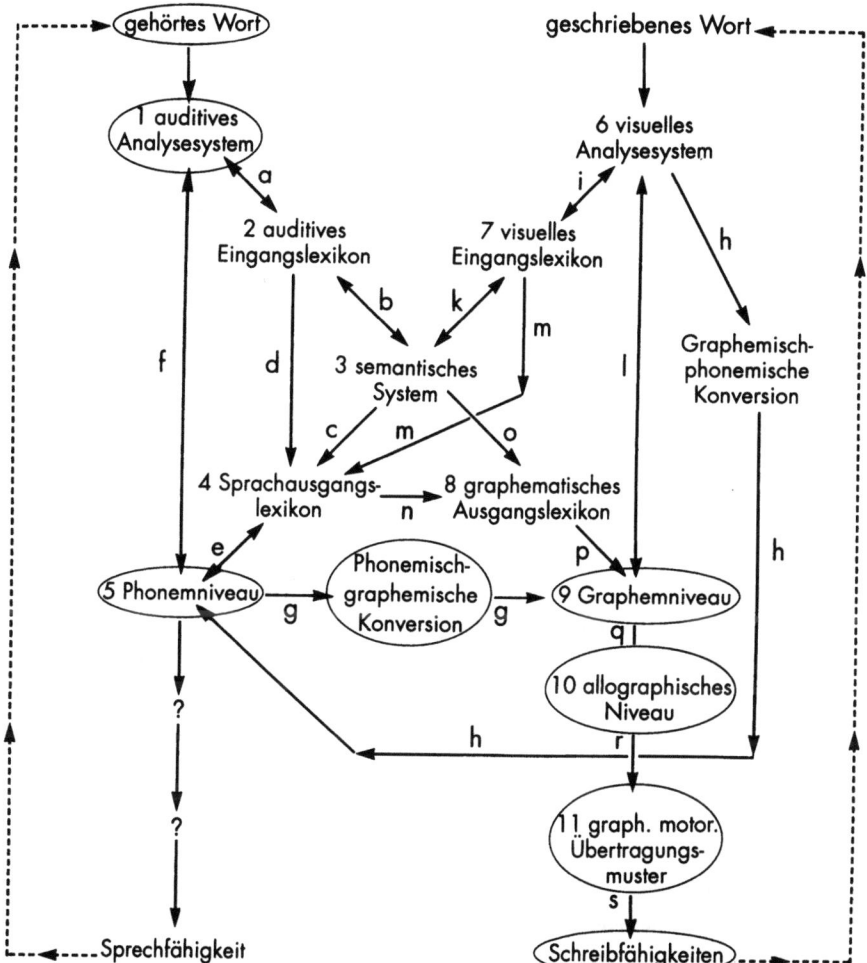

eine konkrete Aussage über diese Verarbeitungsschritte schwer. Daher sollen die folgenden Aufgaben eine Überprüfung dieser Leistungen auf Wortebene ermöglichen.

2.2.2.2.1 Auditiv dargebotene Wörter buchstabieren (Abb. 27)

Ziel der Aufgabe:
In dieser Aufgabe soll primär die Fähigkeit zur phonologischen und graphematischen Analyse untersucht werden.

Auf das Modell übertragen wird folgender Verarbeitungsweg angenommen: Das auditiv wahrgenommene Wort wird phonologisch analysiert (1) und ganzheitlich (b, o) oder einzelheitlich (f, g) in einen graphematischen Code (9) umgewandelt. Durch die interne visuelle Wortvorstellung (l) wird eine visuelle Analyse (6) ermöglicht. Mittels der sublexikalischen Route (h) werden die einzelnen Grapheme in Phoneme konvertiert und als Buchstabennamen lautsprachlich realisiert.

Materialbeschreibung und Durchführung:
Die Items setzen sich aus zehn hochfrequenten Nomina unterschiedlicher Länge zusammen. Orthographisch komplexe Wörter wurden in der Erstellung des Aufgabenmaterials bewußt vermieden, da die Überprüfung des orthographischen Wissens (graphematisches Ausgangslexikon) im Bereich "lexikalisch-semantisches Verarbeiten" (Kap. 4, 2.2.2.4) vorgenommen wird.

Der Patient buchstabiert jedes auditiv wahrgenommene Wort. Eine Produktion von Buchstabennamen oder Phonemen ist dem Patienten freigestellt; ein silbisches Buchstabieren sollte jedoch vermieden werden, da die Aktivierung von Graphem- bzw. Phonemrepräsentationen Untersuchungsgegenstand dieser Aufgabe ist.

Auswertung:
In der **quantitativen Auswertung** wird die Gesamtfehlerzahl (maximal 60 Fehler, entsprechend der Buchstabenanzahl) und der Prozentsatz korrekter Ergebnisse errechnet. Die Parameter: keine Reaktion, Perseverationen, Automatismen, Gesten und Selbstkorrektur erweitern die Auswertung.

Der Auswertungskatalog für die **qualitative Fehleranalyse** setzt sich aus den Parametern: Buchstabenauslassung, -ersetzung, -hinzufügung, -vertauschung und -vorwegnahme, Reversionsfehler, Fehlerzunahme im letzten Wortteil, Abbruchphänomene sowie Fehler in Abhängigkeit von der Wortlänge zusammen.

Abb. 27: Auditiv dargebotene Wörter buchstabieren

Verarbeitungsweg:
1. **Möglichkeit:** auditives Analysesystem (1) - auditives Eingangslexikon (2) - semantisches System (3) - graphematisches Ausgangslexikon (8) - Graphemniveau (9) - visuelles Analysesystem (6) - Graphem-Phonem Konvertierung (h) - Phonemniveau (5)
2. **Möglichkeit:** auditives Analysesystem (1) - Phonemniveau (5) - Phonem-Graphem Konvertierung (g) - Graphemniveau (9) - visuelles Analysesystem (6) - Graphem-Phonem Konvertierung (h) - Phonemniveau (5)

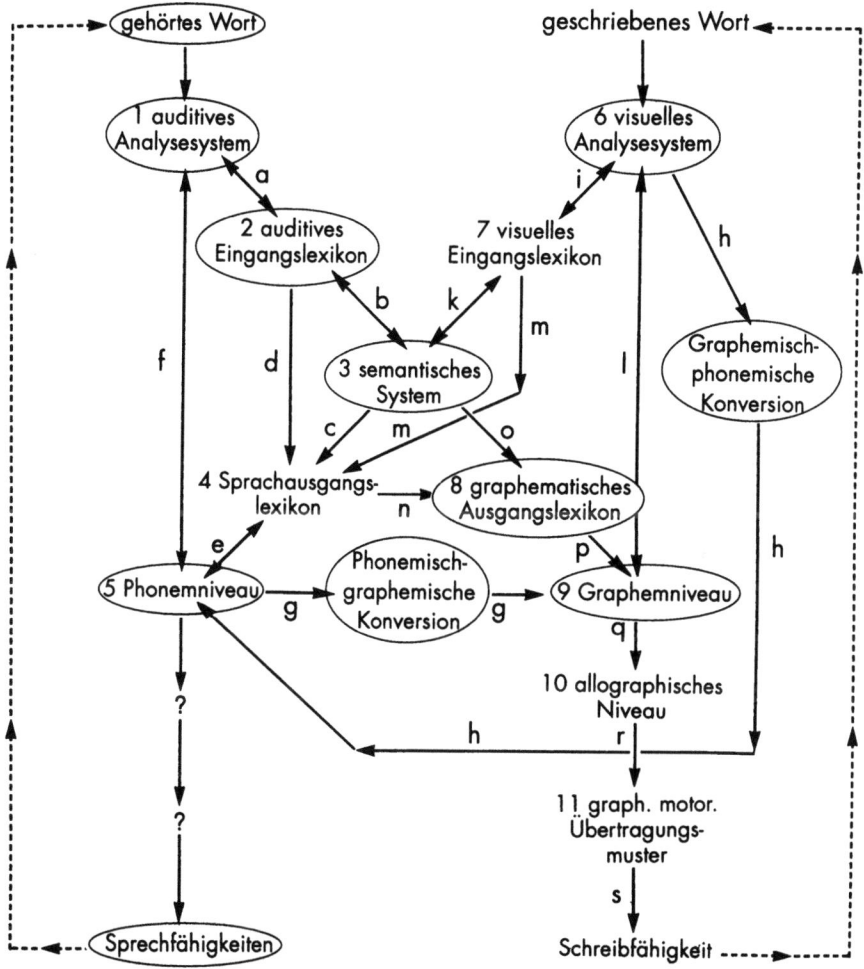

2.2.2.2.2 Zusammensetzen diktierter Wörter aus Einzelbuchstaben (Abb. 28)

Ziel der Aufgabe:
Diese Aufgabe untersucht zum einen die phonologische und graphematische Segmentierfähigkeit im auditiven (1) und visuellen Analysesystem (6) und zum anderen die graphematische Syntheseleistung auf Graphemniveau (9).
Auf das Modell übertragen, wird das gehörte Wort entweder ganzheitlich (auditives Analysesystem (1), auditives Eingangslexikon (2), semantisches System (3) oder Sprachausgangslexikon (4), graphematisches Ausgangslexikon (8)) oder einzelheitlich (auditives Analysesystem (1), Phonemniveau (5), Phonem-Graphem Konvertierung (g)) in eine graphematische Repräsentation (9) umgewandelt. Mittels der internen visuellen Wortvorstellung (l) kann im visuellen Analysesystem (6) eine Identifikation und Positionskodierung der Grapheme vorgenommen werden. Hierauf findet eine Auswahl der den Graphemen entsprechenden Buchstabenplättchen und ihre Zusammensetzung (9) zu einem Wort statt.

Materialbeschreibung und Durchführung:
Die 10 Items setzen sich aus 5 hochfrequenten Nomina, 3 hochfrequenten Verben und 2 hochfrequenten Adjektiven zusammen, die orthographisch einfach und entsprechend ihrer Buchstabenzahl angeordnet sind. Zusätzlich werden eine Buchstabentafel mit 24 Feldern und 24 entsprechende Buchstabenplättchen benötigt.
Der Aufgabenaufbau sieht vor, daß der Patient die Buchstabenplättchen den entsprechenden Feldern auf der Tafel zuordnet. Hierauf setzt er das gehörte Wort aus den Einzelbuchstaben zusammen.
Diese Aufgabe, wie auch die Aufgabe "Zusammensetzen diktierter komplexer Wörter aus Einzelwörtern" (Kap. 4, 2.2.2.3.1) finden sich im Untertest "Schriftsprache" des Aachener Aphasietests. Da sich jedoch die Stimulusauswahl in der hier dargestellten Aufgabe auf hochfrequente, orthographisch einfache Nomina beschränkt, ist eine eindeutigere Darstellung der Verarbeitungsleistungen zu erwarten.

Auswertung:
Für die **quantitative Auswertung** kann mittels der Berechnung der Gesamtfehlerzahl (maximal 60 Fehler, entsprechend der Buchstabenanzahl) der prozentuale Anteil der korrekten Ergebnisse angegeben werden. Die Parameter: keine Reaktion, Perseverationen und Selbstkorrektur erweitern die quantitative Auswertung.
Die **qualitative Analyse** setzt sich aus folgenden Parametern zusammen: Graphematische Paragraphien (Graphemauslassungen, -ersetzungen, -hinzufügungen,

Abb. 28: Zusammensetzen diktierter Wörter aus Einzelbuchstaben

Verarbeitungsweg:
1. **Möglichkeit:** auditives Analysesystem (1) - auditives Eingangslexikon (2) - semantisches System (3) - graphematisches Ausgangslexikon (8) - Graphemniveau (9) - visuelles Analysesystem (6)
2. **Möglichkeit:** auditives Analysesystem (6) - Phonemniveau (5) - Phonem-Graphem Konvertierung (g) - Graphemniveau (9) - visuelles Analysesystem (6)

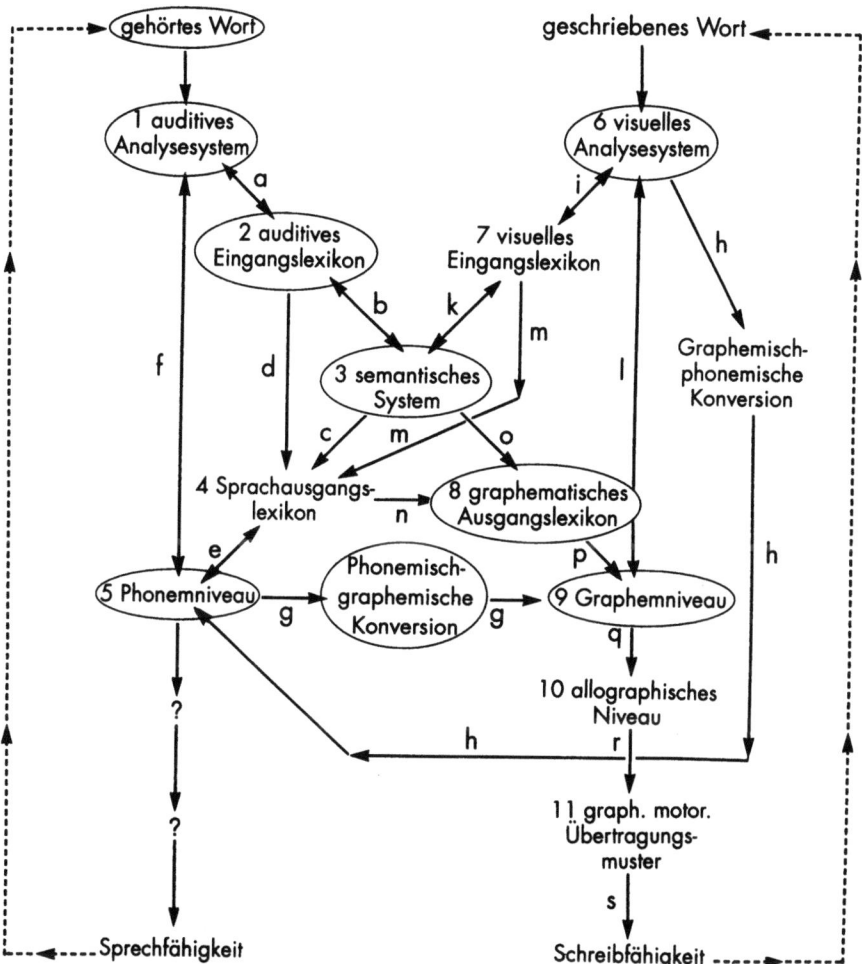

-vertauschungen, -vorwegnahme), graphematische Neologismen, Reversionsfehler, Fehlerzunahme im letzten Wortteil, Abbruchphänomene sowie Fehler in Abhängigkeit von der Wortlänge.

2.2.2.2.3 Graphemlücken ergänzen (Abb. 29a/29b)

Ziel der Aufgabe:
In dieser Aufgabe wird primär die visuelle (1) bzw. auditive Analyse (6) überprüft. Für das schriftliche Ergänzen von Lückenwörtern können zwei Verarbeitungsrouten angenommen werden:

Der erste Weg (Abb. 29a) analysiert das Lückenwort (6) und aktiviert die "vollständige" Wortrepräsentation im visuellen Eingangslexikon (7). Auf Graphemniveau (9) wird eine graphematische Repräsentation erstellt. Mittels der internen visuellen Wortvorstellung (l) erfolgt hierauf im visuellen Analysesystem (6) ein Vergleich zwischen dem Lückenwort und dem "vollständigen" Zielwort. Durch die Identifikation und Positionsbestimmung des bzw. der fehlenden Grapheme können die Lücken ergänzt werden.

Beim zweiten Weg (Abb. 29b) erfolgt, nach der Aktivierung einer vollständigen Wortrepräsentation im visuellen Eingangslexikon (7), die Erstellung eines phonologischen Codes (5). Mittels der internen auditiven Wortvorstellung (f) gelangt das "vollständige" Zielwort in das auditive Analysesystem (1). Für das Lückenwort wird ebenfalls ein phonologischer Code (5) erstellt, der als interne Klangvorstellung (f) einen phonologischen Vergleich (1) mit dem Zielwort ermöglicht. Durch die Identifikation des fehlenden Phonems und durch seine Positionsbestimmung kann bzw. können die Graphemlücke(n) ergänzt werden.

Materialbeschreibung und Durchführung:
Die 10 Items setzen sich aus 2 hochfrequenten Nomina mit je einer Graphemlücke, 4 hochfrequenten zusammengesetzten Nomina mit je zwei Graphemlücken, 2 hochfrequenten Verben mit je einer Graphemlücke und 2 hochfrequenten Adjektive mit je einer Graphemlücke zusammen. Diese soll der Patient schriftlich ergänzen. Wie in der vorangegangenen Aufgabe werden nur Items verwendet, die keine orthographischen Besonderheiten aufweisen.

Abb. 29a: Graphemlücken ergänzen (visueller Vergleich)

Verarbeitungsweg:
visuelles Analysesystem (6) - visuelles Eingangslexikon (7) - Sprachausgangslexikon (4) - graphematisches Ausgangslexikon (8) - Graphemniveau (9) - visuelles Analysesystem (6) - Graphemniveau (9) - allographisches Niveau (10) - graph.motor. Übertragungsmuster (11)

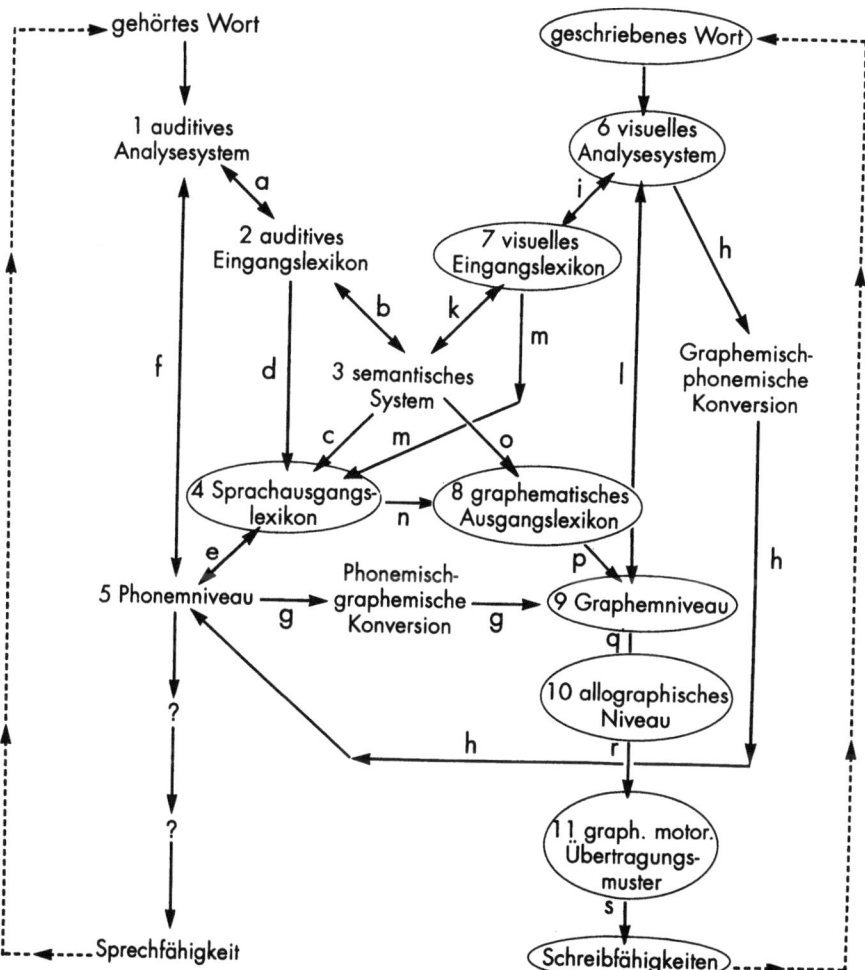

Abb. 29b: Graphemlücken ergänzen (auditiver Vergleich)

Verarbeitungsweg:
visuelles Analysesystem (6) - visuelles Eingangslexikon (7) - Sprachausgangslexikon (4) - Phonemniveau (5) - auditives Analysesystem (1) - Phonemniveau (5) - Phonem-Graphem Konvertierung (g) - Graphemniveau (9) - allographisches Niveau (10) - graph. motor. Übertragungsmuster (11)

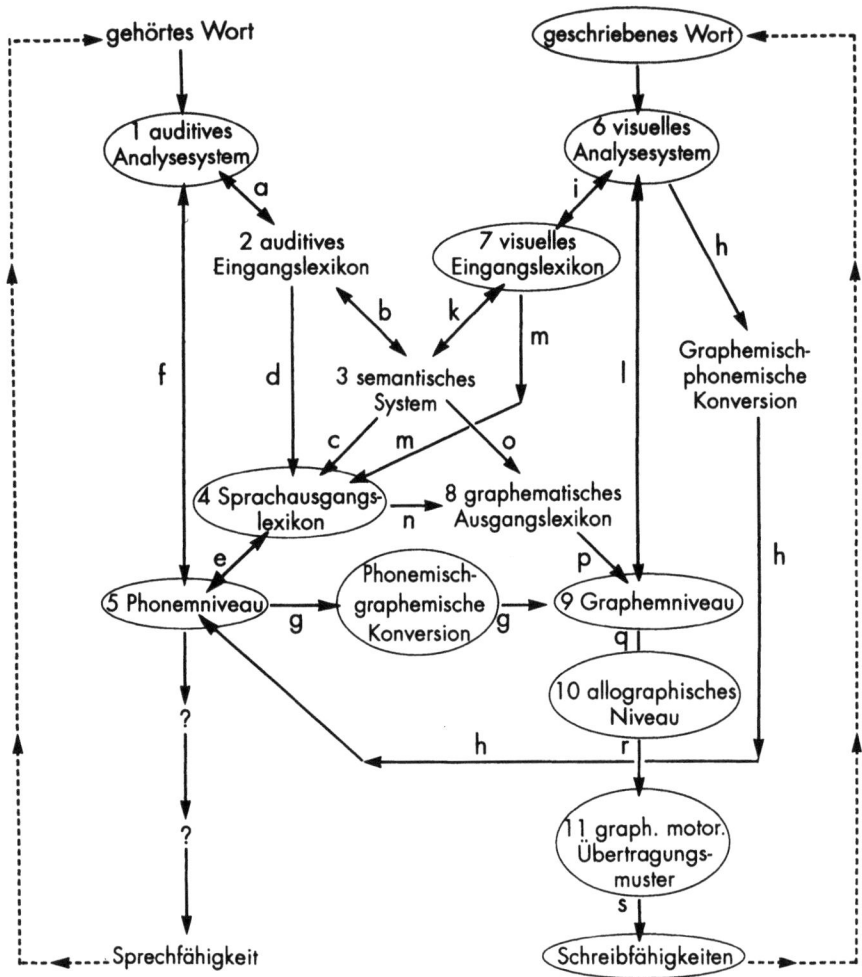

Auswertung:
Durch die Darstellung der Gesamtfehlerzahl (maximal 14 Fehler, entspricht der Graphemlücken-Anzahl) kann der Prozentsatz der korrekten Ergebnisse berechnet werden. Die Parameter: keine Reaktion, Perseverationen, Zeichnung, Buchstabenfragmente und Selbstkorrektur ergänzen die **quantitative Auswertung**.

In der **qualitativen Analyse** kann festgestellt werden, inwieweit das Zielgraphem durch formähnliche oder enantiomorphe Grapheme, durch Grapheme, die sich vor oder hinter der Graphemlücke befinden oder durch Grapheme ohne erkennbaren Bezug zum Zielgraphem, ersetzt werden. Erweitert wird die Analyse durch die Darstellung der Fehlerzahl in den Wortklassen: Nomina (einfach/zusammengesetzt), Verben und Adjektive.

2.2.2.2.2.4 Bestimmen der Graphemposition nach auditiver Wortvorgabe (Abb.30)

Ziel der Aufgabe:
Diese Aufgabe soll ebenfalls die Fähigkeit zur Positionskodierung von Buchstaben innerhalb eines Wortes (6) überprüfen.

Auf das Modell übertragen, kann für die geforderte Leistung folgende Verarbeitungsroute angenommen werden: Das akustisch wahrgenommene Wort (1) wird graphematisch repräsentiert (9) und gelangt als interne visuelle Wortvorstellung (l) in das visuelle Analysesystem. Gleichzeitig muß der ebenfalls akustisch vorgegebene Buchstabe in ein Graphem konvertiert (g) und in das visuelle Analysesystem (6) weitergeleitet werden. Ein Vergleich (6) zwischen Buchstabenfolge und konvertiertem Buchstabennamen ermöglicht seine Positionskodierung innerhalb des Wortes.

Materialbeschreibung und Durchführung:
Der Patient soll einen akustisch vorgegebenen Buchstabennamen innerhalb der Phonemfolge eines akustisch dargebotenen Wortes identifizieren und seine Position auf einem entsprechenden Formblatt einzeichnen.

Die Items setzen sich aus 10 hochfrequenten, orthographisch regulären Nomina zusammen, die entsprechend ihrer Buchstabenzahl dargeboten werden. Die 10 akustisch präsentierten Buchstabennamen haben immer eine bestimmte Buchstabenposition im Wort (Anfang, Mitte, Ende) inne.

Abb. 30: Bestimmen der Graphemposition nach auditiver Wortvorgabe

Verarbeitungsweg:
1) **Wort:** auditives Analysesystem (1) - auditives Eingangslexikon (2) - Sprachausgangslexikon (4) - graphematisches Ausgangslexikon (8) - Graphemniveau (9) - visuelles Analysesystem (6)
2) **Buchstabenname:** auditives Analysesystem (1) - Phonemniveau (5) - Phonem-Graphem Konvertierung (g) - Graphemniveau (9) - visuelles Analysesystem (6)

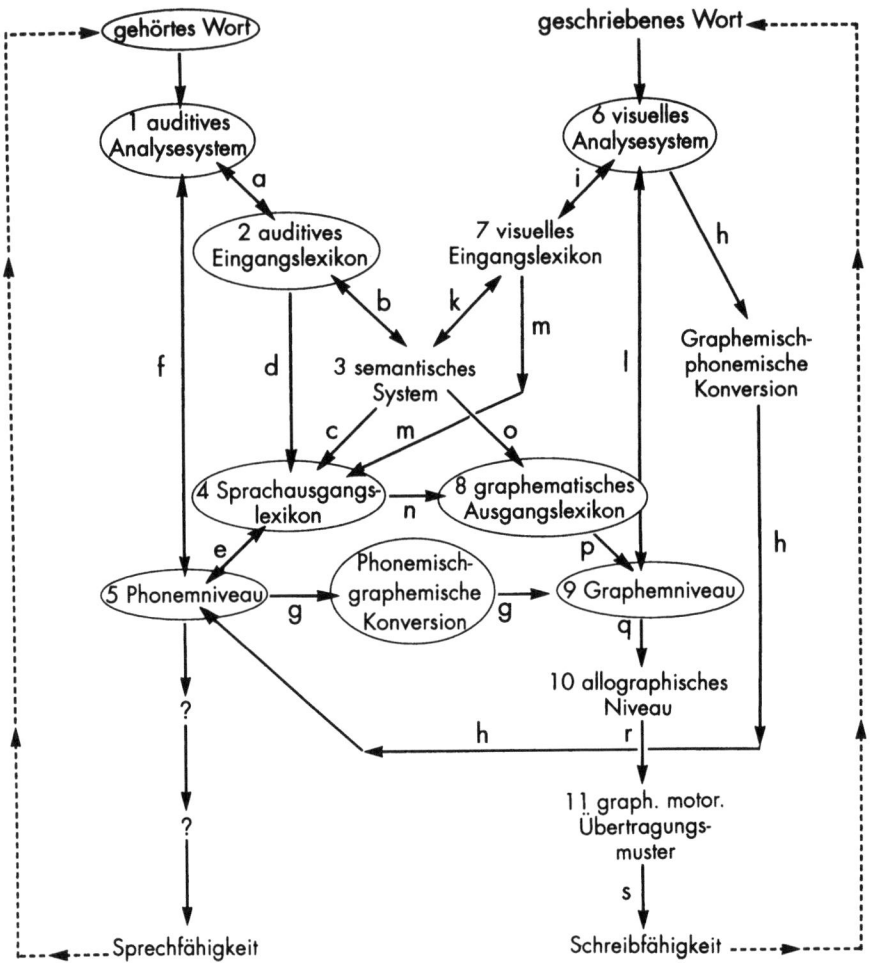

Auswertung:
Die Gesamtfehlerzahl (maximal 10 Fehler) ermöglicht, den Prozentsatz der korrekten Ergebnisse anzugeben. Die **quantitative Auswertung** wird durch die Parameter: keine Reaktion, Perseverationen und Selbstkorrektur erweitert.

In der **qualitativen Analyse** wird die fehlerhafte Positionskodierung (vor oder hinter der Zielposition; ohne erkennbaren Bezug zur Zielposition) dargestellt und Fehler in Abhängigkeit von der Wortlänge und der Graphemposition (Anfang, Mitte, Ende) angegeben.

2.2.2.3 Lexikalisch-phonologisches Verarbeiten

Das lexikalisch-phonologische Verarbeiten hat für das Schreiben, wie auch schon für das Lesen (Kap. 4, 2.2.1.3) keine konkrete Alltagsrelevanz. Der folgende Aufgabenbereich möchte daher nur primär die Fähigkeit zum ganzheitlichen Verarbeiten (a, b/d) überprüfen und setzt einen Einsatz des semantischen Systems (3) nicht voraus.

2.2.2.3.1 Zusammensetzen von diktierten Wörtern und Sätzen aus Einzelwörtern (Abb. 31)

Ziel der Aufgabe:
Im Gegensatz zu der Aufgabe "Zusammensetzen von diktierten Wörtern aus Einzelbuchstaben" (Kap. 4, 2.2.2.2.2) wird hier nicht einzelheitliches, phonologisches und graphematisches Verarbeiten auf Laut- bzw. Buchstabenebene gefordert, sondern die Fähigkeit zur ganzheitlichen Aktivierung von phonologischen und visuellen Wortformen untersucht. Diese Leistungen sind Funktionen des auditiven (2) bzw. visuellen Eingangslexikons (7).

Auf das Modell übertragen, wird das auditiv wahrgenommene Wort ganzheitlich (a, b, o, p oder a, d, n, p) in einen graphematischen Code (9) umgewandelt. Mittels der internen visuellen Wortvorstellung (1) gelangt es in das visuelle Analysesystem (6). Im visuellen Eingangslexikon (7) wird das zusammengesetzte Wort als bekannt identifiziert und in einzelne Wörter segmentiert. Hierauf findet ein Vergleich mit den Items (6) sowie die Auswahl der entsprechenden Wortkarten und ihre Zusammensetzung zum Zielwort statt. Das Zusammensetzen von Sätzen nach Diktat erfolgt nach demselben Verarbeitungsschema.

Abb. 31: Zusammensetzen von diktierten Wörtern und Sätzen aus Einzelwörtern

Verarbeitungsweg:
1. **Möglichkeit:** auditives Analysesystem (1) - auditives Eingangslexikon (2) - semantisches System (3) - graphematisches Ausgangslexikon (8) - Graphemniveau (9) - visuelles Analysesystem (6) - visuelles Eingangslexikon (7) - visuelles Analysesystem (6)
2. **Möglichkeit:** auditives Analysesystem (1) - auditives Eingangslexikon (2) - Sprachausgangslexikon (4) - graphematisches Ausgangslexikon (8) - Graphemniveau (9) - visuelles Analysesystem (6) - visuelles Eingangslexikon (7) - visuelles Analysesystem (6)

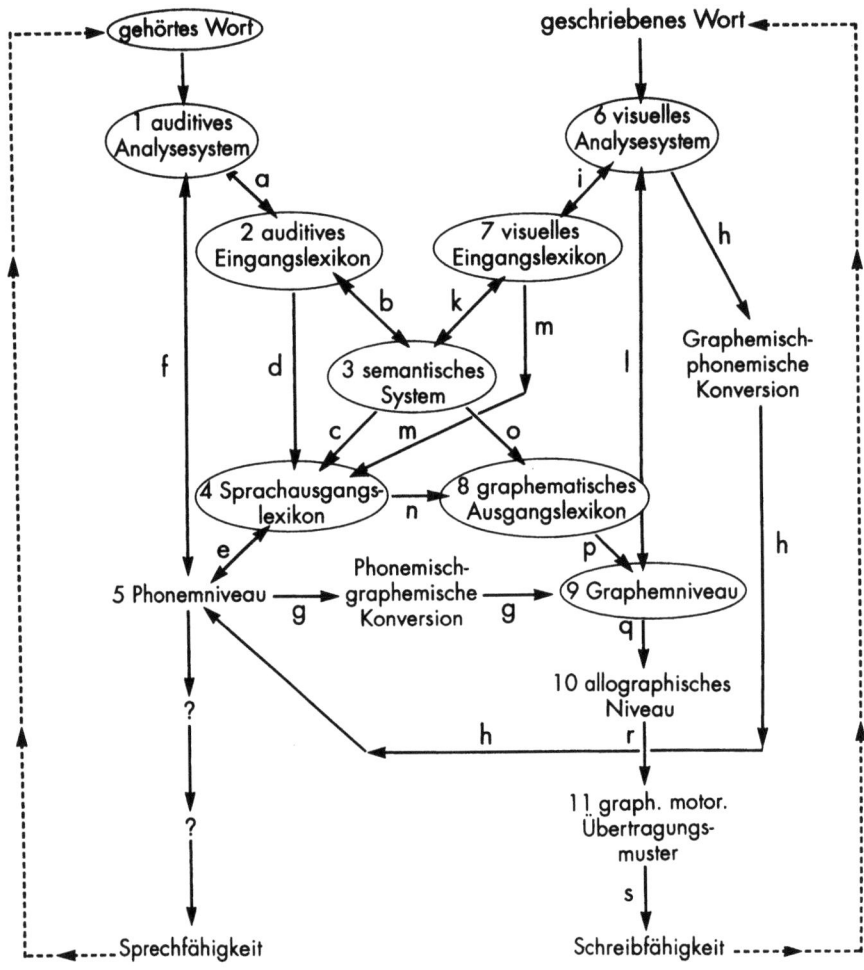

Materialbeschreibung und Durchführung:
Die Items bestehen aus 5 hochfrequenten zusammengesetzten Nomina und 5 Sätzen unterschiedlicher Länge. Die 24 Wortplättchen bestehen aus Nomina, konjugierten Verben, Adjektiven und Funktionswörtern, die den Wörtern und Sätzen auf einer Worttafel mit 24 Feldern entsprechen.
Der Patient ordnet die Wortplättchen den entsprechenden Wortfeldern auf der Tafel zu. Hierauf setzt er das auditiv wahrgenommene Wort bzw. den wahrgenommenen Satz aus Einzelwörtern zusammen.

Auswertung:
In der **quantitativen Auswertung** wird die Gesamtfehlerzahl (maximal 36 Fehler, entspricht der Summe der Wort- bzw. Satzteile) und der prozentuale Anteil der korrekten Ergebnisse errechnet. Die Parameter: keine Reaktion, Perseveration, Fehler auf Wortebene und Fehler auf Satzebene erweitern die Auswertung.

Der Auswertungskatalog für die **qualitative Analyse** setzt sich aus den Parametern: Einzelwörter ohne Bezug zum Zielwort, Einzelwörter ohne Bezug zum Zielsatz, fehlerhafte Anordnung trotz korrekter Wortwahl (auf Wortebene, auf Satzebene), Fehler in Abhängigkeit von der Wortlänge und Fehler in Abhängigkeit von der Satzlänge, zusammen.

2.2.2.3.2 Identifizieren von auditiv dargebotenen Wörtern in Sätzen (Abb. 32a/32b)

Ziel der Aufgabe:
Diese Aufgabe untersucht ebenfalls die Fähigkeit zur ganzheitlichen Aktivierung visueller oder phonologischer Wortformen. Auf das Modell übertragen können zwei Verarbeitungsrouten angenommen werden:

Für die erste Route (Abb. 32a) muß das auditiv wahrgenommene Wort (1) graphematisch repräsentiert werden (9). Die interne visuelle Wortvorstellung (l) ermöglicht hierauf die visuelle Analyse (6) und die Wortidentifikation (7) des Items. Durch einen visuellen Vergleich (6) mit den Wörtern des Satzes kann das Zielwort im Satzgefüge identifiziert werden. Visuelle Ablenker erschweren die Identifikation.

Für die zweite Route (Abb. 32b) wird der auditiv wahrgenomme Stimulus im auditiven Analysesystem (1) abgespeichert, nachdem er als existierendes Wort identifiziert worden ist (2). Hierauf gelangen die Wörter des Satzes über das visuelle Analysesystem (6), das visuelle Eingangslexikon (7) und das Sprachausgangslexikon (4)

Abb. 32a: Identifizieren von auditiv dargebotenen Wörtern in Sätzen (visueller Vergleich)

Verarbeitungsweg:
1) **Wort:** auditives Analysesystem (1) - auditives Eingangslexikon (2) - Sprachausgangslexikon (4) - graphematischges Ausgangslexikon (8) - Graphemniveau (9) - visuelles Analysesystem (6) - visuelles Eingangslexikon (7) - visuelles Analysesystem (6)
2) **Satz:** visuelles Analysesystem (6)

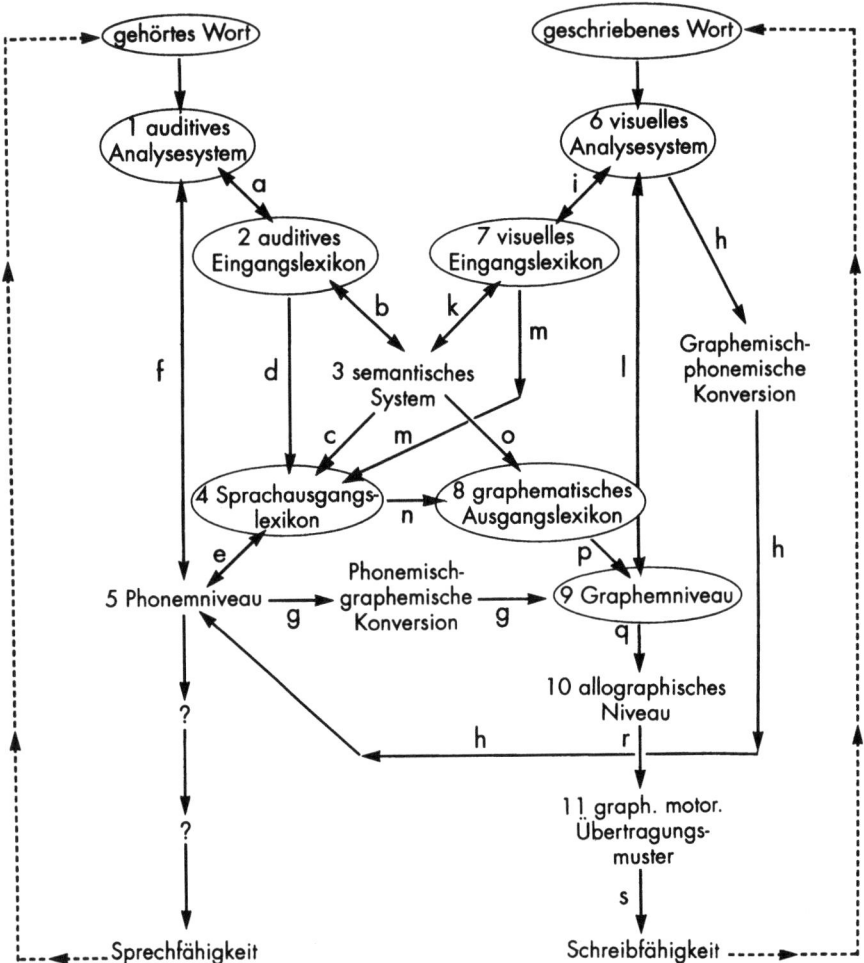

Abb. 32b: Identifizieren von auditiv dargebotenen Wörter in Sätzen (auditiver Vergleich)

Verarbeitungsweg:
1) **Wort:** auditives Analysesystem (1) - auditives Eingangslexikon (7) - auditives Analysesystem (1)
2) **Satz:** visuelles Analysesystem (6) - visuelles Eingangslexikon (7) - Sprachausgangslexikon (4) - Phonemniveau (5) - auditives Analysesystem (1)

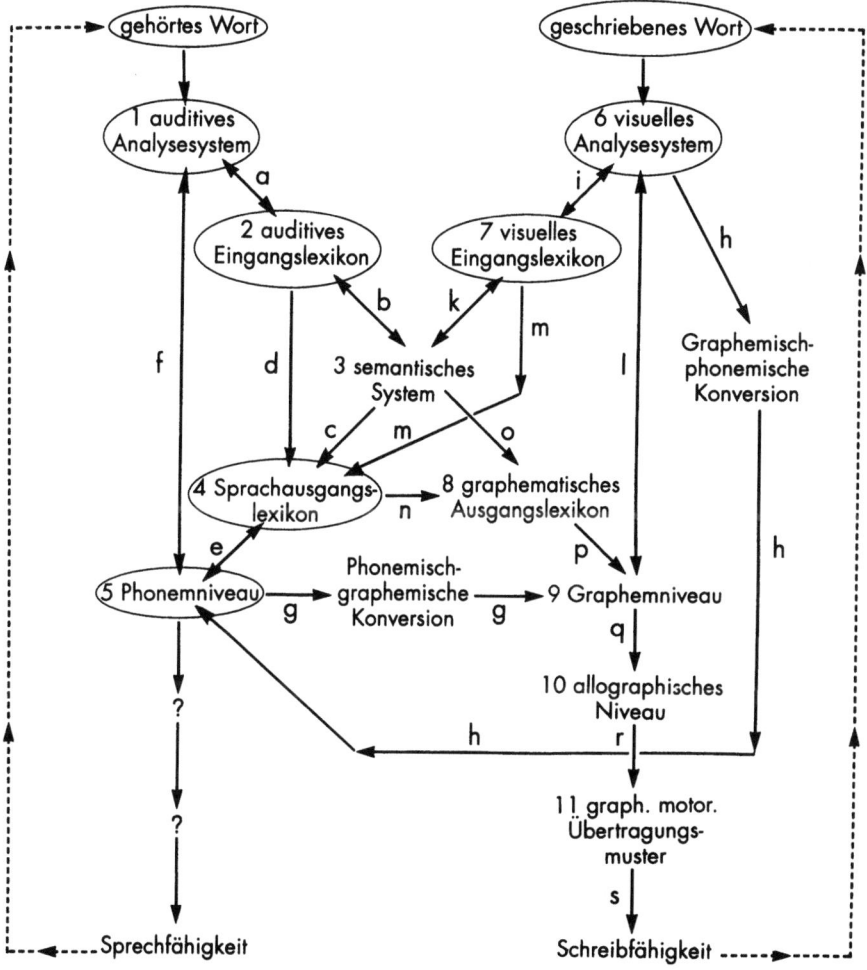

zum Phonemniveau (5). Mittels der internen auditiven Wortvorstellung (f) erfolgt ein phonologischer Vergleich im auditiven Analysesystem (1). Phonologische Ablenker erschweren die Identifikation des Zielwortes.

Materialbeschreibung und Durchführung:
Dem Patienten wird ein Wort auditiv dargeboten, das er innerhalb eines geschriebenen Satzes durch Zeigen identifizieren soll.

Die 10 auditiven Stimuli setzen sich aus hochfrequenten Nomina, Verben, Adjektiven und Funktionswörtern zusammen. Die Sätze sind von unterschiedlicher Länge und beinhalten ein oder zwei Wörter, die zu den Zielitems eine visuelle und/oder auditive Ähnlichkeit aufweisen.

Auswertung:
In der **quantitativen Auswertung** wird die Gesamtfehlerzahl (maximal 10 Fehler) und der Prozentsatz der korrekten Ergebnisse angegeben. Die Parameter: keinen Reaktion, Perseverationen und Selbstkorrektur ergänzen die Auswertung.

Der Auswertungskatalog in der **qualitativen Fehleranalyse** setzt sich aus den Parametern: visuelle bzw. phonologische Ablenker (Minimalpaare, visuell ähnliche Wörter, Wörter ohne erkennbaren Bezug zum Zielwort) und Fehler in Abhängigkeit von der Ablenkerzahl (ein Ablenker, zwei Ablenker) zusammen.

2.2.2.4 Lexikalisch-semantisches Verarbeiten

Der Einsatz des orthographischen Wissens über die reguläre oder irreguläre Schreibweise von Wörtern ist nur über die ganzheitliche Route (semantisches System (3), graphematisches Ausgangslexikon (8)) abrufbar.

In den Basisaufgaben wurde beim Schreiben von Einzelwörtern, Sätzen und eines Textes nach Diktat bereits der Einsatz des orthographischen Lexikons gefordert. Das Diktatschreiben ist jedoch ein sehr komplexer Prozeß, der sowohl periphere (auditives Analysesystem (1), Graphemniveau (9), allographisches Niveau (10), graphisch-motorische Übertragungsmuster (11)) als auch zentrale Verarbeitungsschritte beinhaltet (auditives Eingangslexikon (2), semantisches System (3), graphematisches Ausgangslexikon (8)). Demzufolge kann eine große Variationsbreite an Störungsursachen auftreten. Im folgenden wird daher gezielt die Aktivierung des orthographischen Lexikons (8) auf Wort- und Textebene überprüft.

2.2.2.4.1 Fehler korrigieren (Wortebene, Abb. 33)

Ziel der Aufgabe:
Diese Aufgabe überprüft u.a. die Fähigkeit zur Aktivierung des orthographischen Lexikons (graphematisches Ausgangslexikon (8)).

Um den Vorgang des "Fehler-Korrigierens" am Modell darzustellen, muß zwischen graphematisch und orthographisch entstellten Wörtern unterschieden werden: Wörter mit graphematischen Paragraphien werden visuell analysiert (6) und anschließend im visuellen Eingangslexikon (7) als "fehlerhaft" identifiziert. Nach der Aktivierung (7) der visuell "korrekten" Wortform erfolgt ihre graphematische Repräsentation auf Graphemniveau (9). Anschließend ermöglicht die interne visuelle Wortvorstellung (l) einen Vergleich (6) zwischen dem Item und dem "korrekten" Wort und die schriftliche Korrektur kann erfolgen.

Wörter mit orthographischen Paragraphien können meist im visuellen Eingangslexikon (7) nicht als "fehlerhaft" identifiziert werden, da die Struktur des Wortes oft nicht auffallend entstellt ist (z.B. Ettikette statt Etikette). Aus diesem Grund ist eine Aktivierung des graphematischen Ausgangslexikon (8) notwendig.

Neben der visuell-graphematischen Verarbeitung kann die Korrektur von Wörtern mit graphematischen Paragraphien auch auf phonologischem Weg erfolgen (Phonemniveau (5) - interne Klangvorstellung (f) - auditives Analysesystem (1) - auditives Eingangslexikon (2)). Diese Verarbeitungsroute ist jedoch bei Items mit orthographischen Paragraphien nicht möglich, da bei diesen Wörtern die Phonemstruktur meistens unverändert ist (vgl. Bluhse vs. Bluse) und ein phonologischer Vergleich (1) zwischen "fehlerhaftem" und "korrektem" Wort nicht zur Fehleridentifikation führt.

Materialbeschreibung und Durchführung:
In dieser Aufgabe wird dem Patienten eine Wortliste vorgelegt, die sich aus 30 hochfrequenten Nomina unterschiedlicher Länge zusammensetzt. Die Items sind bis auf 10 Nomina paragraphisch entstellt. Die 20 fehlerhaften Nomina beinhalten entweder einen graphematischen oder eine orthographischen Fehler. Der Patient erhält die Instruktion, die Wörter auf Fehler zu untersuchen (jeweils nur ein Fehler pro Wort) und entsprechende Verbesserungen schriftlich im Wort anzubringen. Vor Aufgabenbeginn wird der Patient darauf hingewiesen, daß sich innerhalb der Wortliste auch korrekte Wörter befinden.

Abb. 33: Fehler korrigieren (Einzelwörter)/Fehler korrigieren (Text)

Verarbeitungsweg:
1. **Möglichkeit:** visuelles Analysesystem (6) - visuelles Eingangslexikon (7) - semantisches System (3) - graphematisches Ausgangslexikon (8) - Graphemniveau (9) - visuelles Analysesystem (6) - Graphemniveau (9) - allographisches Niveau (10) graph. motor. Übertragungsmuster (11)
2. **Möglichkeit (nur für Wörter mit graphematischen Paragraphien):** visuelles Analysesystem (6) - visuelles Eingangslexikon (7) - Sprachausgangslexikon (4) - Phonemniveau (5) - auditives Analysesystem (1) - auditives Eingangslexikon (2) - auditives Analysesystem (1) - Phonemniveau (5) - Phonem-Graphem Konvertierung (g) - Graphemniveau (9) - allographisches Niveau (10) - graph. motor. Übertragungsmuster (11)

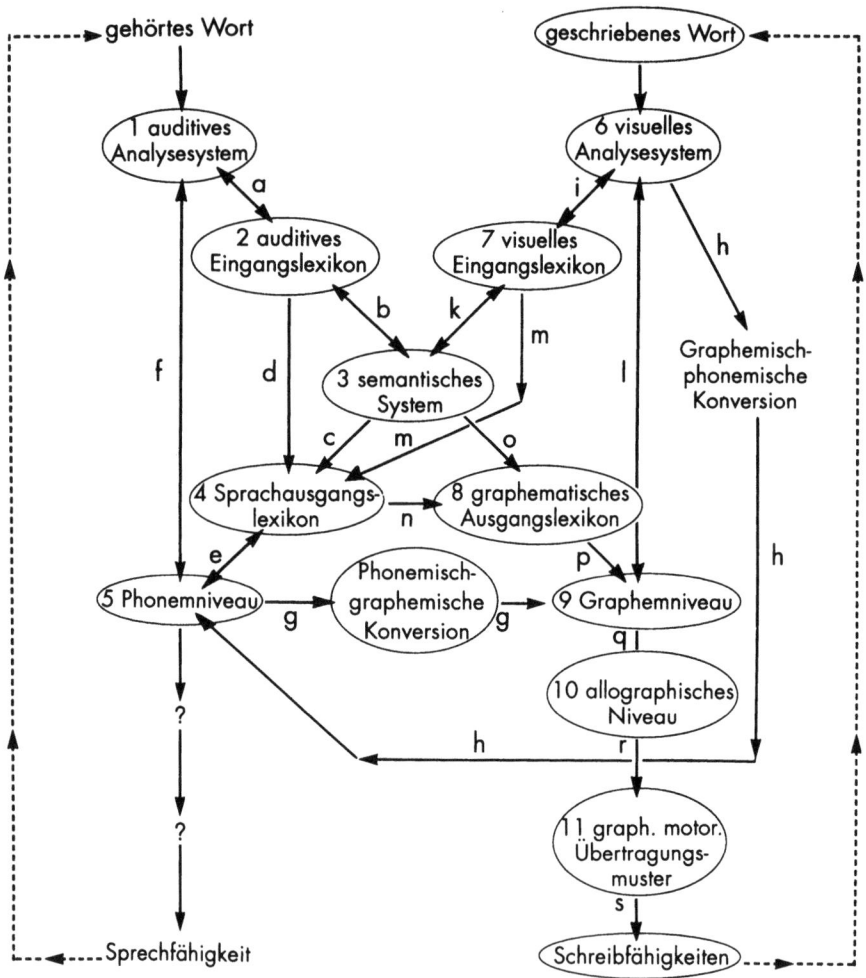

Auswertung:
Mit Hilfe der Gesamtfehlerzahl (maximal 30 Fehler) kann der Prozentsatz der korrekten Ergebnisse errechnet werden. Die Parameter: keine Reaktion, Perseverationen und Selbstkorrektur erweitern die Auswertung.

In der **qualitativen Fehleranalyse** wird zwischen "unterlassener Fehlerkorrektur" (graphematische/orthographische Paragraphien) und "Fehler in korrekten Wörtern oder Wortteilen" (graphematische/orthographische Paragraphien) differenziert.

2.2.2.4.2 Fehler korrigieren (Textebene, Abb. 33)

Ziel der Aufgabe:
Das Korrigieren orthographisch und graphematisch entstellter Wörter (Nomina, Verben, Adjektive und Funktionswörter) auf Textebene, integriert sowohl schreib- als auch lesespezifische Prozesse.

Um orthographisch fehlerhafte Wörter zu erkennen, muß das graphematische Ausgangslexikon (8) aktiviert werden. Da bei einigen Wörtern die Rechtschreibung vom Kontext abhängt, ist eine Aktivierung semantischer Repräsentationen (3) ebenfalls notwendig. Das Wahrnehmen graphematischer Paragraphien hingegen setzt exakte analytische Fähigkeiten (6) voraus. Schließlich müssen für den eigentlichen Korrekturvorgang das Graphemniveau (9), das allographische Niveau (10) und die graphisch-motorischen Übertragungsmuster (11) aktiviert werden.

Materialbeschreibung und Durchführung:
Der Patient liest den Text ("Der Hund mit dem Stück Fleisch", 14 Sätze, 124 Wörter) laut vor, der nach denselben Kriterien wie in der Aufgabe "Lesen eines Textes" (Kap. 4, 2.1.3) ausgewählt wurde, und verbessert anschließend die Fehler.

Die Wörter im Text beinhalten 7 graphematische (Graphemauslassung, -ersetzung, -hinzufügung, -vertauschung, -vorwegnahme) und 6 orthographische Paragraphien, d.h. 2 kontextabhängige und 4 kontextunabhängige orthographische Paragraphien. Der Patient wird vor Aufgabenbeginn instruiert, daß in jedem Wort maximal ein Fehler sein kann.

Auswertung:
Die Gesamtfehlerzahl (maximal 124 Fehler, entspricht der Buchstabenanzahl) ermöglicht die Angabe des prozentualen Anteils der korrekten Ergebnisse. Durch die

Parameter: keine Reaktion, Perseveration und Selbstkorrektur wird die **quantitative Auswertung** erweitert.

In der **qualitativen Fehleranalyse** wird zwischen "unterlassener Fehlerkorrektur" bei graphematischen oder orthographischen Paragraphien (kontextunabhängig, kontextabhängig) und "Fehlern in korrekten Wörtern oder Wortteilen" (graphematische/ orthographische Paragraphien) unterschieden.

2.3 Befundungsanleitung

Der Therapeut kann die Befundung erleichtern und systematisieren, indem er nach der Auswertung der Aufgaben und nach der Erstellung der Leistungsprofile (vgl. Kap. 4, 1.4) folgenden Fragenkatalog zu beantworten versucht (vgl. dazu de Langen, 1988). Dieser bezieht sich vor allem auf die qualitative Auswertung der Basisaufgaben und der Vertiefungsaufgaben.

1) Allgemeine Fragen für das Lesen und Schreiben
Wie war das prämorbide Leistungsniveau?
Ist der Patient Rechts- oder Linkshänder?
Liegt eine aphasische Störung vor?
Wie waren die Prozentwerte im AAT Untertest "Schriftsprache"?
Wie waren die Prozentwerte im AAT Untertest "Sprachverständnis"?
Gibt es andere assoziierte Symptome, die die Lese- bzw. Schreibstörung zusätzlich beeinflussen?

2) Spezifische Fragen für den Lese- und Schreibprozeß
Welche Art von Paralexien/-graphien treten auf?
Ab welchem Schwierigkeitsniveau treten gehäuft Fehler auf (Buchstabenebene, Wortebene, Satzebene, Textebene)?
Gibt es einen Wortklasseneffekt?
Gibt es einen Worthäufigkeitseffekt?
Gibt es einen Wort- bzw. Satzlängeneffekt?
Gibt es einen Konkretheitseffekt?
Wie sind die Leistungen in den einzelnen Verarbeitungsbereichen?
- Graphem-Phonem Konvertierung:
- Phonem-Graphem Konvertierung:
- Graphematische Analyse und Synthese:
- Phonologische Analyse und Synthese:

- Lexikalisch-phonologisches Verarbeiten:
- Lexikalisch-semantisches Verarbeiten:
Benutzt der Patient Kompensationsstrategien beim Lesen/Schreiben?
Verfügt der Patient über eine spontane Selbstkorrektur und wie erfolgreich ist diese?
Entspricht das Lese- bzw. Schreibtempo dem Leistungsstand des Patienten?

3 Differentialdiagnostische Aspekte

Eine erworbene Schriftsprachstörung tritt häufig zusammen mit anderen neuropsychologischen Defiziten auf, die ähnliche Störungsbilder aufweisen können. Für eine exakte Beurteilung der schriftsprachlichen Leistungen sind daher differentialdiagnostische Aspekte von großer Bedeutung.

Im folgenden werden neuropsychologische Syndrome dargestellt, die entweder auf Grund verwandter Störungsbilder eine eindeutige Abgrenzung zur Alexie und/oder Agraphie erschweren oder Symptome aufweisen, die eine erworbene Schriftsprachstörung noch verstärken oder gar vortäuschen können.

3.1 Zentrale Sprachstörungen

Beobachtungen aus dem Klinikalltag zeigen, daß aphasische Patienten beim Lesen und Schreiben ähnliche sprachsystematische Störungsmerkmale aufweisen wie in der Spontansprache. Automatisierte Sprachelemente, phonematische und semantische Paraphasien, agrammatische oder paragrammatische Sätze können in gleichem Maße die Schriftsprache entstellen (vgl. Goodglass & Hunter, 1970; Ulatowska, Baker & Stern, 1979). Sowohl das auditive Verstehen als auch das Leseinnverständnis kann durch ähnliche aphasische Fehlertypen beeinträchtigt sein (vgl. Samuels & Benson, 1979; Gallaher & Canter, 1982).

Bei schriftsprachlichen Störungen ist daher immer zu überprüfen, inwieweit nicht generelle sprachliche Defizite vorliegen, die sich auch in anderen Modalitäten (Spontansprache, Nachsprechen, Benennen, auditives Sprachverständnis) in unterschiedlich starker Ausprägung darstellen können.

Nach den operativen Kriterien des Aachener Aphasietests (Huber, Poeck, Weniger & Willmes, 1983) kann global das Vorliegen von Schriftsprachstörungen festgestellt werden. Ausschlaggebend sind hierfür die Leistungen in den Untertests "Schriftsprache" (lautes Lesen, Zusammensetzen nach Diktat, Schreiben nach Diktat) und "Lesesinnverständnis". Befinden sich die schriftsprachlichen Leistungen unter Prozentrang 30 und sind alle übrigen Testergebnisse um mindestens 30 Prozentränge besser, so kann eine über die Aphasie hinausgehende Alexie und/oder Agraphie diagnostiziert werden.

Eine Differenzierung zwischen aphasischen und nicht-aphasisch bedingten Schriftsprachstörungen ist für die Beurteilung intakter und gestörter Verarbeitungsprozesse von Bedeutung. Das gemeinsame Auftreten von phonematischen Paralexien (Lesen) und Paraphasien (Spontansprache) beispielsweise läßt auf eine Störung im Phonemniveau schließen - vorausgesetzt, die phonematischen Paralexien/-phasien sind das alleinige Symptom. Treten hingegen nur phonematische Paralexien auf, so müssen schriftsprachspezifische Verarbeitungsschritte vor dem Phonemniveau in Mitleidenschaft gezogen sein (z.B. die Graphem-Phonem Konvertierung).

3.2 Entwicklungsspezifische Schriftsprachstörungen

Bakker (1992) unterscheidet zwei Arten von Legasthenie: Der L-Typ (L für linguistic) zeichnet sich durch schnelles, fehlerhaftes Lesen mit Auslassungen und Hinzufügungen von Silben und Wörtern aus ("substantiv errors"). Der P-Typ (P für perceptual) dagegen liest langsam und lautierend ("fragmentation errors").

Paralexien dieser Art finden sich auch bei erworbenen Lesestörungen (vgl. Kap.3, 3.1.1.2). Orthographische Paragraphien und Phonem-Graphem Korrespondenzfehler treten ebenfalls nicht nur bei Legasthenikern auf. Auch bei Patienten mit erworbenen Schreibstörungen können solche Fehler beobachtet werden. In der Literatur finden sich hierfür Bezeichnungen wie "orthographische Agraphie" (de Langen & v. Cramon, 1986), "Oberflächenagraphie" (Huber, 1989) oder "lexikalische Agraphie" (Shallice, 1988).

Da eine Differenzierung zwischen entwicklungsspezifischen und erworbenen, nicht-aphasisch bedingten Schriftsprachstörungen aufgrund der Fehlerqualität häufig nicht möglich ist, muß mittels eigen- und fremdanamnestischer Daten das prämorbide Leistungsniveau in Erfahrung gebracht werden.

3.3 Zerebrale Sehstörungen

Alexien treten häufig zusammen mit zerebralen Sehstörungen (vgl. Kap. 2, 1.3) auf. Eine Veränderung oder Einbuße der Sehleistung kann die Lesebedingung erschweren oder aufgrund ähnlicher Fehlerqualität die Abgrenzung zu den Paralexien erworbener Schriftsprachstörungen problematisch gestalten.

Bei homonymen Gesichtsfeldausfällen kann es beispielsweise zu Wort- und Buchstabenauslassungen oder durch Hinzufügen von Anfangs- und Endsilben zu Wortveränderungen oder sogar zu Wortneuschöpfungen kommen. Diese Fehler lassen sich oft nur schwer von phonologischen oder semantischen Paralexien unterscheiden. Noch schwieriger abzugrenzende Lesefehler zeigen Patienten mit einem linksseitigen visuellen Neglect.

Postchiasmatische Schädigungen können u.a. zu einer Beeinträchtigung der Sehschärfe führen. Unscharf erscheinende oder verschwimmende Buchstaben verstärken häufig die Symptome einer Alexie. Zu ähnlichen Erschwernissen führt eine Beeinträchtigung der Hell-Dunkeladaptation. Einen ebenfalls störenden Einfluß auf die Diagnose und Therapie erworbener Schriftsprachstörungen haben visuell-räumliche Orientierungsstörungen, visuelle Reizerscheinungen und visuelle Illusionen.

Moderne bildgebende Verfahren (kraniale Computertomographie, magnetische Resonanztomographie) können erste Hinweise auf mögliche zerebrale Sehstörungen geben. Eine genaue Diagnostik der Sehstörungen ist jedoch nur mit entsprechenden störungsspezifischen Untersuchungsverfahren möglich.

Gesichtsfeldausfälle lassen sich grob mit einem Konfrontationstest überprüfen. Genaue quantitative Daten über das Gesichtsfeld erzielt man mit Hilfe eines Projektionsperimeters (vgl. Zihl, 1986). In der Regel wird bei nicht-aphasischen Lesestörungen, wie z.B. bei der homonymen Hemianopsie, ein intensives Lesetraining mit Hilfe des TV-Textgeräts "ELEX" (Zihl, 1988) durchgeführt, das zum Wiedererwerb des visuellen "Anteils" der Lesefähigkeit führt.

Detaillierte Untersuchungen der schriftsprachlichen Leistungen und eine mögliche Alexiediagnose sollten bei schweren zerebralen Sehstörungen erst nach Durchführung der entsprechenden Diagnostik bzw. nach Abschluß des Sehtrainings erfolgen.

3.4 Störung räumlich-konstruktiver Leistungen

In Anlehnung an die Definition von Benton (1985) versteht man unter räumlich-konstruktiven Störungen das Unvermögen oder die verminderte Fähigkeit, einzelne Teile einer Figur unter visueller Kontrolle zu einer Gesamtfigur zusammenzufügen. Beeinträchtigungen zeigen sich beim freien Zeichnen und Kopieren von Objektabbildungen oder beim spontanen Konstruieren geometrischer Formen z.B. mittels Streichhölzern.

Schwere Störungen haben vor allem bei Selbsthilfeleistungen (Ankleiden, Gebrauch von Messer und Gabel) Alltagsrelevanz.

Von Bedeutung für den schriftsprachlichen Bereich sind Störungen, die sich auf die räumliche Gestaltung von Schriftzeichen auswirken. Solche "räumlich-konstruktiven" Schreibstörungen können die Symptome einer zusätzlich auftretenden Agraphie verstärken.

Verschiedene standardisierte Untersuchungsverfahren ermöglichen eine genaue Beurteilung räumlich-konstruktiver Leistungen, wie zum Beispiel der perzeptive Teil des "Benton-Tests" (Benton, 1981). Dieser Test untersucht die Fähigkeit, einfache geometrische Figuren mit vier ähnlichen Figuren in einer multiple-choice Vorlage zu vergleichen. In der visuo-konstruktiven Version des Benton-Tests wird das Abzeichnen einfacher geometrischer Formen verlangt. Neben dem Benton-Test kann für die Diagnostik auch der "Mosaiktest" aus dem Hamburg-Wechsler-Intelligenztest für Erwachsene verwendet werden (HAWIE; Hardesty & Lauber H. 1956). Bei diesem Untertest muß nach einer Bildvorlage mit einer vorgegebenen Anzahl von Würfeln eine zweidimensionale Figur konstruiert werden. Dreidimensionale konstruktive Leistungen können mit dem "dreidimensionalen Praxietest" (Benton & Fogel, 1962) überprüft werden. Dieser Test verlangt die Konstruktion unterschiedlich komplexer dreidimensionaler Figuren aus verschiedenen Holzelementen.

Wird eine Störung räumlich-konstruktiver Leistungen diagnostiziert, so sollte bei der Alexie/Agraphie Untersuchung auf die schriftliche Realisierung verzichtet werden.

3.5 Aufmerksamkeitsstörungen

Aufmerksamkeitsstörungen sind die häufigsten Beeinträchtigungen nach erworbener Hirnschädigung (vgl. Säring, 1988).

Unter differentialdiagnostischem Aspekt können Aufmerksamkeitsstörungen Symptome einer erworbenen Schriftsprachstörung, vor allem in Testsituationen, verstärken. Folgende Komponenten der Aufmerksamkeit sind hierbei von Relevanz:
1) Geschwindigkeit der Informationsverarbeitung
Eine Beeinträchtigung in diesem Leistungsbereich kommt einer kognitiven Verlangsamung gleich. Die kognitive Informationsverarbeitungsgeschwindigkeit für visuelles Material kann zum Beispiel mittels des Zahlenverbindungstests (Oswald & Roth, 1978) erfaßt und durch differenzierte Normwerte beurteilt werden. Ein weiteres

Verfahren hierzu ist der PASAT ("Paced Auditory Serial Addition Task", Gronwall, 1977).

2) Selektive Aufmerksamkeit

"Selektive Aufmerksamkeit" ist weitgehend identisch mit dem Begriff der Konzentrationsfähigkeit. Diese kann beispielsweise aufgrund einer erhöhten internen Ablenkbarkeit (durch eigene Gedanken) oder einer erhöhten externen Ablenkbarkeit (durch optische oder akustische Umgebungsreize) beeinträchtigt sein. Ein Untersuchungsverfahren zur selektiven Aufmerksamkeit bietet beispielsweise das Software-Programm "Cognitrone" des Wiener-Testsystems (Bukasa & Wenninger, 1986).

3) Daueraufmerksamkeit

Darunter versteht man die Aufrechterhaltung der Aufmerksamkeit über einen längeren Zeitraum. Als Untersuchungparadigmen werden u.a. Vigilanzaufgaben verwendet, wie zum Beispiel das Programm "Vigilanztest", das in der von Zimmermann & Fimm (1989) entwickelten Testbatterie zur Erfassung von Aufmerksamkeitsdefiziten (1989) enthalten ist.

3.6 Gedächtnisstörungen

Zu den Gedächtnisleistungen gehört die Aufnahme, das Speichern und Abrufen verbaler und nonverbaler Informationen. Sowohl das kurzfristige Behalten von auditivem und visuellem Material ("Kurzzeitgedächtnis") als auch das "Arbeitsgedächtnis", worunter das "Halten" und gleichzeitige "Verarbeiten" von Informationen verstanden wird (vgl. Schuri, 1990), ist für die Untersuchung schriftsprachlicher Leistungen von großer Relevanz.

Bei der Aufgabe "Zusammensetzen von diktierten Wörtern aus Einzelbuchstaben" (Kap. 4, 2.2.2.2.2) beispielsweise muß für ein auditiv dargebotenes Wort eine interne graphematische Repräsentation erstellt werden. Die Identifikation und Positionskodierung der Grapheme setzt voraus, daß die graphematische Repräsentation ausreichend lange im kognitiven Arbeitsspeicher gehalten werden kann. Eine Störung des "Arbeitsgedächtnisses" kann in Abhängigkeit von der Aufgabenstellung zu zusätzlichen Leistungseinbußen in diesem Untersuchungsbereich führen. Die Behaltensleistungen bzw. das "Arbeitsgedächtnis" sollte daher immer vor einer Schriftsprachuntersuchung abgeklärt sein.

4 Untersuchungsprotokoll von zwei Patienten mit erworbenen bzw. entwicklungsspezifischen Schriftsprachstörungen

4.1 Patientin E.R.

1) Fallbeschreibung

Bei Patientin E.R. handelt es sich um eine 78jährige Rentnerin, die am 17.04.1991 einen linksseitigen Hirninfarkt erlitten hatte. Als Folgen dieses Hirninfarktes zeigte sich eine leichte Gangunsicherheit, eine mittelschwere Wernicke-Aphasie mit phonematischen Paraphasien und Paragrammatismus sowie eine leichte Sprechapraxie. Hinweise auf eine Beeinträchtigung der Aufmerksamkeit, der Gedächtnis- und Lernfunktionen sowie der visuellen Wahrnehmung ergaben sich nicht. Während ihres zweimonatigen stationären Klinikaufenthaltes erhielt Frau R. viermal wöchentlich Einzel-Sprachtherapie und einmal wöchentlich Gruppen-Sprachtherapie. Nach ihrer Entlassung wurde die Sprachtherapie zweimal wöchentlich ambulant fortgeführt.

Zum Zeitpunkt der schriftsprachlichen Untersuchung zeigten sich in der Spontansprache und im Nachsprechen noch phonematische Paraphasien und leichte syntaktische Unsicherheiten. Im Benennen konnte, von den phonematischen Paraphasien abgesehen, keine Störung mehr festgestellt werden (AAT-Prozentrang 98). Ebenso verfügte die Patienten im auditiven Sprachverständnis (AAT-Prozentrang 98) wie auch im Lesesinnverständnis (AAT-Prozentrang 95) über sehr gute Leistungen. Im AAT-Untertest Schriftsprache erzielte sie hingegen nur mittelmäßige Ergebnisse (AAT-Prozentrang 50). Auffällig waren hierbei die zahlreichen graphematischen Paragraphien und Neologismen beim Schreiben nach Diktat wie auch beim Zusammensetzen von Wörtern aus Einzelbuchstaben nach Diktat. Das laute Lesen war im Verhältnis zu den übrigen Leistungen im Untertest Schriftsprache, trotz einiger phonematischer Paralexien, gut.

2) Untersuchung mit der neurolinguistischen Aufgabensammlung
Basisaufgaben:
Beim lauten Lesen zeigten sich auf Wort-, Satz- und Textebene vereinzelt phonematische Paralexien, die jedoch große Ähnlichkeit mit der Zielform aufwiesen. Ein Wortklassen-, Worthäufigkeits- oder Konkretheitseffekt wie auch Fehler in Abhängigkeit von der Wort- bzw. Satzlänge konnten nicht festgestellt werden. Das Lesesinnverständnis auf Satz- und Textebene war ebenfalls nur sehr leicht beeinträchtigt. Insgesamt konnte keine signifikante Leistungseinbuße im Bereich »Lesen« festgestellt werden (Abb. 34a/34b; B1,B2,B3,B4,B5).

Abb. 34a: »Basisaufgaben«, Patientin E.R. (prozentualer Anteil der korrekten Ergebnisse)

B 1 : Lesen von Einzelwörtern: 94%

B 2 : Lesen von Sätzen: 98%

B 3 : Lesen eines Textes (Text I/Text II): 94%

B 4 : Lesesinnverständnis auf Satzebene: 90%

B 5 : Lesesinnverständnis auf Textebene (Text I/Text II): 93%

B 6 : Schreiben von Einzelwörtern nach Diktat: 70%

B 7 : Schreiben von Sätzen nach Diktat: 73%

B 8 : Schreiben eines Textes nach Diktat: 68%

B 9 : Schriftliches Benennen nach Bildvorlage (Objekte): 80%

B 10: Schriftliches Benennen nach Bildvorlage (Situationen/Handlungen): 30%

Abb.34b: Leistungsprofil »Basisaufgaben«, Patientin E.R.

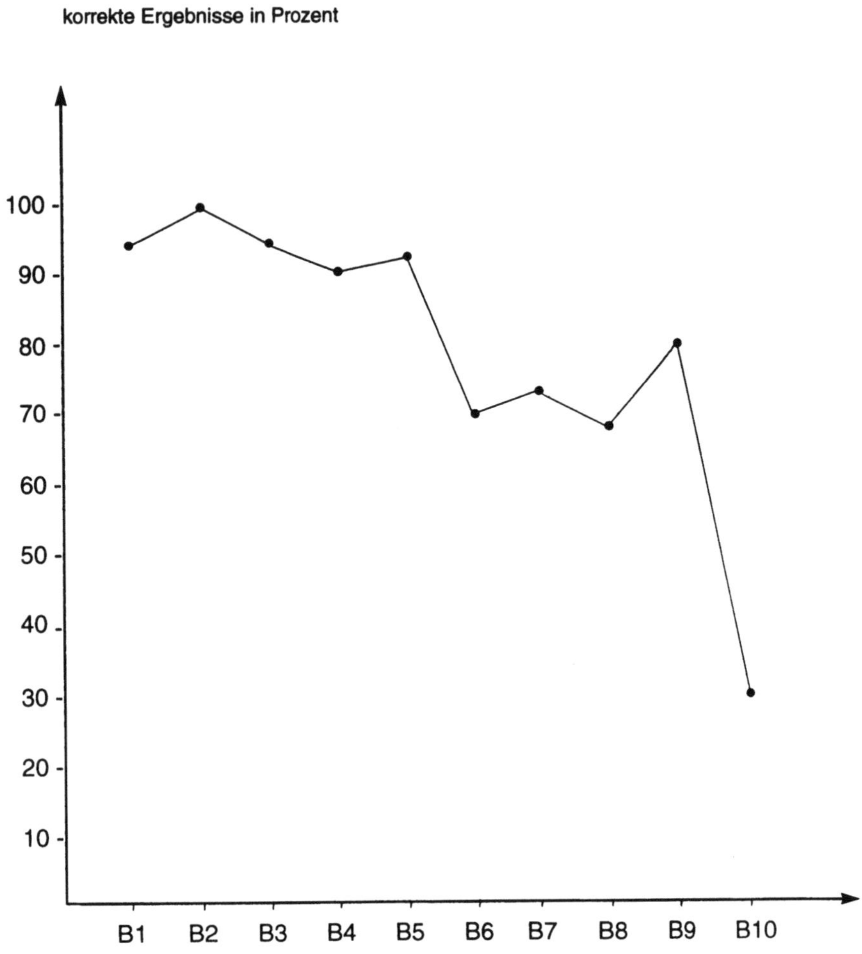

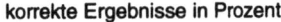

korrekte Ergebnisse in Prozent

Beim Schreiben nach Diktat hingegen traten auf allen Untersuchungsebenen zahlreiche graphematische Paragraphien wie Graphemauslassungen, -hinzufügungen und -vorwegnahmen, graphematische Neologismen und orthographische Paragraphien auf. Eine Fehlerhäufung zeigte sich vor allem bei langen, niederfrequenten Nomina und Verben (ab 5 Buchstaben) und bei Fremdwörtern, deren Graphemfolge sich nicht aus der Phonemfolge ableiten läßt.

Beim schriftlichen Benennen von Objekten wie auch Situationen und Handlungen zeigten sich ähnliche Fehler. Auffällig war, daß die Bildkarten immer korrekt verbal benannt werden konnten, jedoch in der schriftsprachlichen Produktion neben "einfachen" graphematischen Paragraphien auch ganze Wort- oder Satzteile ausgelassen wurden. Durchschnittlich lag der prozentuale Anteil der korrekten Ergebnisse im Bereich »Schreiben« nur bei 64% (Abb. 34a/34b; B6,B7,B8,B9,B10).

Vertiefungsaufgaben:

In den Aufgaben zu den Verarbeitungsbereichen Phonem-Graphem bzw. Graphem-Phonem Konvertierung (Abb. 35c; VL1/VS1) sowie lexikalisch-phonologisches und lexikalisch-semantisches Verarbeiten (Abb. 35c; VL3/VS3; VL4/VS4) konnten keine oder nur geringe Leistungseinbußen festgestellt werden. Hingegen in den Aufgaben zum Verarbeitungsbereich phonologisch/graphematische bzw. graphematisch/phonologische Analyse und Synthese waren durchschnittlich nur 64% der Ergebnisse korrekt (Abb. 35a/35b/35c; VL2/VS2).

3) Interpretation der Ergebnisse

Auf das Modell von Ellis und Young (1991) übertragen, ist die Schriftsprachstörung durch folgende beeinträchtigte Verarbeitungsbereiche zu erklären (Abb. 36):

Die phonematischen Paralexien beim lauten Lesen (und auch die phonematischen Paraphasien in der Spontansprache) lassen ein Defizit auf Phonemniveau (5) vermuten. Außerdem ist eine Beeinträchtigung des auditiven Analysesystems (1) anzunehmen, da zum einen beim "Buchstabieren auditiv dargebotener Wörter" (2.2.2.2.1) Buchstabenauslassungen und Buchstabenvertauschungen auftraten und zum anderen die auditive Selbstkontrolle erschwert war.

Visuelle Paralexien beim Lesen handschriftlich dargebotener Pseudowörter (z.B. "Tablette" anstatt "Teblatte"; 2.2.1.2.3), das primär silbische Segmentieren beim "Buchstabieren visuell dargebotener Wörter" (2.2.1.2.1), die eingeschränkte Selbstkorrekturleistung beim Schreiben, Probleme beim "Zusammensetzen diktierter Wörter aus Einzelbuchstaben" (2.2.2.2.2) sowie das häufige Fehlen der einzelheitlichen

Abb. 35a: »Vertiefungsaufgaben Lesen«, Patientin E.R. (prozentualer Anteil der korrekten Ergebnisse)

1. Graphem-Phonem Konvertierung
V L 1_1 Zuordnen von gleichen Buchstaben: 97%
V L 1_2 Buchstaben benennen: 100%
mittlerer Prozentwert: 197 : 2 = 98%

2. Graphematische/phonologische Analyse und Synthese
V L 2_1 Visuell dargebotene Wörter buchstabieren: 60%
V L 2_2 Bestimmen der Buchstabenposition bei visueller Wortvorgabe: 100%
V L 2_3 Lesen einer handschriftlichen Vorgabe: 77%
V L 2_4 Wörter aus vorgesprochenen Buchstabenfolgen bilden: 30%
mittlerer Prozentwert: 267 : 4 = 66%

3. Lexikalisch-phonologisches Verarbeiten
V L 3_1 Lexikalisches Entscheiden: 90%
V L 3_2 Erkennen gleicher Wörter: 90%
V L 3_3 Über phonematische Ähnlichkeiten entscheiden: 75%
mittlerer Prozentwert: 255 : 3 = 85%

4. Lexikalisch-semantisches Verarbeiten
V L 4_1 Wort-Bild Zuordnung: 100%
V L 4_2 Wort-Wort Zuordnung: 92%
V L 4_3 Bewerten von richtigen oder falschen Aussagesätzen: 76%
mittlerer Prozentwert: 268 : 3 = 89%

Abb. 35b: »Vertiefungsaufgaben Schreiben«, Patientin E.R. (prozentualer Anteil der korrekten Ergebnisse)

1. **Phonem-Graphem Konvertierung**
V S 1_1 Buchstaben identifizieren: 93%
V S 1_2 Buchstabendiktat: 100%
mittlerer Prozentwert: 193 : 2 = 96%

2. **Phonologische und graphematische Analyse und Synthese**
V S 2_1 Auditiv dargebotene Wörter buchstabieren: 60%
V S 2_2 Zusammensetzen diktierter Einzelwörter aus Einzelbuchstaben: 70%
V S 2_3 Graphemlücken ergänzen: 78%
V S 2_4 Bestimmen der Graphemposition nach auditiver Wortvorgabe: 40%
mittlerer Prozentwert: 248 : 4 = 62%

3. **Lexikalisch-phonologisches Verarbeiten**
V S 3_1 Zusammensetzen von diktierten Wörtern und Sätzen aus Einzelwörtern: 83%
V S 3_2 Identifizieren von auditiv dargebotenen Wörtern in Sätzen: 80%
mittlerer Prozentwert: 163 : 2 = 82%

4. **Lexikalisch-semantisches Verarbeiten**
V S 4_1 Fehler korrigieren (Einzelwörter): 66%
V S 4_2 Fehler korrigieren (Text): 94%
mittlerer Prozentwert: 160 : 2 = 80%

Abb. 35c: Leistungsprofil «Vertiefungsaufgaben», Patientin E.R.

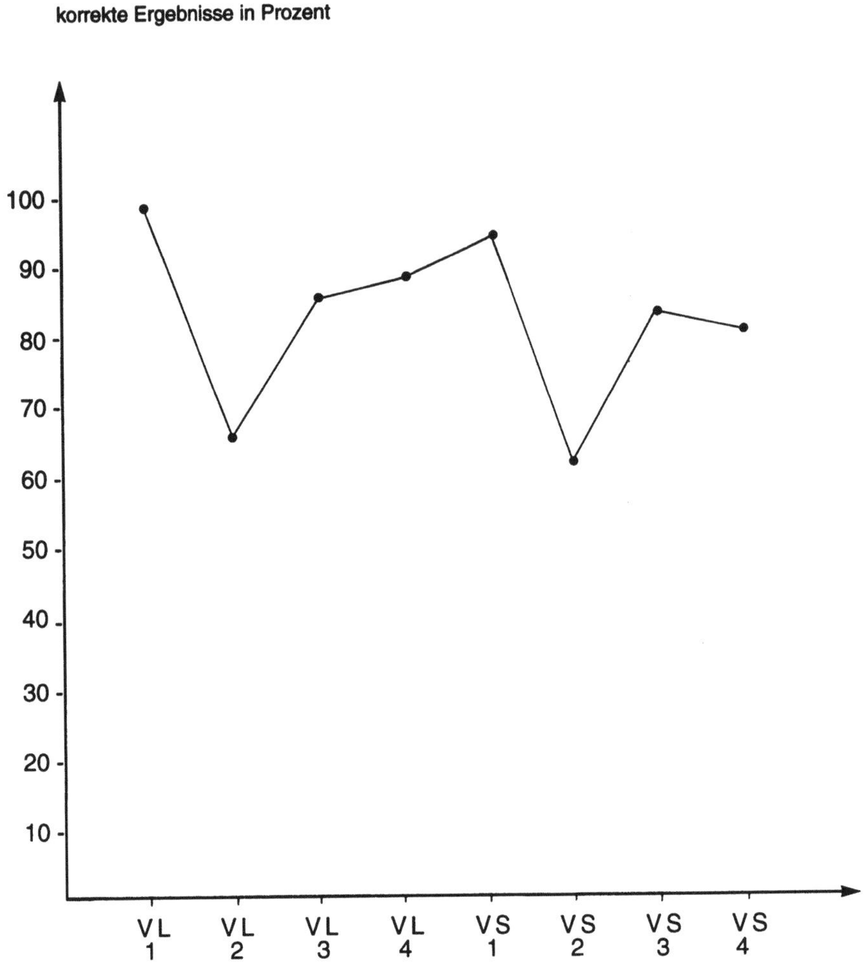

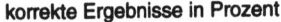

Abb. 36: Patientin E.R.: Interpretation der Ergebnisse am Modell von Ellis und Young (1991)

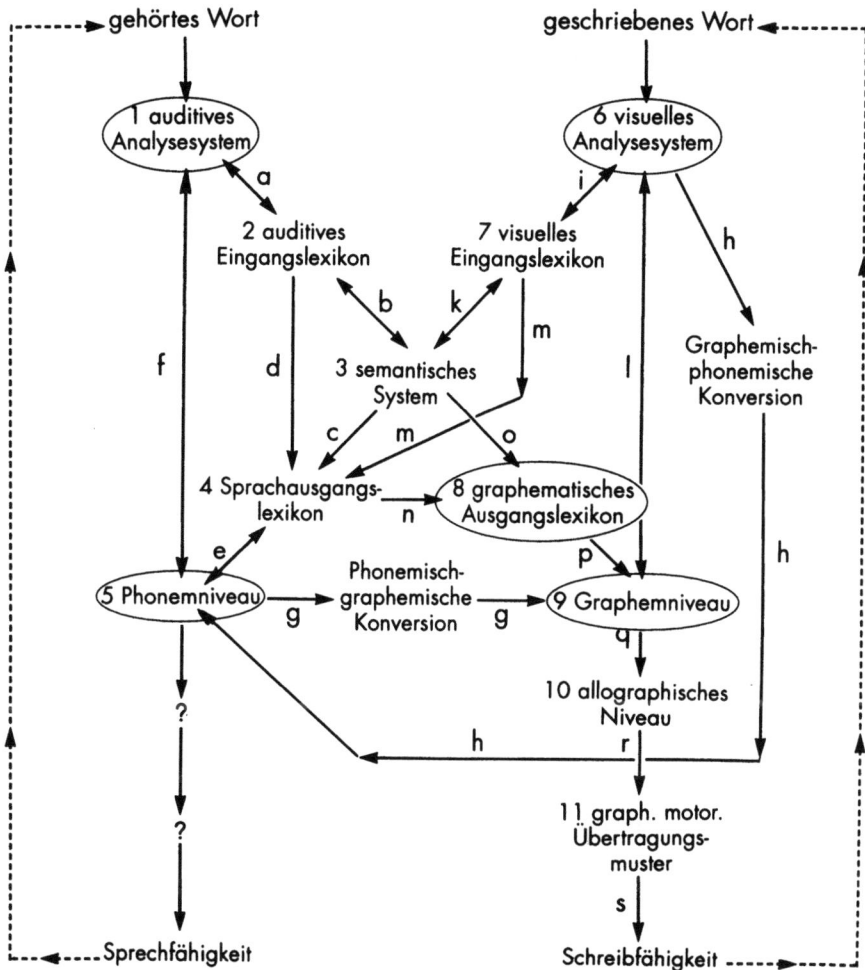

"Kontroll"-Verarbeitung (h) weisen auf eine Störung im visuellen Analysesystem (6) hin.
   Die graphematischen Paragraphien beim Schreiben könnten theoretisch durch die phonematischen Paralexien und Paraphasien ausreichend erklärt werden. Da die Patientin jedoch sowohl beim Diktatschreiben als auch beim freien Schreiben graphematische Neologismen produzierte, ist zusätzlich eine Störung auf Graphemniveau (9) anzunehmen.
   Die orthographischen Paragraphien, vor allem bei Fremdwörtern ("Manesche" anstatt "Manege") und ein Worthäufigkeitseffekt (bessere Schreibleistung für hochfrequente Nomina und Verben) können durch ein beeinträchtigtes graphematisches Ausgangslexikon (8) erklärt werden.

4) Therapeutische Vorgehensweise
Verbesserung der phonologischen Diskriminationsfähigkeit und Eigenkontrolle:
- Minimalpaare auditiv erkennen
- Identifikation und Positionskodierung der kontrastbildenden Elemente bei Minimalpaaren
- Aktivierung der Eigenwahrnehmung und Selbstkorrektur durch Tonbandaufnahmen (Geschichten nacherzählen, Texte laut lesen)
Verbesserung der visuellen Analyse:
- Buchstabieren von handschriftlichen Vorlagen
- graphematische Fehler erkennen und innerhalb der Wortfolge korrigieren
Erweiterung des Sichtwortschatzes:
- niederfrequente Wörter und Fremdwörter nach Diktat schreiben
- orthographische Paragraphien erkennen und innerhalb der Wortfolge verbessern

4.2 Patientin S.M.

1) Fallbeschreibung
Bei Patientin S.M. handelt es sich um eine 24jährige Jurastudentin. Ihren eigenen Angaben zufolge ist das Lesen für sie seit dem Studiumsbeginn vor drei Jahren mühevoll und zeitaufwendig. Häufig muß sie Texte wiederholt lesen, um den Inhalt korrekt zu erfassen. An ein konkretes Leseproblem bzw. an Leistungseinbußen aufgrund schriftsprachlicher Defizite während der Schulzeit kann sie sich nicht erinnern. Sie fügte jedoch hinzu, daß Lesen nie ihre "Lieblingsbeschäftigung" war und daß sie im-

mer schon versuchte, lautes Vorlesen zu vermeiden. Nach den Angaben der Mutter verlief die Schwangerschaft, die Geburt und der Spracherwerb ohne Komplikationen.

2) Untersuchung mit der neurolinguistischen Aufgabensammlung
Entsprechend den Ausführungen zur Differentialdiagnose (Kap. 4, 3.3) sollte vor einer linguistischen Untersuchung der Schriftsprache die visuelle Wahrnehmung überprüft werden. Da die Patientin für eine entsprechende Untersuchung nicht zur Verfügung stand, wird dieser sehr wichtige Aspekt im Erklärungsansatz und in den Vorschlägen für die therapeutische Vorgehensweise nur hypothetisch berücksichtigt.
Basisaufgaben:
Ein Wortklassen-, Worthäufigkeits- oder Konkretheitseffekt konnte beim lauten Lesen nicht festgestellt werden. Ebenso war das Lesetempo normgerecht. Bei längeren Wörtern (ab 5 Buchstaben) zeigten sich jedoch auf Wort-, Satz- und Textebene Vernachlässigungsfehler ("begegnen" anstatt "begegneten") und Ratefehler ("ruhig" anstatt "rasch"). Auch das Lesesinnverständnis war aufgrund dieser Fehler sowohl auf Satz- als auch auf Textebene leicht beeinträchtigt. Durchschnittlich lag der prozentuale Anteil der korrekten Ergebnisse im Bereich »Lesen« bei 88% (Abb. 37a/37b; B1,B2,B3,B4,B5). Beim Schreiben nach Diktat wie auch beim schriftlichen Benennen konnte keine Leistungseinbuße festgestellt werden (Abb. 37a/37b; B6,B7,B8 B9,B10).

Um die Aussagekraft der gewonnenen Daten aus dem Bereich »Lesen« zu verdeutlichen, wurde der Patientin zusätzlich ein juristischer Text zum lauten Lesen dargeboten. Wie erwartet, zeigten sich in verstärktem Maße Ratefehler und Vernachlässigungsfehler, die häufig zu Sinnveränderungen führten. Das Lesetempo war vermindert. Eine inhaltlich korrekte Wiedergabe war erst nach zweimaligem Lesen möglich.
Vertiefungsaufgaben:
In den Aufgaben zu den Verarbeitungsbereichen Graphem-Phonem bzw. Phonem-Graphem Konvertierung wie auch in den Aufgaben zu den Verarbeitungsbereichen graphematisch-phonologische bzw. phonologisch-graphematische Analyse und Synthese konnte keine Leistungseinbuße festgestellt werden (Abb. 38c; VL1/VS1; VL2/VS2). Hingegen waren in den Aufgaben zu den Verarbeitungsbereichen lexikalisch-phonologisches und lexikalisch-semantisches Verarbeiten durchschnittlich nur 89% der Ergebnisse korrekt (Abb. 38a/38b/38c; VL3/VS3; VL4/VS4).

Abb. 37a: »Basisaufgaben«, Patientin S.M. (prozentualer Anteil der korrekten Ergebnisse)

B 1 : Lesen von Einzelwörtern: 95%

B 2 : Lesen von Sätzen: 93%

B 3 : Lesen eines Textes (Text I/Text II): 96%

B 4 : Lesesinnverständnis auf Satzebene: 80%

B 5 : Lesesinnverständnis auf Textebene (Text I/Text II): 79%

B 6 : Schreiben von Einzelwörtern nach Diktat: 98%

B 7 : Schreiben von Sätzen nach Diktat: 100%

B 8 : Schreiben eines Textes nach Diktat: 100%

B 9 : Schriftliches Benennen nach Bildvorlage (Objekte): 100%

B 10: Schriftliches Benennen nach Bildvorlage (Situationen/Handlungen): 100%

Abb. 37b: Leistungsprofil »Basisaufgaben«, Patientin S.M.

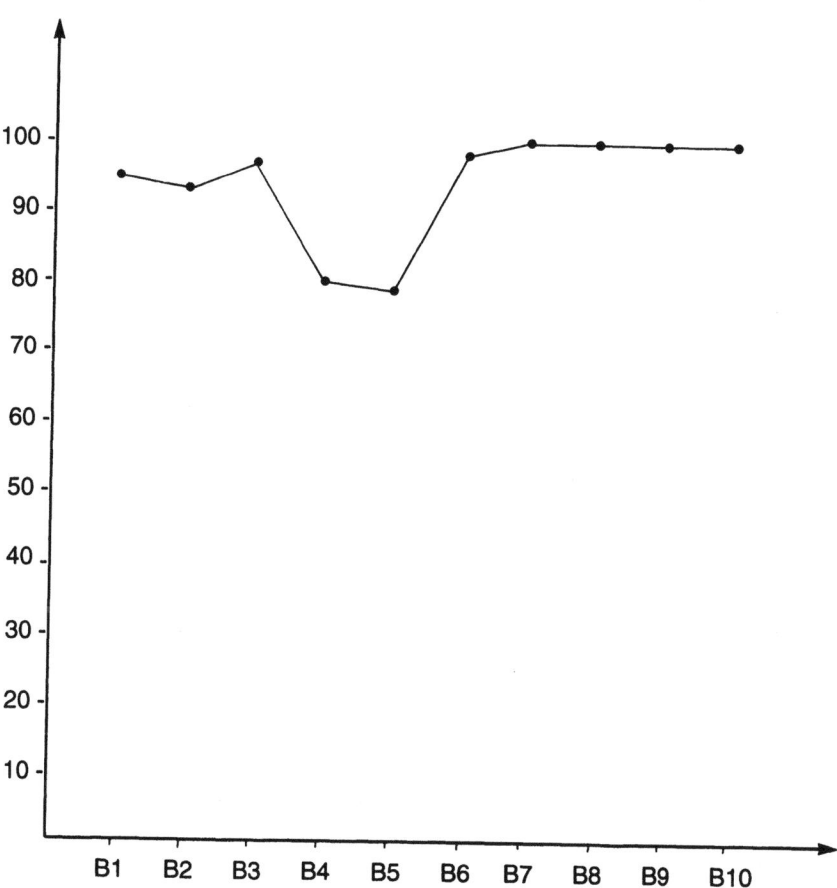

Abb. 38a: »Vertiefungsaufgaben Lesen«, Patientin S.M. (prozentualer Anteil der korrekten Ergebnisse)

1. **Graphem-Phonem Konvertierung**
V L 1_1 Zuordnen von gleichen Buchstaben: 100%
V L 1_2 Buchstaben benennen: 100%
mittlerer Prozentwert: 200 : 2 = 100%

2. **Graphematische/phonologische Analyse und Synthese**
V L 2_1 Visuell dargebotene Wörter buchstabieren: 100%
V L 2_2 Bestimmen der Buchstabenposition bei visueller Wortvorgabe: 100%
V L 2_3 Lesen einer handschriftlichen Vorgabe: 94%
V L 2_4 Wörter aus vorgesprochenen Buchstabenfolgen bilden: 93%
mittlerer Prozentwert: 387 : 4 = 97%

3. **Lexikalisch-phonologisches Verarbeiten**
V L 3_1 Lexikalisches Entscheiden: 99%
V L 3_2 Erkennen gleicher Wörter: 82%
V L 3_3 Über phonematische Ähnlichkeiten entscheiden: 81%
mittlerer Prozentwert: 262 : 3 = 87%

4. **Lexikalisch-semantisches Verarbeiten**
V L 4_1 Wort-Bild Zuordnung: 100%
V L 4_2 Wort-Wort Zuordnung: 100%
V L 4_3 Bewerten von richtigen oder falschen Aussagesätzen: 80%
mittlerer Prozentwert: 280 : 3 = 93%

Abb. 38b: »Vertiefungsaufgaben Schreiben«, Patientin S.M. (prozentualer Anteil der korrekten Ergebnisse)

1. Phonem-Graphem Konvertierung
V S 1_1 Buchstaben identifizieren: 100%
V S 1_2 Buchstabendiktat: 100%
mittlerer Prozentwert: 200 : 2 = 100%

2. Phonologische und graphematische Analyse und Synthese
V S 2_1 Auditiv dargebotene Wörter buchstabieren: 96%
V S 2_2 Zusammensetzen diktierter Einzelwörter aus Einzelbuchstaben: 100%
V S 2_3 Graphemlücken ergänzen: 100%
V S 2_4 Bestimmen der Graphemposition nach auditiver Wortvorgabe: 100%
mittlerer Prozentwert: 396 : 4 = 99%

3. Lexikalisch-phonologisches Verarbeiten
V S 3_1 Zusammensetzen von diktierten Wörtern und Sätzen aus Einzelwörtern: 100%
V S 3_2 Identifizieren von auditiv dargebotenen Wörtern in Sätzen: 70%
mittlerer Prozentwert: 170 : 2 = 85%

4. Lexikalisch-semantisches Verarbeiten
V S 4_1 Fehler korrigieren (Einzelwörter): 90%
V S 4_2 Fehler korrigieren (Text): 97%
mittlerer Prozentwert: 187 : 2 = 93%

Abb. 38c: Leistungsprofil »Vertiefungsaufgaben«, Patientin S.M.

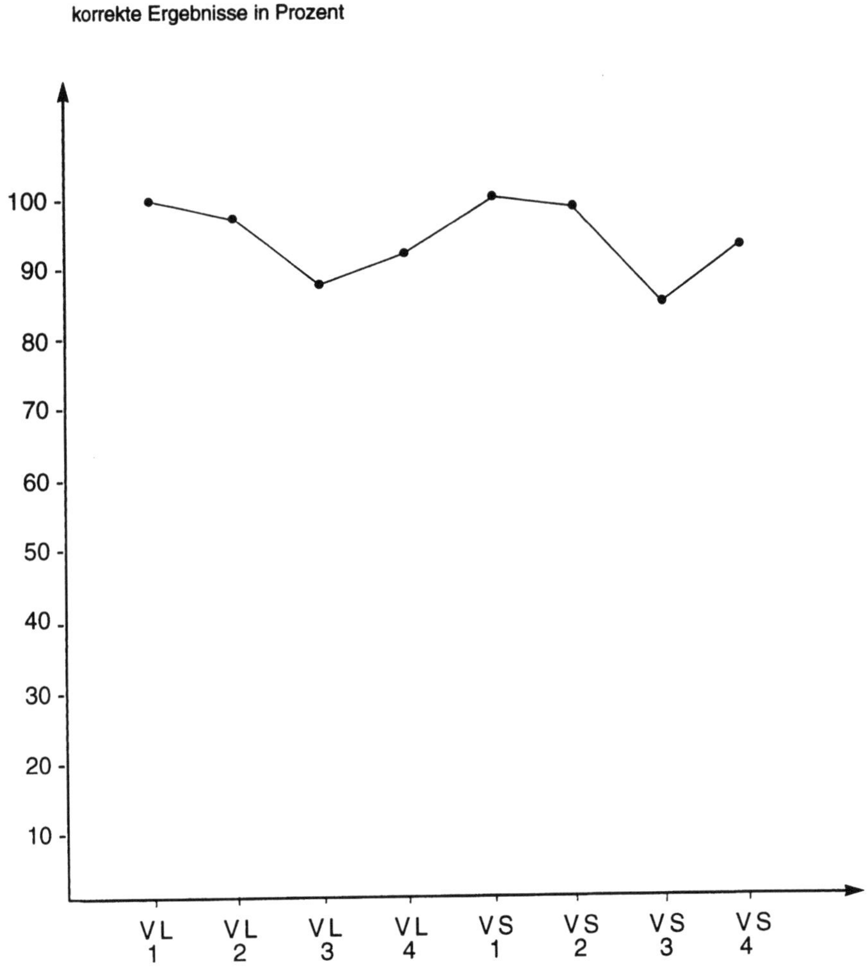

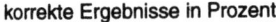

3) Interpretation der Ergebnisse

Die quantitative Auswertung der Vertiefungsaufgaben ergibt deutlich ein Defizit in der ganzheitlichen Verarbeitungsroute. Da jedoch die Ergebnisse in den Aufgaben zum lexikalisch-phonologischen Verarbeiten (Abb. 38a/38b/38c; VL3/VS3) im Durchschnitt schlechter waren (86%) als in den Aufgaben zum lexikalisch-semantischen Verarbeiten (93%), ist eine Störung noch vor der Aktivierung der Wortsemantik anzunehmen. Auf das Modell von Ellis und Young (1991) übertragen (Abb. 39), könnten daher theoretisch Verarbeitungsprobleme im visuellen Analysesystem (6), im visuellen Eingangslexikon (7) und im Übertragungsweg (i) angenommen werden.

Ein Defizit im visuellen Analysesystem kann jedoch ausgeschlossen werden, da die Patientin beim lauten Lesen keine visuellen Paralexien produzierte. Außerdem konnte in den verschiedenen Aufgaben zur Überprüfung der graphematischen Analyse (Abb. 38a/38b; VL2_1, VL2_2, VS2_3) keine signifikante Leistungseinbuße verzeichnet werden.

Die Annahme einer Störung des visuellen Eingangslexikons kann ebenfalls verworfen werden, da für die Patientin die Identifikation von Wörtern bzw. von Nicht-Wörtern beim "Lexikalischen Entscheiden" (Abb. 38a; VL3_1) problemlos war.

Vielmehr ist anzunehmen, daß eine Beeinträchtigung in der Verbindung (i) zwischen visuellem Analysesystem (6) und visuellem Eingangslexikon (7) vorliegt. Dies würde für den Leseprozeß bedeuten, daß anstelle einer parallelen häufig nur eine serielle, sehr zeitintensive Verarbeitung der Buchstabenkette erfolgt. Um jedoch den Lesevorgang zu beschleunigen, werden oftmals nur die Anfangsbuchstaben oder Anfangssilben verarbeitet. Rate- und Vernachlässigungsfehler vor allem bei längeren Wörtern sind meist die Folge dieser Kompensationsstrategie.

In der Aufgabe "Erkennen gleicher Wörter" (Kap. 4, 2.2.1.3.2) wird primär die Fähigkeit zur parallelen Verarbeitung von Wörtern untersucht. Bei der qualitativen Auswertung dieser Aufgabe zeigte sich, daß die Patientin häufig Minimalpaare, die sich im Endbuchstaben unterscheiden, als "gleich" identifizierte. Dies ist ein weiteres Indiz für die bevorzugt serielle Verarbeitungsstrategie.

Eine rechtsseitige Gesichtsfeldstörung und eine Beeinträchtigung der visuellen Exploration im betroffenen Gesichtsfeld können das gleichzeitige Erfassen von Wortteilen beeinträchtigen und Buchstaben-, Endsilben- und Wortauslassungen wie auch kompensatorische Rate- und Vernachlässigungsfehler bedingen (vgl. Kap. 2, 1.3.1, 1.3.2, 1.3.3).

Über das Vorliegen einer Lesestörung aufgrund einer visuellen Wahrnehmungsstörung oder aufgrund einer primär linguistischen Verarbeitungsstörung kann zum momentanen Zeitpunkt nicht entschieden werden. In beiden Erklärungsansätzen wird

Abb. 39: Patientin S.M.: Interpretation der Ergebnisse am Modell von Ellis und Young (1991)

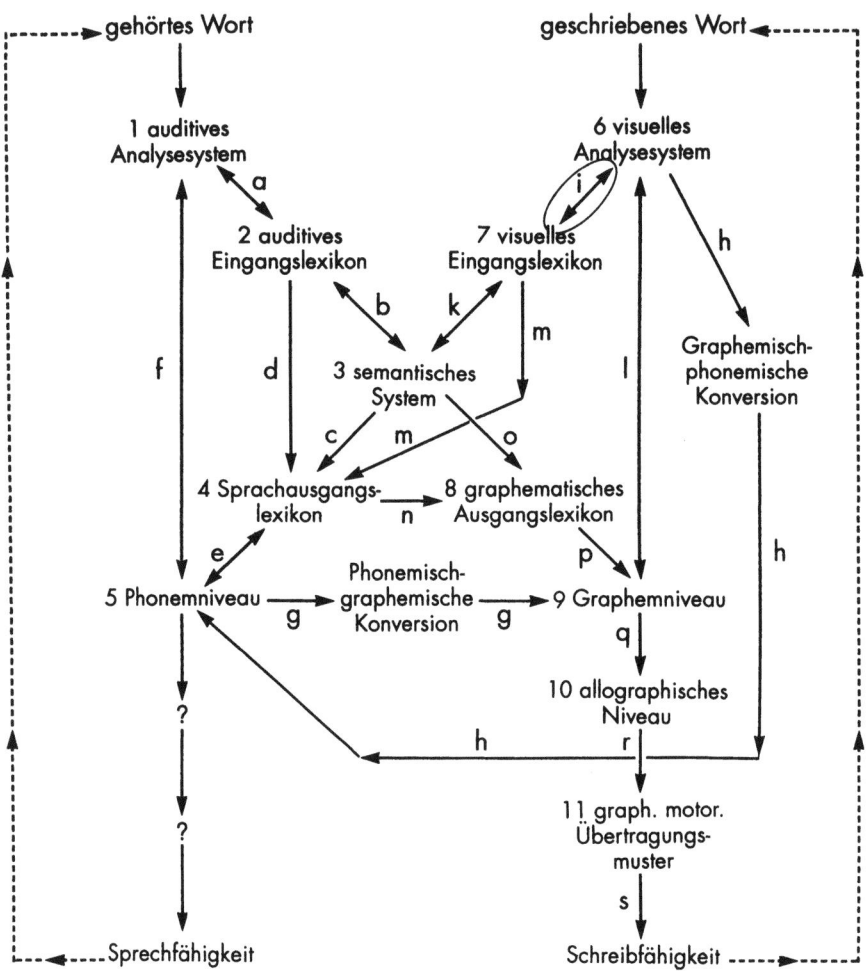

jedoch die bevorzugt serielle Verarbeitung von Buchstabenketten für das Auftreten von Rate- und Vernachlässigungsfehler und das reduzierte Lesetempo verantwortlich gemacht.

Als therapeutische Vorgehensweise ist daher in jedem Fall ein Training des ganzheitlichen Erfassens von Wortfolgen am TV-Textgerät "ELEX" (Zihl, Krischer & Meißen, 1984) vorzuschlagen.

5 Zusammenfassung und Ausblick

Der adäquate Umgang mit schriftlicher Sprache wird in der zivilisierten Gesellschaft als selbstverständlich angesehen. Erst erworbene oder entwicklungsspezifische Störungen dieser Kulturtechnik können ihren heutigen Stellenwert verdeutlichen.

Die vorliegende Arbeit versuchte, einen Einblick in die Variationsbreite möglicher Schriftsprachstörungen zu geben und die Notwendigkeit für ein detailliertes und differenziertes Untersuchungsprogramm zu vermitteln: Im ersten Kapitel wurden die linguistischen Grundlagen der Schriftsprache erläutert und der Schriftspracherwerb aus kognitionspsychologischer Sicht dargestellt.

Das zweite Kapitel zeigte die Variationsbreite möglicher Syndrome auf, die zu einer Störung der Schriftsprache führen können. Nach einer Darstellung der gängigen Alexie- und Agraphiesyndrome erfolgte eine Beschreibung verschiedener zerebraler Sehstörungen, die Lesestörungen bedingen können. Neben diesen erworbenen Schriftsprachstörungen wurde auch auf die Legasthenie als entwicklungsspezifische Schriftsprachstörung eingegangen.

Nachdem nun die Komplexität der Schriftsprache und die Variationsbreite der Schriftsprachstörungen dargestellt wurden, erfolgte im dritten Kapitel ein theoretischer Exkurs in die Theorien und Methodik der kognitiven Neuropsychologie. Im Anschluß daran wurde das funktionale Modell zur sprachlichen Verarbeitung von Ellis und Young (1991) vorgestellt und zur Erklärung verschiedener schriftsprachlicher Symptome herangezogen. Dieses Verarbeitungsmodell und die dem Modell zugrundeliegenden Theorien der kognitiven Neuropsychologie bilden die Grundlage für die "neurolinguistische Aufgabensammlung zur Erfassung schriftsprachlicher Leistungen".

Die Darstellung der Aufgabensammlung war Schwerpunkt des vierten Kapitels. Neben der Beschreibung des Materials, der Durchführung und der quantitativen und qualitativen Auswertung, wurde für jede Aufgabe der spezifisch geforderte Verarbeitungsweg am Modell von Ellis und Young (1991) erklärt. Im Anschluß daran erfolgte unter differentialdiagnostischem Aspekt die Darstellung verschiedener neuropsychologischer Syndrome, die eine erworbene Schriftsprachstörung noch verstärken oder aufgrund ähnlicher Symptome eine eindeutige Abgrenzung zur Alexie und/oder Agraphie erschweren können. Das Untersuchungsprotokoll von zwei Patienten mit Schriftsprachstörungen sollte abschließend den Einsatz der neurolinguistischen Aufgabensammlung exemplarisch veranschaulichen.

Zu Anfang wurde bereits darauf hingewiesen, daß für die Entwicklung der Aufgabensammlung keine gezielten empirischen Voruntersuchungen unternommen wurden und sie lediglich auf den Ergebnissen der Alexie- und Agraphieforschung und den klinischen Erfahrungen der Verfasserin beruht. Als zukünftiges Vorhaben ist deshalb geplant, die Aufgabensammlung an einer großen Anzahl von Patienten mit erworbenen (nach den AAT-Kriterien, s. Kap.4, 3.1) oder entwicklungsspezifischen Schriftsprachstörungen, wie auch an neurologischen Patienten ohne Schriftsprachstörungen durchzuführen. Der folgende vorläufige Fragenkatalog soll den Rahmen dieser geplanten Untersuchung bilden:

1) Können durch die Basisaufgaben schriftsprachliche Leistungsstörungen methodisch gesichert erfaßt werden?
2) Können durch die Vertiefungsaufgaben Störungen in spezifischen schriftsprachlichen Verarbeitungsschritten, die Teile komplexer schriftsprachlicher Prozesse sind, methodisch gesichert erfaßt werden?
3) Ist die neurolinguistisch begründete Zuordnung von verschiedenen Vertiefungsaufgaben zu einem Verarbeitungsbereich gerechtfertigt?
4) Können die in verschiedenen Aufgaben verwendeten Items den angegebenen Wortklassen-, Worthäufigkeits- und Konkretheitseffekt überprüfen?
5) Sind die Kriterien (nicht bildungsabhängig, aufgabenspezifische grammatikalische und syntaktische Komplexität) bei der Textauswahl objektivierbar?
6) Sind die Strichzeichnung von Objekten, Situationen und Handlungen prototypisch?
7) Ist die qualitative Auswertung der einzelnen Aufgaben objektivierbar?
8) Ermöglicht die Aufgabensammlung eine objektive Symptombeschreibung?
9) Besteht eine Wiederholungszuverlässigkeit der Aufgabensammlung?
10) Kann die Aufgabensammlung detaillierte Informationen für therapeutische Interventionen bereitstellen?

Abschließend sei noch einmal darauf hingewiesen (vgl. Kap.3, 2.1), daß das funktionale Modell von Ellis und Young (1991) kognitive Vorgänge stark vereinfacht darstellt. Einige Module verfügen möglicherweise über mehr Komplexität und müßten genauer strukturiert werden (beispielsweise für die Verarbeitung von Sätzen). Darüber hinaus ist die Existenz verschiedener Module und Übertragungsrouten nicht eindeutig gesichert. Da jedoch die Verwendung solcher Verarbeitungskomponenten in der Neurolinguistik allgemein akzeptiert ist, soll weiterhin das Modell von Ellis und Young (1991), solange neue Erkenntnisse dies nicht widerlegen, als Erklärungsgrundlage für die Aufgabensammlung dienen.

Literatur

ANDRESEN, U. (1985). So dumm sind sie nicht. Von der Würde der Kinder in der Schule. Basel: Beltz
ANGERMAIER, M. (1974). Sprache und Konzentration bei Legasthenie. Göttingen: Hogrefe
AUGST, G. (1985). Graphematik und Orthographie. Frankfurt a.M.: Diesterweg
AUGST, G. & FAIGEL, P. (1986). Von der Reihung zur Gestaltung. Untersuchungen zur Ontogenese der schriftsprachlichen Entwicklung von 13 - 23 Jahren. Frankfurt a.M.: Diesterweg
BADECKER, W. & CARAMAZZA, A. (1987). The analysis of morphological errors in case of acquired dyslexia. Brain and Language 32, 278-305
BAKKER, D.J. (1992). Neuropsychological classification and treatment of dyslexia. Journal of Learning Disabilities, 102-109
BARTLETT, F.C. (1932). Remembering: A study in experimental and social psychology. Cambridge: Cambridge University Press
BASTIAN, H.C. (1869). On the various forms of loss of speech in cerebral disease. British and Foreign Medical-Chirurgical Review 43, 209-236; 470-492
BAXTER D.M. & WARRINGTON E.K. (1986). Ideational agraphia: A single case study. Journal of Neurology, Neurosurgery and Psychiatry 49, 369-374
BEAUVOIS M.F. & DEROUESNE J. (1979). Phonological alexia: Three dissociations. Journal of Neurology, Neurosurgery and Psychiatry 42, 1115-1124
BEAUVOIS M.F. & DEROUESNE J. (1981). Lexical or orthographic agraphia. Brain 104, 21-49
BENDER M.B. & BATTERSBY W.S. (1958). Homonymous macular scotomata in case of occipital lobe tumor. Archives of Ophthalmology 60, 928-938
BENSON D.F. & GESCHWIND N. (1969). The alexia. In Vinken P.J. & Bruyn G.W. (Eds.), Handbook of clinical neurology (Vol.4) Amsterdam: North Holland
BENTON, A.L. (1964). Contributions to aphasia before Broca. Cortex 1, 314-327
BENTON, A.L. (1981). Der Benton Test. Bern: Huber
BENTON, A.L. (1985). Visuoperceptive, visuospatial and visuoconstructive disorders. In Heilman K.M. & Valenstein E. (Eds.), Clinical neuropsychology, 2nd edn. New York: Oxford University Press
BENTON, A.L. & FOGEL M.L. (1962). Three-dimensional constructional praxis. Arch. Neurol. 7, 347-354
BERGSON, H. (1896). Matière et mémoire. Paris: Alcan
BIERWISCH, M. (1970): Probleme und Methoden des Strukturalismus. Frankfurt a.M.: Diesterweg
BIERWISCH, M. (1976). Schriftstrukturen und Phonologie. In Hofer, A. (Hrsg.), Lesen lernen: Theorie und Unterricht. Düsseldorf: Schwann
BLOOMFIELD, L. (1970). Language. London: Routledge
BRADSHAW J.L. & GATES E.A. (1978). Visual field differences in verbal task: Effekts of task familiarity and sex of subject. Brain and Language 5, 166-187
BRAMWELL, B. (1897). Illustrative case of aphasia. The Lancet,i, 1256-1259 (Reprinted in: Cognitive Neuropsychology, 1984/1, 245-258)

BROCA, P. (1861). Remarques sur le siège de la faculté du langage articulé, suives d'une observation d'aphemie. Bulletin et Mémoires de la Société anatomique de Paris 2, 330-357
BROWN, A.L. (1984). Metakognition, Handlungskontrolle, Selbststeuerung und andere, noch geheimnisvollere Mechanismen. In Weinert F.E. & Kluve R.H. (Hrsg.) Metakognition, Motivation und Lernen. (60-109). Stuttgart : Kohlhammer
BRÜGELMANN, H. (1983). Kinder auf dem Weg zur Schrift - eine Fibel für Lehrer und Laien. Konstanz
BRÜGELMANN, H. (1984). Die Schrift entdecken - Beobachtungshilfen und methodische Ideen für den Anfangsunterricht im Lesen und Schreiben. Konstanz
BRÜGELMANN, H. (1984). Lesen- und Schreibenlernen als Denkentwicklung. Zeitschrift für Pädagogik, 30,(1), 69-91
BRÜGELMANN, H. (1985). Legasthenie - ein Denk-Problem? In Dummer L. (Hrsg.), Legasthenie. Berichte über den Fachkongress 1984, Bundesverband für Legasthenie e.V., Hannover
BRUNER, J.S. (1971). Studien zur kognitiven Entwicklung. Stuttgart: Huber
BRUNER, J.S. & OLSON D.R.(1978). Symbole und Texte als Werkzeug des Denkens. In Psychologie d. 20.Jhd. Band VI: Piaget und die Folgen. Zürich: Schindler
BUB D. & KERTESZ A. (1982). Deep agraphia. Brain and Language 17, 146-165
BUB, D. & KERTESZ, A. (1982). Evidence for lexicographic processing in a patient with preserved written over oral single word naming. Brain 105, 697-717
BUB, D., CANCELLIERE, A. & KERTESZ, A. (1985). Whole-word and analytic translation of spelling to sound in a non-sematic reader. In: Patterson K.E., Marshall J.C. & Coltheart M. (Eds.), Surface dyslexia: Neuropsychological and cognitive studies of phonological reading. London: Routledge
BUKASA, B. & WENINNINGER, U. (1986). Q1 (Manual). Kuratorium für Verkehrssicherheit, Wien
CAMPELL, R. (1987). Cognitive Neuropsychology. In: Claxton, G. (Ed.), New directions in cognition. London: Routledge
CAPLAN, D. (1981). On the cerebral localization of linguistic functions: Logical and empirical issues surrounding deficit analysis and function localization. Brain and Language 14, 120-137
CARAMAZZA, A. (1984). The logic of neuropsychological research and the problem of patient classification in aphasia. Brain and Language 21, 9-20
CARAMAZZA, A. (1986). On drawing inferences about the structure of normal cognitive systems from the analysis of patterns of impaired performance. The case for single-patient studies. Brain and Cognition 5, 41-66
CATTELL, J.M. (1885). Über die Zeit der Erkennung und Benennung von Schriftzeichen, Bilderm und Farben. Philosoph. Studien 2, 635-650
CHOMSKY, N. (1980). Rules and representation. Behavioral and Brain Sciences 3, 1-61
COLTHEART, M. (1980). Deep dyslexia: A review of the syndrom. In Coltheart, M., Patterson, K.E. & Marshall, J.C. (Eds.), Deep dyslexia. London: Routledge
COLTHEART, M. (1983). The right hemisphere and disorders of reading. In Young, A.W. (Ed.) Functions of the right cerebral hemisphere. London: Academic Press
COLTHEART, M. (1986). Cognitive Neuropsychology. In Posner, M. & Marin, O.S.M. (Eds.), Attention and Performance. XI, Hillsdale, N.J.: Erlbaum
COLTHEART, M. & FUNNELL, E. (1987). Reading and writing: One lexicon or two? In: Allport, D.A., MacKay, D.G., Prinz, W. & Scheerer E. (Eds.), Language perception and production: Shared mechanisms in listening, reading and writing. London: Academic Press
COULMAS, F. (1981). Über Schrift. Frankfurt a.M.: Diesterweg
CRAMON, D.VON (1988). Prognostische Faktoren. In Cramon, D.v. & Zihl, J. (Hrsg.), Neuropsychologische Rehabilitation. Heidelberg: Springer
CRARY, M.A. & HEILMAN K.M. (1988). Letter imagery deficits in a case of pure apraxic agraphia. Brain and Language 34, 147-156

DAY, J. (1977). Right-hemisphere language processing in normal right-handers. Journal of Experimental Psychology: Human Perception and Performance 3, 518-528
DE BLESER, R., BAYER, J. & LUZZATTI, C. (1987). Die kognitive Neuropsychologie der Schriftsprache. Ein Überblick mit zwei deutschen Fallbeschreibungen. In: Bayer, J. (Hrsg.), Grammatik und Kognition. Linguistische Berichte, Sonderheft 1, 118-162
DEJERINE, J. (1892). Contribution à l'étude anatomoclinique et clinique des différentes variété de cécité verbale. C.R. Soc. Biol. (Paris) 4, 61-90
DE RENZI, E. & SPINNLER, H. (1967). Impaired performance on color task in patients with hemispheric damage. Cortex 3, 194-216
DE RENZI, E., SCOTTI, G. & SPINNLER, H. (1969). Perceptual and associative disorders of visual recognition. Relationship to the side of the cerebral lesion. Neurology 19, 634-642
DEROUESNE, J. & BEAUVOIS, M.F. (1985). The 'phonemic'stage in the nonlexical reading process: Evidences from a case of phonological alexia. In: Patterson, K.E., Coltheart, M. & Marshall, J.C. (Eds.) Surface dyslexia. London: Routledge
DRECOLL, F. (1982). Funktionaler Analphabetismus. Spiegel 31, 45
EISENBERG, P. (1983). Orthographie und Schriftsystem. In: Günther, K.B. & Günther, H. (Hrsg.), Schrift - Schreiben - Schriftlichkeit. Tübingen: Niemeyer
ELLIS, A.W. (1982). Spelling and writing (and reading and speaking). In: Ellis, A.W. (Ed.), Normality and pathology in cognitive functions. London: Academic Press
ELLIS, A.W. (1983). Syndroms, slips and structures. Bulletin of the British Psychological Society 36, 372-374
ELLIS, A.W. (1987). Intimations of modularity, or, the modularity of mind. In: Coltheart, M., Sartori, G. & Job, R. (Eds.), The cognitive neuropsychology of language. London: Erlbaum
ELLIS, H.D. & SHEPHARD, J.W. (1974). Recognition of abstract and concrete words presented in left and right visual fields. Journal of Experimental Psychology 103, 1035-1036
ELLIS, A.W. & YOUNG, A.W. (1991). Einführung in die kognitive Neuropsychologie. Bern: Huber
ENGL, E., KOTTEN, A., OHLENDORF, I. & POSER, E. (1982). Sprachübungen zur Aphasiebehandlung. Berlin: Marhold
FELDBUSCH, E. (1985). Geschriebene Sprache, Untersuchung zu ihrer Herausbildung und Grundlegung ihrer Theorie. Berlin: Marhold
FISCHER, D. (1977). Vergegenständlichung der Sprache. Grundschule 6, 286-288
FÖLDEAK, H. (1990). Sag's besser! Ein Arbeitsbuch für Fortgeschrittene; deutsch üben 5/6. München: Verlag für Deutsch
FODOR, J.A. (1983). The modularity of mind. Cambridge/Mass: MIT Press
FREUD, S. (1891). Zur Auffassung der Aphasien. Wien: Deuticke
FRIEDMAN, R.B. & PERLMAN, M.B. (1982). On the underlying causes of semantic paralexias in a patient with deep dyslexia. Neuropsychologia 20, 559-568
FRIEDRICH, F.J., WALKER, J.A. & POSNER, M.I. (1985). Effects of parietal lesions on visual matching: Implications for reading errors. Cognitive Neuropsychology 2, 253-264
FUNNELL, E. (1983). Phonological processes in reading: New evidences from acquired dyslexia. British Journal of Psychology 74, 159-180
GALLAHER, A.J. & CANTER, G.J. (1982). Reading and listening comprehension in Broca's aphasia: Lexical versus syntactical errors. Brain and Language 2, 183-192
GARNER, W.R., HAKE, H.W. & ERIKSEN, C.W. (1956). Operationalism and concept of perception. Psychological Review 63, 149-159
GAZZANIGA, M.S. (1983). Right hemisphere language ability: 2. evidence from normal subjects. Current Psychological Review 2, 139-152
GELB, I. (1963). A study of writing. Chicago: University Press
GELB, A. & GOLDSTEIN, K. (1920). Psychologische Analyse hirnpathologischer Fälle. Leipzig: Bartke

GESCHWIND, N. (1965). Disconnection syndroms in animals and man. Brain 88, 237-294, 585-644
GESCHWIND, N. (1979). Specializations of the human brain. Sc. American, 158-168
GESCHWIND, N. & KAPLAN, E. (1962). A human cerebral disconnection syndrom. Neurology 12, 675-685
GIBSON, E,J. & LEVIN, H. (1980). Die Psychologie des Lesens. Stuttgart: Huber
GOLDSTEIN, K. & SCHEERER, M. (1969). Abstraktes und konkretes Verhalten. In: Graumann, C.F. (Hrsg.), Denken. Berlin: Marhold
GOLDSTEIN, K. (1948). Language and language disturbances. New York: Grune & Stratton
GOODGLASS, H. (1968). Studies in grammar of apasics. In: Rosenberg, S. & Koplin, J. (Eds.), Developments in applied psycholinguistics. New York: Academic Press
GOODGLASS, H. & HUNTER, M. (1970). A linguistic comparison of speech and writing in two types of aphasia. Journal of communication disorders 3, 28-35
GOODMAN, R.A. & CARAMAZZA, A. (1986). Dissociation of spelling errors in written and oral spelling: The role of allographic conversion in written. Cognitive Neuropsychology 3, 179-206
GOODMAN, R.A. & CARAMAZZA, A. (1986) Phonologically plausible errors: Implications for a model of the phoneme-grapheme conversion mechanism in the spelling process. In Augst, G. (Ed.), New trends in graphemics and orthography. Berlin: de Gruyter
GOODMAN, R.A. & CARAMAZZA, A. (1986). Aspects of the spelling process: Evidence from a case of acquired dysgraphia. Language and Cognitive Processes 1, 1-34
GOODMAN-SCHULMAN, R.A. & CARAMAZZA, A. (1987). Patterns of dysgraphia and the non-lexical spelling process. Cortex 23, 143-148
GRÄBNITZ, V. (1982). Häufigkeitsuntersuchungen zum Korpus der deutschen Gegenwartssprache. Magisterarbeit, Inst. f. Phonetik, Ludwig-Maximilians Universität München
GRASHEY, E. (1985). Über Aphasie und ihre Beziehung zur Wahrnehmung. Arch. Psychiatr. Nervenkr. (Berlin) 16, 654-688
GRISSEMANN, H. (1983). Spätlegasthenie und funktionaler Analphabetismus. Bern: Huber
GRISSEMANN, H. (1986). Psychologie des Lesens und Schreibens. Bern: Huber
GRONWALL, D.E. (1977). Paced auditory serial addition task: a measure of recovery from concussion. Percept. Mot. Skills 44, 367-373
GÜMBEL, R. (1980). Erstleseunterricht: Entwicklung, Tendenzen, Erfahrungen. Königstein
GÜNTHER, H. (1988). Schriftliche Sprache. Tübingen: Niemeyer
GÜNTHER, K.B. & GÜNTHER, H. (1983). Schrift - Schreiben - Schriftlichkeit. Tübingen: Niemeyer
HALPERN, H. (1965). Effects of stimulus variables on dysphasic verbal errors. Percept. Mot. Skills 21, 291-298
HAMMOND, G.R. (1982). Hemispheric differences in temporal resolution. Brain and Cognition 1, 95-118
HANLEY, J.R. & KAY, J. (1992). Does letter-by-letter reading involve the spelling system? Neuropsychologia 30, 237-254
HARDESTY, A. & LAUBER, H. (1956). Hamburg-Wechsler-Intelligenz-Test (HAWIE). Bern
HATFIELD, F.M. (1983). Aspects of acquired dysgraphia and implications for reeducation. In: Code, C.H. & Müller, D.J. (Eds.), Aphasia therapy. London: Erlbaum
HATFIELD, F.M. & PATTERSON, K.E. (1983). Phonological spelling. Quarterly Journal of Experimental Psychology 35A, 451-468
HEAD, H. (1926). Aphasia and kindred disorders of speech. Cambridge: Cambridge University Press
HEBB, D.O. (1949). The organization of behavior. New York: Wiley
HECAEN, H. & ANGELERGUES, R. (1965): Pathologie du langage. Paris: Masson & Cie
HECAEN, H. & KREMIN, H. (1976). Neurolinguistic research on reading disorders resulting from left hemisphere lesions: Aphasic and 'pure' alexia. In: Whitaker, H. & Whitaker, H.A. (Eds.), Studies in neurolinguistics (Vol 2) New York: Grune & Stratton

HEILMAN, K.M. & ROTHI, C.J. (1982). Acquired reading disorders: A diagrammatic model. In: Malatesha, R.N. & Aaron P.G. (Eds.) Reading disorders: varieties and treatment. New York: Oxford University Press

HENDERSON, L. (1982). Orthography and word recognition in reading. London: Erlbaum

HENDERSON, L. (1986). On the use of term 'graphem'. Language and Cognitive Processes 1, 135-148

HIER, D.B. & MOHR, J.P. (1977). Incongruous oral and written naming: Evidence for a subdivision of the syndrom of Wernicke's aphasia. Brain and Language 4, 115-126

HINES, D. (1976). Recognition of verbs, abstract nouns and concrete nouns from left and right visual halffields. Neuropsychologia 14, 211-216

HINES, D. (1977). Differences in tachistoscopic recognition between abstract and concrete words as a function of visual half-field and frequency. Cortex 13, 66-73

HOLMES, G. (1973). Dyslexia. A neurolinguistic study of traumatic and developmental disorders of reading. Unpublished Ph.D. thesis. University of Edinburgh

HOLMES, G. (1978). 'Regression' and reading breakdown. In Caramazza, A. & Zurif, E.B. (Eds.) Language acquisition and language breakdown. Parallels and divergences. Baltimore: John Hopkins University Press

HOWARD, D. & FRANKLIN, S. (1987). Three ways for understanding written words, and their use in two contrasting cases of surface dyslexia. In: Allport, D.A., MacKay, D., Prinz, W. & Scheerer, E. (Eds.), Language perception and production: Common processes in listening, speaking, reading and writing. London: Academic Press

HOWARD, D. & FRANKLIN, S. (1988). Missing the meaning. A cognitive neuropsychological study of processing of words by aphasic patients. London: Routledge

HUBER, W. (1989). Alexie und Agraphie. In Poeck, K. (Hrsg.), Klinische Neuropsychologie. Stuttgart: Thieme

HUBER, W., POECK, K, WENIGER, D. & WILLMES, K. (1983). Der Aachener Aphasie Test. Göttingen: Hogrefe

KAWAHATA, N., NAGATA, K. & SHISHIDO, F. (1988). Alexia with agraphia due to the left posterior inferior temporal lobe lesion - neuropsychological analysis and its pathogenetic mechanism. Brain and Language 33, 296-310

KELTER, S.(1990). Aphasien. Stuttgart: Kohlhammer

KLASEN, E. (1985). Forschungs- und Arbeitsrichtungen zum Problemkreis Legasthenie. Berichte über den Fachkongress 1984. Bundesverband für Legasthenie e.V. Hannover

KLEIST, K. (1934). Gehirnpathologie. Leipzig: Vogel

KOHN, S.E. & FRIEDMAN, R.B. (1986). Word-meaning deafness: A phonological-semantic dissociation. Cognitive Neuropsychology 3, 291-308

KOHRT, M. (1985). Problemgeschichte des Graphembegriffs und des früheren Phonembegriff. Tübingen: Niemeyer

KOHRT, M. (1986). The term 'grapheme' in the history and theory of linguistics. In Augst, G. (Hrsg.), New trends in graphemics and orthography. Berlin: Marhold

KREMIN, H. (1980). Lexikalische Agraphie: eine selektive Störung der Orthographie? Vortrag auf der Jahrestagung der Arbeitsgemeinschaft für Aphasieforschung und -behandlung 7.-8. Nov., Maastricht

KREMIN, H. (1982). Alexia, theory and research. In Malatesha, R.N., Aaron, P.G. (Eds.), Reading disorders. Varieties and treatment. New York: Oxford University Press

KUSSMAUL, A. (1881). Die Störung der Sprache. 2. Aufl. Leipzig: Vogel

LAMBERT, A.J. (1982). Right hemisphere language ability: evidence from normal subjects. Current Psychological Review 2, 139-152

LANDIS, T., REGARD, M., GRAVES, R. & GOODGLASS, H. (1983). Semantic paralexia: A release of right hemispheric function from left hemispheric control? Neuropsychologia 21, 359-364

LANGEN, E. DE (1982). Störung der Leseleistung bei aphasischen Patienten - eine experimentelle Untersuchung. Magisterarbeit am Institut für Phonetik, Ludwig-Maximilians-Universität München

LANGEN, E. DE (1983). Wortkategorielle Aspekte und Fehlerspezifik der Tiefenalexie auf Wort- und Satzebene. Dissertation am Institut für Phonetik, Ludwig-Maximilians Universität München
LANGEN, E. DE (1988). Lesen und Schreiben. In: Cramon, D.v. & Zihl, J. (Hrsg.), Neuropsychologische Rehabilitation. Heidelberg: Springer
LANGEN, E. DE & CRAMON, D. VON (1986). Phänomenologie der Agraphie. Nervenarzt 57, 719-726
LASSEN, N.A., INGVAR, D.H. & SKINHOJ E. (1978). Brain function and blood flow. Scientific American 238, 50-59
LEVINE, D.L., MANI, R.B. & CALVANIO, R. (1988). Pure agraphia and Gerstmann's syndrom as a visuospatial-language dissociation: An experimental case study. Brain and Language 35, 172-196
LEWANDOWSKI, T. (1985). Linguistisches Wörterbuch. 4. neu bearbeitete Auflage. Heidelberg: Springer
LICHTHEIM, L. (1885). On aphasia. Brain 7, 433-484
LINDNER, M. (1951). Über Legasthenie. Fünfzig Fälle, ihr Erscheinungsbild und Möglichkeiten ihrer Behandlung. Zeitschrift für Kinderpsychiatrie 18, Heft 4
LISSAUER, H. (1890). Ein Fall von Seelenblindheit nebst einem Beitrag zur Theorie derselben. Archiv für Psychiatrie und Nervenkrankheiten 21, 222-270
LIST, G. (1981). Sprachpsychologie. Stuttgart: Kohlhammer
LORDAT, J. (1843). Analyse du parole pour servir a la théorie de divers cas d'alalie et de paralalie (de mutisme et d'imperfection de parler) que les neurologistes ont mal connu. J. Soc. Méd. Prat. Montpellier 7, 333-353, 417-433;
LUDWIG, O. (1980). Funktionen geschriebener Sprache und ihr Zusammenhang mit Funktionen gesprochener und innerer Sprache. Germanistische Linguistik 8
LURIA, A.R. (1966). Higher cortical functions in man. London: Tavistock
LYONS, J. (1968). Introduction to theoretical linguistics. Cambridge: Cambridge University Press
MARCEL, A.J. & PATTERSON, K.E. (1978). Word recognition and production: reciprocity in clinical and normal studies. In: Requin, J. (Ed.) Attention and Performance VII. Hillsdale: Erlbaum
MARGOLIN, D.I. (1984). The neuropsychology of writing and spelling: Semantic, phonological, motor and perceptual processes. Quarterly Journal of Experimental Psychology 36A, 459-489
MARIE, P. (1906). Révision de la question de l'aphasie: Que faut-il penser des aphasies sous-corticales (aphasies pure)? Semaine Médicale (Paris) 26, 493-500
MARR, D. (1976). Early processing of visual information. Philosophical Transactions of the Royal Society of London B 275, 483-524
MARR, D. (1982). Vision. San Francisco: Freeman
MARSHALL, J.C. & NEWCOMBE, F. (1966). Syntactic and semantic errors in paralexia. Neuropsychologia 4, 169-176
MARSHALL, J.C. & NEWCOMBE, F. (1973). Patterns of paralexia: A psycholinguistic approach. Journal of Psycholinguistic Research 2, 175-199
MARSHALL, J.C. & NEWCOMBE, F. (1980). The conceptual status of deep dyslexia: An historical perspective. In Coltheart, M., Patterson, K.E. & Marshall, J.C. (Eds.), Deep dyslexia. London: Routledge
MARSHALL, J.C. & PATTERSON, K.E. (1983). Semantic paralexia and the wrong hemisphere: A note on Landis, Regard, Graves and Goodglass (1983) Neuropsychologia 21, 425-427
MAUTHNER, L. (1881). Gehirn und Auge. Wiesbaden: Bergmann
MC CLELLAND, J.L. (1987). The case of interactionism in language processing. In: Coltheart, M. (Ed.), Attention and Performance XII.: The psychology of reading. London: Erlbaum
MESSING, J. (1981). Die Funktionen der Sprache. Ein Problem der Entwicklung der Psycholinguistik. Köln: Pahl-Rugenstein

MESSMER, O. (1904). Zur Psychologie des Lesens bei Kindern und Erwachsenen. Leipzig: Engelmann

MICELI, G., SILVERI, C. & CARAMAZZA, A. (1985). Cognitive analysis of a case of pure dysgraphia. Brain and Language 25, 187-212

MICELI, G., SILVERI, C. & CARAMAZZA, A. (1987). The role of the phoneme-grapheme conversion system and of graphemic output buffer in writing: Evidences from an italian case of pure dysgraphia. In: Coltheart, M., Sartori, G. & Job, R. (Eds.), The cognitive neuropsychology of language. London: Erlbaum

MICHEL, F. (1979). Préservation du langage écrit malgré un deficit majeur du langage oral. Le Lyon Médicale 241, 141-149

MILNER, B. (1963). Effects of different brain lesions on cardsorting. Archives of Neurology 9, 90-100

MILNER, B. (1965). Visually-guided maze learning in man: Effects of bilateral hippocampal, bilateral frontal and unilateral cerebral lesions. Neuropsychologia 3, 317-338

MILNER, B. (1966). Amnesia following operations on the temporal lobes. In: Whitty, C.W.M. & Zangwill, O.L. (Eds.), Amnesia. London: Butterworth

MILNER, B. (1968). Visual recognition and recall after right temporal-lobe excision in man. Neuropsychologia 6, 191-209

MORTON, J. (1969). The interaction in word recognition. Psychological Review 76, 165-178

MORTON,. J. (1979). Fascilation in word-recognition experiments causing changes in the logogen model. In: Kolers, P.A., Wrolstad, M.E. & Bouna, H. (Eds.), Processing of visible language (Vol 1). New York. Plenum Press

MORTON, J. (1980). The logogen model and orthographic structur. In: Frith, U. (Ed.), Cognitive processes in spelling. London: Academic Press

MORTON, J. (1981). The status of information processing models of language. Philosophical Transactions of the Royal Society of London B 295, 387-396

MORTON, J. & PATTERSON, K.E. (1980). A new attempt at an interpretation, or, an at tempt at a new interpretation. In Coltheart, M., Patterson, K.E. & Marshall, J.C. (Eds.), Deep dyslexia. London: Routledge

NEWCOMBE, F. & MARSHALL, J.C. (1975). Traumatic dyslexia: Localization and linguistics. In: Zulch, K., Creutzfeld, O. & Galbraith, G.C. (Eds.), Cerebral localization. Berlin: Marhold

NEWCOMBE, F. & MARSHALL, J.C. (1980). Response monitoring and response blocking in deep dyslexia. In: Coltheart, M., Patterson, K.E. & Marshall, J.C. (Eds.), Deep dyslexia. London: Routledge

NEWCOMBE, F. & MARSHALL, J.C. (1980). Transcoding and lexical stabilization in deep dyslexia. In: Coltheart, M., Patterson, K.E. & Marshall, J.C. (Eds.), Deep dyslexia. London: Routledge

NEWCOMBE, F. & MARSHALL, J.C. (1981). On psycholinguistic classification of ac quired dyslexia. Bulletin of the Orton Society 31, 29-46

NEWCOMBE, F. & MARSHALL, J.C. (1984). Varieties of acquired dyslexia: A linguistic approach. Seminars in Neurology 4, 181-195

NOLAN, K.A. & CARAMAZZA, A. (1982). Modality-independant impairments in word processing in a deep dyslexic patient. Brain and Language 16, 237-264

OSWALD, W. & ROTH, E. (1978). Der Zahlen-Verbindungs-Test (ZVT). Göttingen: Hogrefe

PAIVIO, A. (1971). Imagery and language. New York: Wiley

PATTERSON, K.E. (1982). The relation between reading and phonological observations. In: Ellis, A.W. (Ed.), Normality and pathology in cognitive functions. London: Academic Press

PATTERSON, K.E. (1986). Lexical but non-semantic spelling? Cognitive Neuropsychology 3, 341-367

PATTERSON, K.E. & BESNER, D. (1984). Is the right hemisphere literate? Cognitive Neuropsychology 1, 315-341

PATTERSON, K.E., COLTHEART, M. & MARSHALL, J.C. (1985). Surface dyslexia. London: Erlbaum
PATTERSON, K.E. & KAY, J. (1982). Letter-by-letter reading: Psychological descriptions of neurological syndrome. Quarterly Journal of Experimental Psychology 34A, 411441
PAUL, H. (1968). Prinzipien der Sprachgeschichte. Tübingen: Niemeyer
PENFIELD, W. & ROBERTS L. (1959). Speech and brain-mechanisms. Princeton: Princeton University Press
PIAGET, J. (1976). The grasp of consciousness: Action and concept in the young child. Cambridge/Mass.: MIT Press
PIAGET, J. (1979). Sprache und Denken des Kindes. Düsseldorf: Schwann
PICK, A. & THIELE, R. (1931). Aphasie. In: Bethe, A. & Bergmann, G.V. (Hrsg.), Handbuch der normalen und pathologischen Physiologie Bd. XV. Berlin: Marhold
PIERCY, M., HECAEN, H. & AJURIAGUERRA, J. DE (1960). Constructional apraxia associated with unilateral lesions - left and right sided cases compared. Brain 83, 225-242
POECK, K. (1983). What do we mean by 'aphasic syndromes'? A neurologist's view. Brain and Language 20, 79-89
POECK, K. (1984). Neuropsychological demonstration of splenial interhemispheric disconnection in a case of "optic anomia". Neropsychologia 22, 707-713
POECK, K. (1989). Klinische Neuropsychologie, 2. neubearbeitete und erweiterte Auflage. Stuttgart: Thieme
POPPELREUTER, W. (1917). Die psychischen Schädigungen durch Kopfschuß im Kriege 1914-1916, Bd.I. Störungen der niederen und höheren Sehleistungen durch Verletzung des Okzipitalhirns. Leipzig: Voss
POSNER, M.I. (1978). Chronometric explorations of mind. Hillsdale N.J.: Erlbaum
PROSIEGEL, M. (1991). Neuropsychologische Störungen und ihre Rehabilitation. München: Pflaum Verlag
RAPCSAK, S.Z., RUBENS, A.B. & LAGUNA, J.F. (1990). From letters to words: Procedures for word recognition in letter-by-letter reading. Brain and Language 38, 504-514
ROELTGEN, D. (1985). Agraphia. In: Heilman, K.M. & Valenstein, E. (Eds.), Clinical neuropsychology, 2nd ed. London: Academic Press
ROELTGEN, D., GONZALEZ-ROTHI, L. & HEILMAN, K.M. (1986). Linguistic semantic agraphia: A dissociation of the lexical spelling system from semantics. Brain and Language 27, 257-280
SAFFRAN, E.M. (1982). Neuropsychological approach to the study of language. British Journal of Psychology 73, 317-337
SAFFRAN, E.M., BOGYO, L.C., SCHWARTZ, M.F. & MARIN, O.S.M. (1980): Does deep dyslexia reflect right-hemisphere reading? In Coltheart, M., Patterson, K.E. & Marshall, J.C. (Eds.), Deep dyslexia. London: Routledge
SAFFRAN, E.M., SCHWARTZ, M.F. & MARIN, O.S.M. (1979). Neuropsychological evidence for mechanisms in reading.: Deep dyslexia. Paper presented to the Seventh International Neuropsychology Society Meeting, New York
SÄRING, W. (1988). Neglect. In: Cramon, D.v. & Zihl, J. (Hrsg.), Neuropsychologische Rehabilitation. Heidelberg: Springer
SÄRING, W. (1988). Aufmerksamkeit. In: Cramon, D.v. & Zihl, J. (Hrsg.), Neuropsychologische Rehabilitation. Heidelberg: Springer
SAMUELS, J.A. & BENSON, D.F. (1979). Some aspects of language comprehension in anterior aphasia. Brain and Language 8, 275-286
SASUMA, S. (1985). Surface dyslexia and dysgraphia: How are they manifested in japanese? In: Patterson, K.E., Coltheart, M. & Marshall, J.C. (Eds.), Surface dyslexia. London: Routledge
SAUSSURE, F. DE (1967). Cours de linguistique génerale. Berlin: Marhold
SCHEERER-NEUMANN, G. (1983). Psychische Vorgänge beim Rechtschreiben: Grundlagenforschung und Auswertung. In: Dummler, L. (Hrsg.), Legasthenie. Berichte über den Fachkongreß 1982. Bundesverband für Legasthenie e.V. Hannover

SCHEERER-NEUMANN, G. (1985): Zur Klassifikation von Lösungsmethoden im Rechtschreibunterricht oder wider die Wortbildungstheorie im Rechtschreibunterricht - 75 Jahre später. In: Dummer, L. (Hrsg.), Legasthenie. Berichte über den Fachkongreß 1984. Bundesverband für Legasthenie e.V. Hannover

SCHMANDT-BESSERAT, D. (1978). The earliest precursor of writing. Scientific American 238, 50-59

SCHMANDT-BESSERAT, D. (1981). From tokens to tables: A reevaluation of so-called 'numerical tablets'. Visible Language 15, 321-344

SCHWANDER, M.W. (1989). Schriftspracherwerb aus schulpädagogischer Sicht. Heinsberg

SCHWARTZ, M.F., MARIN, O.S.M. & SAFFRAN, E.M. (1979). Dissociation of language function in dementia. Brain and Language 7, 277-306

SCHWARTZ, M.F., SAFFRAN, E.M. & MARIN, O.S.M. (1980). Fractionating the reading process in dementia: Evidence for word-specific print-to-sound associations. In Coltheart, M., Patterson, K.E. & Marshall, J.C. (Eds.), Deep dyslexia. London: Routledge

SCHWARTZ, M.F. & SCHWARTZ, B. (1984). In defence of organology. Cognitive Neuropsychology 1, 25-42

SCHURI, U. (1990): Diagnostik und Therapie bei Lern- und Gedächtnisstörungen. Nervenheilkunde 9, 196-201

SHALLICE, T. (1979). Case-study approach in neuropsychological research. Journal of clinical Neuropsychology 1, 183-211

SHALLICE, T. (1981). Phonological agraphia and the lexical route in writing. Brain 104, 413-429

SHALLICE, T. (1988). From neuropsychology to mental structure. New York: Cambridge University Press

SHALLICE, T. & MC CARTHY, R. (1985). Phonological reading: From patterns of impairment to possible procedures. In: Patterson, K.E., Coltheart, M. & Marshall, J.C. (Eds.), Surface dyslexia. London: Erlbaum

SHALLICE, T., MC LEOD, P., & LEWIS, K. (1985). Isolating cognitive modules with the dual-task paradigm: Are speech perception and production seperate processes? Quarterly Journal of Experimental Psychology 37A, 507-532

SHALLICE, T. & WARRINGTON, E.K. (1980). Single and multiple component central dyslexic syndroms. In: Coltheart, M., Patterson K.E. & Marshall, J.C. (Eds.), Deep dyslexia. London: Routledge

SIMON, H.A. (1969). The science of the artificial. Cambridge/Mass.: MIT Press

STACHOWIAK, F.J. & POECK, K. (1976). Fuctional diconnection in pure alexia and color naming deficit demonstrated by facilation methods. Brain and Language 3, 135-143

STEINERT, J. (1977). Allgemeiner Deutscher Sprachtest (ADST). Göttingen: Hogrefe

STERNBERG, S. (1969). The discovery of processing stages: Extensions of Donders' method. Acta Psychologia 30, 276-315

TEUBER, H.L. (1955). Physiological psychology. Annual Review of Psychology 6, 267-296

ULATOWSKA, H.K., BAKER, T. & STERN, R.F. (1979). Disruption of written lan guage in aphasia. In: Whitacker, H. & Whitacker, H.A. (Eds.), Studies in Neurolinguistics, Vol. 4 New York: Academic Press

VACHEK, J. (1973). Written language. Den Haag

VACHEK, J. (1976). Grundlagen der Sprachkultur. Berlin: Marhold

VIGNOLO, L.A. (1983). Modality-specific disorders of written language. In: Kertesz, A. (Ed.), Localization in Neuropsychology. New York: Academic Press

WARRINGTON, E.K. & JAMES, M. (1967). Disorders of visual perception in patients with localized cerebral lesions. Neuropsychologia 5, 253-266

WARRINGTON, E.K. & SHALLICE, T. (1979). Semantic access dyslexia. Brain 102, 43-63

WARRINGTON, E.K. & SHALLICE, T. (1980). Wordform dyslexia. Brain 103, 99-112

WEIGL, E. (1972). Zur Schriftsprach und ihrem Erwerb - neuropsychologische und psychologische Betrachtungen, Probleme und Ergebnisse. Psychol. 43, 45-105

WEIGL, E. (1974). Schriftsprache und ihr Erwerb. In Eichler, W. & Hofer, A. (Hrsg.), Spracherwerb und linguistische Theorien. München: Kösel
WEINSCHENK, C. (1965). Die erbliche Lese- und Rechtschreibschwäche und ihre sozial psychiatrischen Auswirkungen. Bern: Huber
WEISENBURG, T. & MC BRIDE, K.E. (1935). Aphasia. New York: Commonwealth Fund
WEISKRANTZ, L. (1968). Treatments, inferences and brain functions. In: Weiskrantz, L. (Ed.), Analysis of behavioural change. New York: Harper & Row
WERNICKE, C. (1874). Der aphasische Symptomenkomplex. Breslau: Cohn & Weigart
WHITAKER, H.A. (1971). On the representation of language in the human brain. Linguistic Research, Inc. Edmonton
WICKELGREN, W.A. (1968). The sparing of short-time memory in an amnestic patient: Implications for strength theory of memory. Neuropsychologia 6, 235-244
WIRTH, G. (1983). Sprachstörungen, Sprechstörungen und kindliche Hörstörungen. Köln: Deutscher Ärzte Verlag
WYGOTZKY, L.S. (1934/1969). Denken und Sprechen. Frankfurt a.M.: Fischer
YOUNG, A.W. (1987). Cerebral hemisphere differences in reading. In: Beech, J.R. & Colley, A.M. (Eds.), Cognitive approach in reading. Chichester: Wiley
YOUNG, A.W., ELLIS, A.W. & BION, P.J. (1984). Left hemisphere superiority for pronounceable letter strings. Brain and Language 22, 14-25
YOUNG, A.W. & ELLIS, A.W. (1985). Different methods of lexical access for words presented in the left and right visual hemifields. Brain and Language 24, 326-358
ZAIDEL, E. (1982). Reading by the diskonnected right hemisphere: An aphasiological perspective. In: Zotterman, Y. (Ed.), Dyslexia: Neuronal, cognitive and linguistic aspects. Oxford: Pergamon Press
ZAIDEL, E. & PETERS, A.M. (1981). Phonological encoding and idiographic reading by the disconnected right hemisphere: Two case-studies. Brain and Language 14, 205-234
ZEKI, S.M. (1980). The representation of colours in the cerebral cortex. Nature 284, 412-418
ZIHL, J. (1988). Sehen. In: Cramon, D.v. & Zihl, J. (Hrsg.), Neuropsychologische Rehabilitation. Heidelberg: Springer
ZIHL, J. (1990) Zur Behandlung von Patienten mit homonymen Gesichtsfeldstörungen. Zeitschrift f. Neuropsychologie 2, 95-101
ZIHL, J. & CRAMON, D.VON (1986). Zerebrale Sehstörungen. Stuttgart: Kohlhammer
ZIHL, J., KRISCHER, C., & MEISSEN R. (1984). Die hemianopische Lesestörung und ihre Behandlung. Nervenarzt 55, 317-323
ZIMMERMANN, P. & FIMM, B. (1989). Neuropsychologische Testbatterie zur Erfassung von Aufmerksamkeitsdefiziten. Psychologisches Institut der Universität Freiburg

Aus dem Programm Linguistik

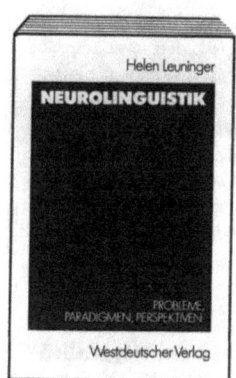

Helen Leuninger
Neurolinguistik
Probleme, Paradigmen, Perspektiven
1989. X, 207 S. Kart.
ISBN 3-531-11866-8

Der erste Teil des Buches handelt von eher traditionellen Beschreibungen von Sprachstörungen und den mit ihnen verbundenen erkenntnistheoretischen und empirischen Problemen. Der zweite Teil zeigt, daß einige dieser Probleme präzisiert und z.T. gelöst werden konnten aufgrund der paradigmatischen Ansätze, die heute in der Neurolinguistik erkenntnisleitend sind. Schließlich wird im dritten Teil unter Zugrundelegung heute gültiger sprachtheoretischer Auffassungen über das Sprachsystem und sprachliche Verarbeitungsprozesse und Entwicklungen eine perspektivische Synthese vorgestellt.

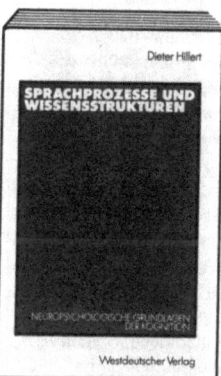

Dieter Hillert
Sprachprozesse und Wissensstrukturen
Neuropsychologische Grundlagen der Kognition
1990. 314 S. Kart.
ISBN 3-531-12217-7

Dieses Buch stellt aktuelle Fragen der Aphasieforschung vor und analysiert gestörte Sprachprozesse auf der Grundlage psycholinguistischer Modellvorstellungen. Mit dieser Konzeption lassen sich divergierende Befunde, die sowohl bei Broca- als auch bei Wernicke-Aphasikern hinsichtlich der On- und Off-line-Verarbeitung gefunden werden, vereinbaren: Während Off-line-Untersuchungen einen Vergleich zwischen interaktiven Prozessen des Experimentators und des Probanden überprüfen und daher aus methodischer Sicht einen solipsistischen Ansatz implizieren, ermöglichen zeitgebundene On-line-Untersuchungen eine Einblick in die Funktionsweise modular organisierter und dem Bewußtsein nicht direkt zugänglicher Systeme.

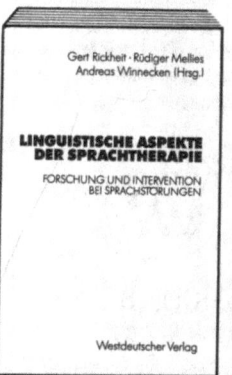

Gert Rickheit / Rüdiger Mellies / Andreas Winnecken (Hrsg.)
Linguistische Aspekte der Sprachtherapie
Forschung und Intervention bei Sprachstörungen
1992. VI, 309 S.
(Psycholinguistische Studien; hrsg. von Gert Rickheit und Dieter Metzing) Kart.
ISBN 3-531-12345-9

Probleme der Klinischen Linguistik werden in letzter Zeit immer häufiger in den Medien diskutiert, da offenbar das Interesse an Methoden der Aphasiediagnose und -therapie gestiegen ist. Die therapeutische Behandlung von Aphasikern stand auch im Mittelpunkt einer Fachtagung, die vom Bundesverband „Klinische Linguistik" initiiert und von der Universität Bielefeld durchgeführt worden ist. Die auf dieser Tagung gehaltenen Vorträge sind in überarbeiteter und erweiterter Form in diesen Band aufgenommen worden. Sie geben einen guten Überblick über den derzeitigen Stand der Aphasieforschung.

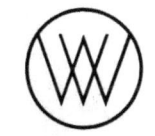

WESTDEUTSCHER VERLAG
OPLADEN · WIESBADEN

Aus dem Programm Linguistik

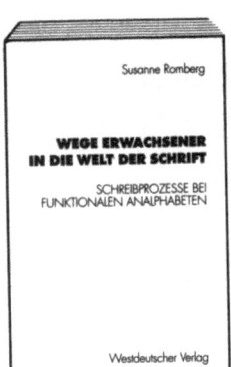

Susanne Romberg
Wege Erwachsener in die Welt der Schrift
Schreibprozesse bei funktionalen Analphabeten
1993. 373 S. Kart.
ISBN 3-531-12412-9

Die Autorin analysiert auf der Basis von Fallstudien und eines kognitionstheoretischen Modells des Schreibprozesses typische Probleme erwachsener funktionaler Analphabeten beim Schreiben. Hierauf aufbauend werden ein Ansatz zur Didaktik sowie praktische Vorschläge für die Methodik des Schreibunterrichts vorgestellt. Diese bieten nicht nur für die Erwachsenenbildung, sondern auch für die anderen Sektoren des Bildungswesens (z. B. Vorschulerziehung, Schule, berufliche Bildung, Hochschule etc.) interessante Anregungen – nicht zuletzt deshalb, weil die bei funktionalen Analphabeten festzustellenden Schwierigkeiten neuralgische Punkte des Schreibprozesses sind, die im Prinzip jeder, der schreibt bzw. schreiben lernt, zu meistern hat.

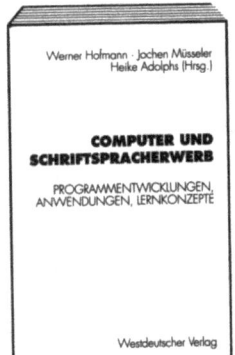

Werner Hofmann / Jochen Müsseler / Heike Adolphs (Hrsg.)
Computer und Schriftspracherwerb
Programmentwicklungen, Anwendungen, Lernkonzepte
1993. 194 S. Kart.
ISBN 3-531-12516-8

In diesem Band werden sowohl pädagogische, psychologische und linguistische Konzepte zum computerunterstützten Schriftspracherwerb als auch konkrete Lernprogramme des deutschsprachigen Bereichs, die zum Teil von den Autoren selbst entwickelt und/oder wissenschaftlich betreut wurden, interdisziplinär erörtert. Fragestellungen, die sich aus dem schriftsprachlichen Einsatz des Computers als allgemeines Werkzeug im Unterricht ergeben, wie auch computerspezifische Förderungsmöglichkeiten für den Schriftspracherwerb werden diskutiert.

Walter J. Ong
Oralität und Literalität
Die Technologisierung des Wortes
1987. 196 S. Kart.
ISBN 3-531-11768-8

Der Autor zeichnet nach, wie tiefgreifend die gesamte abendländische Kultur durch den Übergang von der mündlichen zur schriftlichen (und schließlich zur elektronischen) Kommunikation, durch die Entwicklung des Schreibers und Druckens umgestaltet worden ist, und der Leser erfährt bei der Lektüre, wie stark sein eigenes Denken und Handeln durch jenen Wandel beeinflußt ist. Diese Buch öffnet jedem, der sich mit Sprache, Sprachkultur und Literatur beschäftigt, den Blick für die unterschiedliche Bedeutung oraler und literalisierter Kommunikationsweisen als den beiden wichtigsten kulturellen Schöpfungen der Menschheit, und es hilft, die „zweite Oralität" des elektronischen Zeitalters zu verstehen.

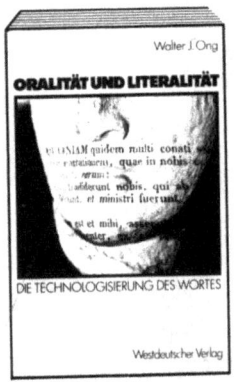

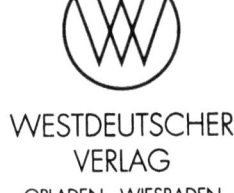

WESTDEUTSCHER VERLAG
OPLADEN · WIESBADEN

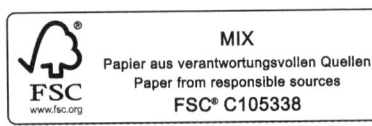

If you have any concerns about our products,
you can contact us on
ProductSafety@springernature.com

In case Publisher is established outside the EU,
the EU authorized representative is:
**Springer Nature Customer Service Center GmbH
Europaplatz 3, 69115 Heidelberg, Germany**

Printed by Libri Plureos GmbH
in Hamburg, Germany